Hygienekonzepte für die Veranstaltungsbranche

Mehr zu diesem Titel

... finden Sie in der Beuth-Mediathek

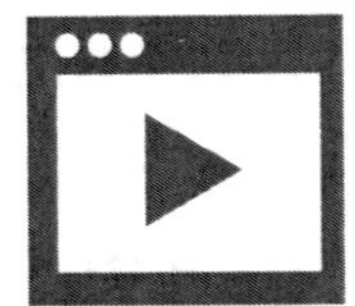

Zu vielen neuen Publikationen bietet der Beuth Verlag nützliches Zusatzmaterial im Internet an, das Ihnen kostenlos bereitgestellt wird. Art und Umfang des Zusatzmaterials – seien es Checklisten, Excel-Hilfen, Audiodateien etc. – sind jeweils abgestimmt auf die individuellen Besonderheiten der Primär-Publikationen.

Für den erstmaligen Zugriff auf die Beuth-Mediathek müssen Sie sich einmalig kostenlos registrieren. Zum Freischalten des Zusatzmaterials für diese Publikation gehen Sie bitte ins Internet unter

www.beuth-mediathek.de

und geben Sie den folgenden Media-Code in das Feld „Media-Code eingeben und registrieren" ein:

M316003056

Sie erhalten Ihren Nutzernamen und das Passwort per E-Mail und können damit nach dem Log-in über „Meine Inhalte" auf alle für Sie freigeschalteten Zusatzmaterialien zugreifen.

Der Media-Code muss nur bei der ersten Freischaltung der Publikation eingegeben werden. Jeder weitere Zugriff erfolgt über das Log-In.

Wir freuen uns auf Ihren Besuch in der Beuth-Mediathek.

Ihr Beuth Verlag

Hinweis: Der Media-Code wurde individuell für Sie als Erwerber dieser Publikation erzeugt und darf nicht an Dritte weitergegeben werden. Mit Zurückziehung dieses Buches wird auch der damit verbundene Media-Code ungültig.

Hygienekonzepte für die Veranstaltungsbranche

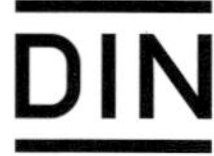

Prof. Thomas Sakschewski
Prof. Dr. Claudia Winkelmann

Hygienekonzepte für die Veranstaltungsbranche

Empfehlungen für Betreiber, Behörden und Veranstalter

1. Auflage 2023

Herausgeber:
DIN Deutsches Institut für Normung e. V.

Beuth Verlag GmbH · Berlin · Wien · Zürich

Herausgeber: DIN Deutsches Institut für Normung e. V.

© 2023 Beuth Verlag GmbH
Berlin · Wien · Zürich
Am DIN-Platz
Burggrafenstraße 6
10787 Berlin

Telefon: +49 30 58885700-00
Internet: www.beuth.de
E-Mail: kundenservice@beuth.de

Maßgebend für das Anwenden jeder in diesem Werk erläuterten oder zitierten Norm ist deren Fassung mit dem neuesten Ausgabedatum. Den aktuellen Stand zu jeder DIN-Norm können Sie im Webshop des Beuth Verlags unter www.beuth.de abfragen. Dort finden Sie insbesondere etwaige Berichtigungen und Warnvermerke, welche bei der Anwendung der jeweiligen Norm unbedingt zu beachten sind.

Titelbild: © Anton.Matushchak, Nutzung unter Lizenz von stock.adobe.com

Satz: Beuth Verlag GmbH, Berlin

Druck: Drukarnia Skleniarz, Krakòw

Gedruckt auf säurefreiem, alterungsbeständigem Papier nach DIN EN ISO 9706

ISBN 978-3-410-31600-8
ISBN (E-Book) 978-3-410-31601-5

Autorenporträts

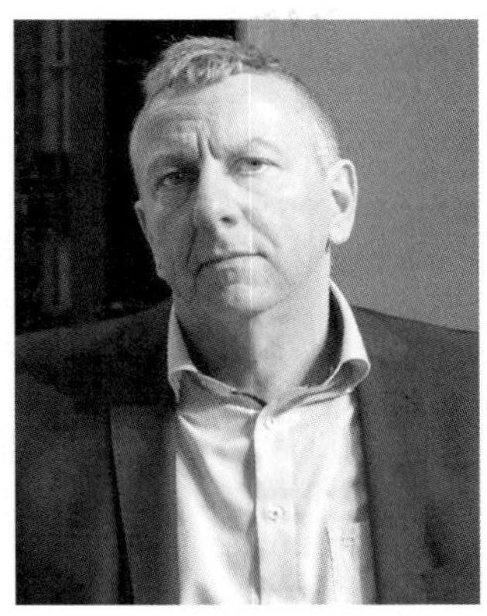

Thomas Sakschewski ist Professor für Veranstaltungsmanagement und -technik an der Beuth Hochschule für Technik Berlin. Er studierte Psychologie und Betriebswirtschaft (MA) und ist seit 1994 in verantwortlichen Positionen als Ausstellungsmacher und Projektmanager mit unterschiedlichen Aufgabenfeldern wie Veranstaltungsleitung, Projektleitung oder Technische Leitung für verschiedene Auftraggeber in Berlin tätig gewesen. Er ist Autor zahlreicher Publikationen im Themenkreis Veranstaltungsmanagement wie „Technische Leitung, Veranstaltungsleitung – Technische Fachplanung, Verantwortung und Anforderungen" oder das Standardwerk „Sicherheitskonzepte für Veranstaltungen".

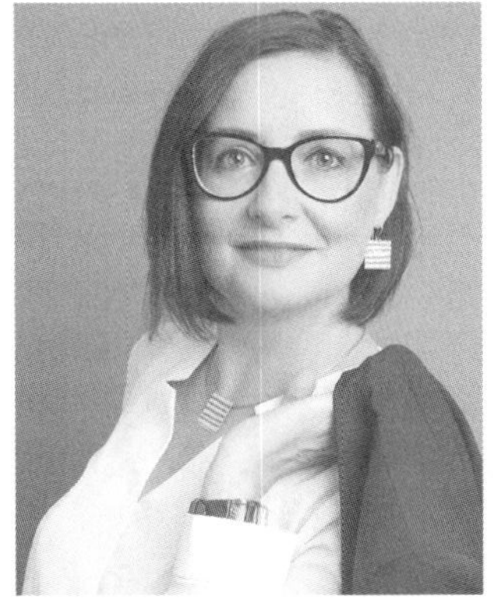

Claudia Winkelmann promovierte an der Medizinischen Fakultät der Universität Greifswald. Sie ist Schwerpunktprofessorin für Qualitätsgesicherte Strukturentwicklung in Studium und Lehre mit wissenschaftlicher Gesamtleitung des Bereichs Weiterbildung sowie Professorin für Betriebswirtschaft und Management im Gesundheits- und Sozialwesen an der Alice-Salomon-Hochschule Berlin. Davor war sie Studiendekanin an der Dualen Hochschule Baden-Württemberg. Sie forscht zur flächendeckenden Gesundheitsversorgung Hochbetagter, zur Haptik und zu Zukunftsmodellen der Arbeit. Sie engagiert sich in medizinischen Fachgesellschaften und als wissenschaftliche Beirätin medizinischer Fachjournals und Verlage.

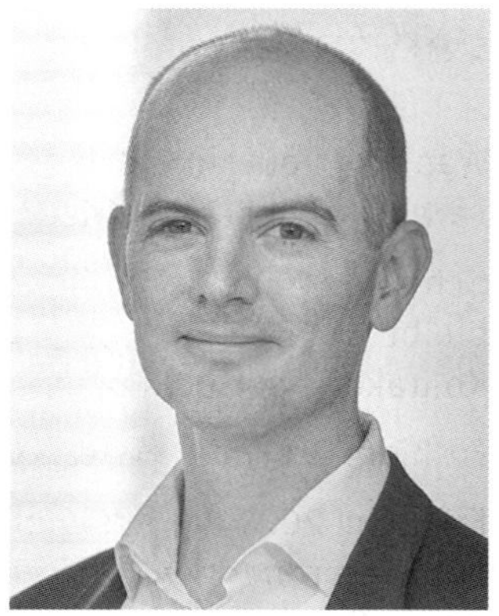

Gunnar Grün promovierte an der Fakultät Bauingenieurwissenschaften der Universität Stuttgart in Kooperation mit dem Fraunhofer-Institut für Bauphysik im Themenbereich raumklimatischer Komfort in Flugzeugkabinen als Stipendiat der Studienstiftung des deutschen Volkes. Er ist Professor für Bauphysik an der Universität Stuttgart, Institut für Akustik und Bauphysik, und stellvertretender Institutsleiter des Fraunhofer-Instituts für Bauphysik. Davor war er u. a. Professor für Systemintegration effiziente Gebäude an der Technischen Hochschule Nürnberg mit Tätigkeit am Energie Campus Nürnberg. Sein Bauingenieurstudium absolvierte er an der Universität Stuttgart sowie an der University of Calgary, Kanada.

Vorwort

Was folgt auf eine Krise? Die Verdrängung, das Lernen oder nach Murphys Law nur die nächste Krise?

Schon beginnen die Bilder für die allermeisten zu verblassen. Schemenhaft bleibt die Erinnerung an geschlossene Theater, verschobene Konzerte und Kontaktbeschränkungen:

Frühjahr 2020 die ersten „Corona-Fälle“, Schließungen und Auszeit.

Frühjahr 2021 bereits viele Erfahrungen mit dem Lockdown, Teil-Lockdown und Verordnungen. Verordnungen, die Veranstaltungen verbieten und eine ganze Branche von Wachstum auf Stillstand, von kultureller Vielfalt zum Ausstand und von Recruiting auf Kurzarbeit setzten.

Frühjahr 2022 erste Lichtblicke und die zögerliche Rückkehr der Besuchenden zu Konzerten, erst Open Air, dann auch Indoor. Die erste Spielsaison auf den Bühnen, fast schon mit etwas wie neuer Normalität, mit Abstand noch und ohne das intensive Zusammenspiel der Darstellenden und meist auch ohne einen auf der Bühne inszenierten Chor. Im Publikum noch Abstand und FFP2-Maske, später fielen auch diese Maßnahmen.

Im Frühjahr 2023 beschäftigen neue Krisen die Veranstalter und Betreiber. Das Publikum bleibt aus. Nur zögerlich kehrt es zurück in Konzerthäuser, Theater und Spielstätten. Die Energiekosten explodieren und die Veranstalter senken die Raumtemperaturen, es wird kälter für Besuchende und Beschäftigte. Die morgendlichen Meldungen vom Krieg im Osten haben die Arithmetik der Inzidenzzahlen, R-Werte und Todesfälle durch oder mit Corona abgelöst.

Das Buch „Hygienekonzepte für die Veranstaltungsbranche – Empfehlungen für Betreiber, Behörden und Veranstalter“ ist Ergebnis des Forschungsprojekts Hygieia. Das Hygieia-Team hatte gemeinsam mit Kooperationspartnern im Zeitraum von Frühjahr 2021 bis Frühjahr 2023 zu Infektionsschutz und Hygienekonzepten in der Veranstaltungsbranche geforscht. Ziel war es, in Deutschland die unterschiedlichen Ansätze und Ideen zu Verantwortlichkeiten, Struktur und Maßnahmen zusammenzuführen, zu bewerten und zu vereinheitlichen. Die vollständige Vereinheitlichung bleibt ein Wunschgedanke, zu verschieden sind die Veranstaltungen, zu unterschiedlich die Rahmenbedingungen, auch die gesetzgeberischen, zu divers die Schutzziele. Daher wurde ein Modell entwickelt, in dem sich die Veranstaltungstypen darstellen lassen. Dieses Modell nennen wir Hygieia-Modell; ein dreidimensionales Modell, das die Maßnahmen (technisch, organisatorisch und personenbezogen), die Schutzziele (Beschäftigte, Beteiligte und Besuchende) und das Setting als Kombination aus Raum (als Indoor, Outdoor) sowie aus Besuchenden (als Stehende, Sitzende oder sich Bewegende) berücksichtigt. Für jede der sich aus dem Setting ergebenden Veranstaltungen führt das Buch Empfehlungen geeigneter Infektionsschutz- und Hygienemaßnahmen für Beschäftigte, Beteiligte und Besuchende auf. Diese Empfehlungen wurden aus der Analyse bestehender, zumeist umgesetzter Hygienekonzepte von Veranstaltungen abgeleitet.

Darüber hinaus zeigt das Buch Gliederungsarten von Hygienekonzepten auf und beschreibt detailliert die Aufgaben- und Verantwortungsbereiche von Hygienebeauftragten für Veranstaltungen. Mit der Referenz zu Hygienekonzepten aus dem Gesundheitswesen, dem Sport und der Gastronomie bzw. dem Tourismus bietet das Buch für alle Praktiker:innen Hilfestellungen und Anregungen zur Planung und Umsetzung von Hygienekonzepten auch außerhalb einer epidemischen Lage. Für Veranstalter und Betreiber, aber auch für Behörden können die nach Veranstaltungstypen gegliederten Tabellen und Checklisten eine wertvolle Handreichung zum Erstellen oder Bewerten von Hygienekonzepten sein.

Damit aus rohen Texten und ersten Ergebnissen der Feldforschung diese Handreichung entstehen konnte, haben viele Personen mitgewirkt. Unser besonderer Dank gilt daher dem Forschungsteam Tom Greber, Phillip Heine, Marcus Töpfer und Stephen Willaredt, dem assoziierten Partner Prof. Dr. Axel Kramer (KRINKO) sowie unseren Kooperationspartnern, clubcommission e. V., mediapool Veranstaltungsgesellschaft mbH, satis&fy AG und dem VPLT e. V.

Obwohl derzeit andere Krisen drängender erscheinen, sind wir überzeugt, dass das Buch *Hygienekonzepte für die Veranstaltungsbranche* den Veranstaltungsalltag vereinfacht und der Branche dient, denn Hygiene ist auch ohne Pandemie wichtig für die Sicherheit und Gesundheit der Beschäftigten, der an einer Veranstaltung Beteiligten und der Besuchenden.

Berlin, Februar 2023

Prof. Thomas Sakschewski

Prof. Dr. Claudia Winkelmann

Inhaltsverzeichnis

1 Gesetzliche Grundlagen

Mit Redaktionsstand Frühjahr 2023 laufen die letzten Maßnahmenverordnungen der Länder aus. Rechtsgrundlage stellt damit das Infektionsschutzgesetz des Bundes dar. Gesetzliche Einschränkungen oder Verpflichtungen zur Durchführung von spezifischen coronabezogenen Maßnahmen bei Veranstaltungen bzw. in Veranstaltungsstätten bestehen nicht mehr.

1.1 Bundesgesetze

Infektionsschutzgesetz

Das Gesetz zur Verhütung und Bekämpfung von Infektionskrankheiten beim Menschen (Infektionsschutzgesetz – IfSG) vom 20. Juli 2020, zuletzt geändert am 20. Dezember 2022, hat den Zweck, übertragbare Krankheiten beim Menschen vorzubeugen, Infektionen frühzeitig zu erkennen und ihre Weiterverbreitung zu verhindern. Das Bundesgesetz regelt daher die Zusammenarbeit von Behörden des Bundes, der Länder und der Kommunen, Ärzt:innen, Tierärzt:innen, von Krankenhäusern, wissenschaftlichen Einrichtungen sowie sonstigen Akteuren (§ 1 Abs. 2 IfSG).

Im IfSG werden die Aufgaben des Robert Koch-Instituts (RKI) „als nationale Behörde zur Vorbeugung übertragbarer Krankheiten sowie zur frühzeitigen Erkennung und Verhinderung der Weiterverbreitung von Infektionen“ (§ 4 Abs. 1 IfSG) festgelegt sowie Voraussetzung für und Vorgehen bei einer epidemischen Lage von nationaler Tragweite präzisiert. Aufgaben des RKI sind gem. § 4 Abs. 2 IfSG:

- Erstellung von Richtlinien, Empfehlungen, Merkblättern und sonstigen Informationen zur Vorbeugung, Erkennung und Verhinderung der Weiterverbreitung übertragbarer Krankheiten,
- Auswertung von Daten zu meldepflichtigen Krankheiten und meldepflichtigen Nachweisen von Krankheitserregern,
- Bereitstellung der Ergebnisse für andere Behörden,
- Periodische Veröffentlichung von infektionsepidemiologischen Auswertungen,
- Unterstützung der Länder und sonstigen Beteiligten bei ihren Aufgaben im Rahmen der epidemiologischen Überwachung.

Nach § 5 Abs. 1 IfSG obliegt es dem Deutschen Bundestag, eine epidemische Lage von nationaler Tragweite festzustellen und die Feststellung wieder aufzuheben, wenn die Voraussetzungen dafür erfüllt sind. Die Voraussetzung für die Feststellung einer epidemischen Lage von nationaler Tragweite besteht, „wenn eine ernsthafte Gefahr für die öffentliche Gesundheit in der gesamten Bundesrepublik Deutschland besteht, weil 1. die Weltgesundheitsorganisation eine gesundheitliche Notlage von internationaler Tragweite ausgerufen hat und die Einschleppung einer bedrohlichen übertragbaren Krankheit in die Bundesrepublik Deutschland droht oder 2. eine dynamische Ausbreitung einer bedrohlichen übertragbaren Krankheit über mehrere Länder in der Bundesrepublik Deutschland droht oder stattfindet."

Dem RKI kommt dementsprechend neben der Risikobewertung in einer epidemischen Lage von nationaler Tragweite die Aufgabe zu, Hinweise zu Infektionsschutzmaßnahmen, Empfehlungen und Richtlinien z. B. auch in Bezug auf Veranstaltungen zu geben sowie die Zusammenarbeit zwischen den Ländern und zwischen den Ländern und dem Bund sowie weiteren beteiligten Behörden und Stellen zu koordinieren. Das Bundesministerium für Gesundheit wird im Rahmen der epidemischen Lage von nationaler Tragweite nach § 5 Abs. 2 ermächtigt,

- ohne Zustimmung des Bundesrates Maßnahmen zur Sicherstellung der Versorgung mit Arzneimitteln einschließlich Impfstoffen zu treffen,
- ohne Zustimmung des Bundesrates Maßnahmen zur Aufrechterhaltung der Gesundheitsversorgung in ambulanten Praxen, Apotheken, Krankenhäusern, Laboren, Vorsorge- und Rehabilitationseinrichtungen und in sonstigen Gesundheitseinrichtungen in Abweichung von bestehenden gesetzlichen Vorgaben vorzusehen,
- ohne Zustimmung des Bundesrates Maßnahmen zur Aufrechterhaltung der pflegerischen Versorgung in ambulanten und stationären Pflegeeinrichtungen in Abweichung von bestehenden gesetzlichen Vorgaben vorzusehen und
- Finanzhilfen für Investitionen der Länder, Gemeinden und Gemeindeverbände zur technischen Modernisierung der Gesundheitsämter und zum Anschluss dieser an das elektronische Melde- und Informationssystem zur Verfügung zu stellen.

In den §§ 16, 17 IfSG werden Maßnahmen zur Verhütung übertragbarer Krankheiten genannt. Gemäß § 16 Absatz 1 IfSG hat die zuständige Behörde bei Auftreten von Tatsachen, die zu einer übertragbaren Krankheit führen können, oder wenn anzunehmen ist, dass solche Tatsachen vorliegen, notwendige Maßnahmen zur Abwendung von hierdurch drohenden Gefahren für Einzelne oder die Allgemeinheit zu treffen. Die zuständigen Behörden sind im Sinne des Gesetzes die Landesgesundheitsbehörden. Die Landesregierungen werden nach § 17 Abs. 4 ermächtigt, „durch Rechtsverordnung entsprechende Gebote und Verbote zur Verhütung übertragbarer Krankheiten zu erlassen." Dies stellt die allgemeine Rechtsgrundlage für Länderverordnungen dar. Wesentlich erweitert wurden die Rechte in Bezug auf Maßnahmen zur Verhinderung der Verbreitung des Coronavirus SARS-CoV-2 (COVID-19) mit dem Erlass des dritten Gesetzes zum Schutz der Bevölkerung bei einer epidemischen Lage von nationaler Tragweite am 18.11.2020 in den §§ 28a bis c sowie 32 IfSG. Gemäß § 32 IfSG können durch diese Maßnahmen die Grundrechte der körperlichen Unversehrtheit, der Freiheit der Person, der Freizügigkeit, der Versammlungsfreiheit, der Unverletzlichkeit der Wohnung und des Brief- und Postgeheimnisses eingeschränkt werden.

In § 28a Abs. 1 IfSG werden die besonderen Schutzmaßnahmen zur Verhinderung der Verbreitung von Covid-19 präzisiert. Unter anderem können durch Landesregierungen folgende Maßnahmen angeordnet werden:

- Anordnung eines Abstandsgebots im öffentlichen Raum
- Verpflichtung zum Tragen einer Mund-Nase-Bedeckung
- Verpflichtung zur Vorlage eines Impf-, Genesenen- oder Testnachweises
- Ausgangs- oder Kontaktbeschränkungen im privaten sowie im öffentlichen Raum
- Untersagung oder Beschränkung von Freizeitveranstaltungen und ähnlichen Veranstaltungen
- Untersagung oder Beschränkung des Betriebs von Einrichtungen, die der Freizeitgestaltung zuzurechnen sind
- Untersagung oder Beschränkung von Kulturveranstaltungen oder des Betriebs von Kultureinrichtungen

- Untersagung oder Beschränkung von Sportveranstaltungen und der Sportausübung
- Umfassendes oder auf bestimmte Zeiten beschränktes Verbot der Alkoholabgabe oder des Alkoholkonsums auf bestimmten öffentlichen Plätzen oder in bestimmten öffentlich zugänglichen Einrichtungen
- Untersagung von oder Erteilung von Auflagen für das Abhalten von Veranstaltungen, Ansammlungen, Aufzügen, Versammlungen sowie religiösen oder weltanschaulichen Zusammenkünften
- Untersagung oder Beschränkung von Reisen
- Untersagung oder Beschränkung von Übernachtungsangeboten
- Untersagung oder Beschränkung des Betriebs von gastronomischen Einrichtungen
- Schließung oder Beschränkung von Betrieben, Gewerben, Einzel- oder Großhandel
- Anordnung der Verarbeitung der Kontaktdaten von Kunden, Gästen oder Veranstaltungsteilnehmern, um nach Auftreten einer Infektion mit dem Coronavirus SARS-CoV-2 mögliche Infektionsketten nachverfolgen und unterbrechen zu können oder
- Verpflichtung zur Erstellung und Anwendung von Hygienekonzepten für Betriebe, Einrichtungen oder Angebote mit Publikumsverkehr

Während die aufgeführten besonderen Schutzmaßnahmen nach § 28a Abs. 1 IfSG in Bezug auf Covid-19 nur gelten, wenn eine epidemische Lage von nationaler Tragweite durch den Deutschen Bundestag festgestellt wurde, sind die in § 28b definierten Schutzmaßnahmen unabhängig von der Feststellung durch eine saisonal hohe Dynamik zur Gewährleistung der Funktionsfähigkeit des Gesundheitssystems oder der sonstigen kritischen Infrastrukturen begründet, aber bis zum 7. April 2023 befristet:

- Maskenpflicht in Verkehrsmitteln des öffentlichen Personenfernverkehrs

- Masken- und Testnachweispflicht in Krankenhäusern und Rehabilitationseinrichtungen oder anderen voll- oder teilstationären Einrichtungen sowie in ambulanten medizinischen Einrichtungen und Praxen für Beschäftigte und Besuchende

Gemäß § 28b Abs. 4 IfSG können Landesregierungen auch ohne Feststellung einer epidemischen Lage nationaler Tragweite durch den Deutschen Bundestag auf kommunaler Ebene besondere Maßnahmen einfordern, sofern in dem Land oder in der oder den konkret zu benennenden Gebietskörperschaften eine konkrete Gefahr für die Funktionsfähigkeit des Gesundheitssystems oder der sonstigen Kritischen Infrastrukturen besteht und das Parlament des betroffenen Landes dies für das Land oder eine oder mehrere konkret zu benennende Gebietskörperschaften festgestellt hat. Ausdrücklich werden hier folgende Maßnahmen genannt:

1) Verpflichtung zum Tragen einer medizinischen Gesichtsmaske (Mund-Nase-Schutz) oder einer Atemschutzmaske (FFP2 oder vergleichbar) bei Veranstaltungen im Außenbereich, soweit ein Abstand von 1,5 m regelmäßig nicht eingehalten werden kann,
2) die Verpflichtung zum Tragen einer medizinischen Gesichtsmaske (Mund-Nase-Schutz) oder einer Atemschutzmaske (FFP2 oder vergleichbar) für Veranstaltungen in öffentlich zugänglichen Innenräumen,
3) die Verpflichtung für den Groß- und Einzelhandel, für Betriebe, Einrichtungen, Gewerbe sowie Angebote und Veranstaltungen aus dem Freizeit-, Kultur- und Sportbereich für öffentlich zugängliche Innenräume, in denen sich mehrere Personen aufhalten, Hygienekonzepte zu erstellen, die die Bereitstellung von Desinfektionsmitteln sowie Maßnahmen zur Vermeidung unnötiger Kontakte und Lüftungskonzepte vorsehen können,
4) die Anordnung eines Abstandsgebots mit einem Abstand von 1,5 m (Mindestabstand) im öffentlichen Raum, insbesondere in öffentlich zugänglichen Innenräumen,
5) die Festlegung von Personenobergrenzen für Veranstaltungen in öffentlich zugänglichen Innenräumen.

Arbeitsschutzgesetz und Arbeitsschutzverordnung

Der Arbeitgeber trägt die Verantwortung, die Beschäftigten zu schützen, und muss alle erforderlichen Maßnahmen unter Berücksichtigung der Arbeitsumgebung, der Tätigkeit und der zu berücksichtigenden Gefährdungsquellen treffen, um Sicherheit und Gesundheit der Beschäftigten bei der Arbeit zu beeinflussen. Dafür muss der Arbeitgeber (lt. § 3 Abs. 2 ArbSchG)

- für eine geeignete Organisation sorgen,
- die erforderlichen Mittel bereitstellen und
- Vorkehrungen treffen, sodass die Beschäftigten ihren Mitwirkungspflichten nachkommen können.

Der Arbeitgeber ist durch das Arbeitsschutzgesetz verpflichtet, mit Maßnahmen des Arbeitsschutzes eine Verbesserung der Sicherheit und des Gesundheitsschutzes der Beschäftigten zu erreichen. Die Maßnahmen müssen auf ihre Wirksamkeit überprüft und an sich ändernde Gegebenheiten wie den dynamischen Verlauf während der Pandemie angepasst werden.

Die Gefährdungsbeurteilung ist für den Arbeitgeber verpflichtend (§ 5 Abs. 1 ArbSchG). Er muss die mit der Arbeit der Beschäftigten verbundenen Gefährdungen in dieser Beurteilung ermitteln und notwendige Maßnahmen ableiten. Das Infektionsrisiko stellt für die Beschäftigten eine Gefährdung dar, die im Rahmen einer Gefährdungsbeurteilung zu bewerten ist. Über das Risiko hat der Arbeitgeber zu informieren. Dies ist aus den Unterweisungspflichten gemäß § 12 ArbSchG ableitbar. Eine Unterweisung gemäß Arbeitsschutzgesetz beinhaltet Anweisungen und Erläuterungen, die auf den Arbeitsplatz bzw. den Aufgabenbereich der Beschäftigten ausgerichtet sind. Die Unterweisungen müssen nachvollziehbar und verständlich sein. Zu den Unterweisungsinhalten gehören auch die erforderlichen persönlichen Schutzmaßnahmen wie Abstand halten und das Tragen einer Mund-Nase-Bedeckung, die Erläuterung der allgemeinen Hygieneregeln und die Vermittlung von besonderen Maßnahmen bei einer Veranstaltung.

Im Zentrum der SARS-CoV-2-Arbeitsschutzverordnung (Corona-ArbSchV) steht die Verpflichtung der Betriebe, ein betriebliches Hygienekonzept zu erstellen, in dem bewährte, praxisgerechte und bei Betrieben und Beschäftigten bekannte und akzeptierte

Schutzmaßnahmen zum betrieblichen Infektionsschutz festgelegt sind und entsprechend umgesetzt werden sollen. Hierzu können neben Maßnahmen zur Umsetzung der AHA+L-Regel und dem Tragen von Schutzmasken auch die Verminderung betrieblicher Personenkontakte, z.B. durch die Reduzierung der gleichzeitigen Nutzung von Räumen und durch das Angebot an die Beschäftigten, im Homeoffice zu arbeiten, gehören. Die SARS-CoV-2-Arbeitsschutzverordnung bezieht sich in § 2 Abs. 1 ausdrücklich auf die Gefährdungsbeurteilung nach den §§ 5 und 6 des Arbeitsschutzgesetzes. Daraus leitet die Verordnung die Verpflichtung ab, in einem betrieblichen Hygienekonzept die erforderlichen Schutzmaßnahmen zum betrieblichen Infektionsschutz festzulegen und umzusetzen. Das betriebliche Hygienekonzept ist nicht nur am Arbeitsplatz und während der Arbeitszeiten, sondern auch in den Pausenbereichen und während der Pausenzeiten umzusetzen. Bei der Gefährdungsbeurteilung hat der Arbeitgeber gemäß § 2 Abs. 2 Corona-ArbSchV insbesondere die folgenden Maßnahmen zu prüfen:

1) die Einhaltung eines Mindestabstands von 1,5 m zwischen zwei Personen,
2) die Sicherstellung der Handhygiene,
3) die Einhaltung der Hust- und Niesetikette,
4) das infektionsschutzgerechte Lüften von Innenräumen,
5) die Verminderung von betriebsbedingten Personenkontakten,
6) das Angebot gegenüber Beschäftigten, geeignete Tätigkeiten in ihrer Wohnung auszuführen, wenn keine betriebsbedingten Gründe entgegenstehen,
7) das Angebot an Beschäftigte, die nicht ausschließlich von zuhause arbeiten, zur Minderung des betrieblichen SARS-CoV-2-Infektionsrisikos sich regelmäßig kostenfrei durch In-vitro-Diagnostika zu testen.

Die SARS-CoV-2-Arbeitsschutzverordnung trat am 2. Februar 2023 außer Kraft.

1.2 Landesverordnungen

Tabelle 1: Übersicht der aktuellen Landesverordnungen (Stand Februar 2023)

Bundesland	Verordnung	Regelungsgegenstand	Fassung	Außerkrafttreten
Baden-Württemberg	Verordnung der Landesregierung über infektionsschützende Maßnahmen gegen die Ausbreitung des Virus SARS-CoV-2 (Corona-Verordnung – CoronaVO)	Allgemeine Abstands-, Masken- und Hygiene-empfehlungen Einrichtungen mit Masken-pflicht, Ausnahmen der Maskenpflicht Ausnahmen der Testnachweis-pflicht Verordnungsermächtigung zu Test- und Nachweis- sowie Absonderungspflichten Zuständigkeiten Ordnungswidrigkeiten	Vom 27. September 2022 (in der ab 30. November 2022 geltenden Fassung)	31. Januar 2023
Bayern	Siebzehnte Bayerische Infektionsschutzmaß-nahmenverordnung (17. BayIfSMV)	Allgemeine Abstands-, Masken- und Hygiene-empfehlungen Einrichtungen mit Masken-pflicht, Ausnahmen der Maskenpflicht Ausnahmen der Testnachweis-pflicht Ordnungswidrigkeiten	Vom 30. September 2022, zuletzt durch §§ 1 und 2 der Verordnung vom 19. Januar 2023 geändert	17. Februar 2023

Bundesland	Verordnung	Regelungsgegenstand	Fassung	Außerkrafttreten
Berlin	Vierte Verordnung zur Änderung der Zweiten SARS-CoV-2-Basisschutzmaßnahmenverordnung	Allgemeine Abstands-, Masken- und Hygieneempfehlungen Einrichtungen mit Maskenpflicht Testnachweis und Testnachweispflicht Maskenpflicht an Schulen Regelungen zur Absonderung Meldepflicht zugelassener Krankenhäuser Ordnungswidrigkeiten	Vom 10. Januar 2023	12. Februar 2023
Brandenburg	Verordnung über befristete Maßnahmen zum Infektionsschutz aufgrund des SARS-CoV-2-Virus und COVID-19 im Land Brandenburg (SARS-CoV-2-Infektionsschutzverordnung – SARS-CoV-2-IfSV)	Maskenpflicht und Ausnahmen Testnachweispflicht und Ausnahmen Bußgeldtatbestände	Vom 27. September 2022, zuletzt geändert durch Verordnung vom 10. Januar 2023	7. März 2023

Bundesland	Verordnung	Regelungsgegenstand	Fassung	Außerkrafttreten
Bremen	Dritte Verordnung zum Basisschutz vor Neuinfektionen mit dem Coronavirus SARS-CoV-2 (Dritte Corona-Basisschutzmaßnahmenverordnung)	Maskenpflicht und Ausnahmen Testnachweispflicht und Ausnahmen Regelungen zur Absonderung Ordnungswidrigkeiten	Vom 11. Oktober 2022	7. April 2023
Hamburg	Verordnung zur Eindämmung der Verbreitung des Coronavirus SARS-CoV-2 in der Freien und Hansestadt Hamburg	Allgemeine Abstands-, Masken- und Hygieneempfehlungen Begriffsbestimmungen Maskenpflicht und Ausnahmen von der Maskenpflicht Ausnahmen von der Testnachweispflicht Regelungen zur und Pflichten während der Absonderung Wiederaufnahme der Beschäftigung nach Beendigung der Absonderung Verarbeitung personenbezogener Daten Einschränkung von Grundrechten Ordnungswidrigkeiten	Vom 13. Januar 2023	31. Januar 2023

Bundesland	Verordnung	Regelungsgegenstand	Fassung	Außerkrafttreten
Hessen	Verordnung zum Basisschutz der Bevölkerung vor Infektionen mit dem SARS-CoV-2-Virus (Coronavirus-Basisschutzmaßnahmenverordnung – CoBaSchuV)	Eigenverantwortliches Handeln in der Pandemie Regeln zur Verpflichtung zur Testung und Verhalten bei positivem Test-Ergebnis Zuständigkeiten Ordnungswidrigkeiten	Vom 28. September 2022	7. April 2023
Mecklenburg-Vorpommern	Corona-Landesverordnung Mecklenburg-Vorpommern (Corona-LVO M-V)	Eigenverantwortliches Handeln in der Pandemie Begriffsbestimmungen Isolation und Quarantäne Öffentlicher Personennahverkehr Testnachweispflicht und Ausnahmen Zuständigkeiten und Ermächtigungen Ordnungswidrigkeiten	Vom 26. September 2022	7. April 2023

Bundesland	Verordnung	Regelungsgegenstand	Fassung	Außerkrafttreten
Niedersachsen	Niedersächsische Verordnung über Schutzmaßnahmen gegen das Corona-Virus SARS-CoV-2 und dessen Varianten (Niedersächsische Corona-Verordnung) Niedersächsische Verordnung zur Absonderung von mit dem Coronavirus SARS-CoV-2 infizierten oder krankheitsverdächtigen Personen und deren Kontaktpersonen (Niedersächsische SARS-CoV-2-Absonderungsverordnung)	Allgemeine Abstands-, Masken- und Hygieneempfehlungen Mund-Nase-Bedeckung Regelungen zur Testung, Testnachweispflicht und Ausnahmen Testungen in Krankenhäusern sowie Vorsorge- und Rehabilitationseinrichtungen, Heimen, unterstützenden Wohnformen, Intensivpflege-Wohngemeinschaften, Einrichtungen der Tagespflege und ambulanten Pflegediensten Regelungen zu Kindertageseinrichtungen Regelungen zu Justizvollzugsanstalten, Abschiebungshafteinrichtungen und Einrichtungen des Maßregelvollzugs Regelungen zu Verkehrsmitteln des Personennahverkehrs Ordnungswidrigkeiten Absonderungsverordnung Begriffsbestimmungen Absonderung und Unterbrechung der Absonderung Pflichten der zur Absonderung verpflichteten Personen Ende der Absonderungspflicht	Corona-Verordnung: Vom 30. September 2022 Absonderungsverordnung: Vom 24. Oktober 202	Corona-Verordnung: Nicht genannt Absonderungsverordnung: 31. Januar 2023

Bundesland	Verordnung	Regelungsgegenstand	Fassung	Außerkrafttreten
Rheinland-Pfalz	Vierunddreißigste Corona-Bekämpfungsverordnung Rheinland-Pfalz (34. CoBeLVO)	Eigenverantwortliches Handeln und Begriffsbestimmungen Maskenpflicht und Ausnahmen Testpflicht und Ausnahmen Organisatorische Maßnahmen Erfassung von Behandlungskapazitäten Regelungen zu besonderen Einrichtungen der Pflege, des Justizvollzugs Allgemeinverfügungen Ordnungswidrigkeiten	Vom 30. September 2022	7. April 2023
Saarland	2. Verordnung zur Änderung infektionsrechtlicher Verordnungen zur Bekämpfung der Corona-Pandemie	Allgemeine Abstands-, Masken- und Hygieneempfehlungen Testungen Sonderregeln für besondere Lebens- und Arbeitsbereiche wie Landesaufnahmestelle Schulbetrieb und Betrieb von Kindertageseinrichtungen, Kindergroßtagespflegestellen und heilpädagogischen Tagesstätten während der Corona-Pandemie Ordnungswidrigkeiten	Vom 11. Januar 2023	10. Februar 2023

Bundesland	Verordnung	Regelungsgegenstand	Fassung	Außerkrafttreten
Sachsen	Verordnung des Sächsischen Staatsministeriums für Soziales und Gesellschaftlichen Zusammenhalt zum Schutz vor dem Coronavirus SARS-CoV-2 und COVID-19 (Sächsische Corona-Schutz-Verordnung – SächsCoronaSchVO)	Testnachweispflicht und Ausnahmen Maskenpflicht und Ausnahmen Testpflicht und Ausnahmen Ordnungswidrigkeiten	Vom 29. September 2022, zuletzt geändert 16. Januar 2023	7. April 2023
Sachsen-Anhalt	Keine Landesregelung, Verweis auf Infektionsschutzgesetz des Bundes	Maskenpflicht in Verkehrsmitteln des öffentlichen Personenfernverkehrs Masken- und Testnachweispflicht in Krankenhäusern und Rehabilitationseinrichtungen oder anderen voll- oder teilstationären Einrichtungen sowie in ambulanten medizinischen Einrichtungen und Praxen	Aufgehoben am 7. Dezember 2022	Aufgehoben am 7. Dezember 2022
Schleswig-Holstein	Ersatzverkündung (§ 60 Abs. 3 Satz 1 LVwG) der Landesverordnung zur Bekämpfung des Coronavirus SARS-CoV-2 (Corona-Bekämpfungsverordnung – Corona-BekämpfVO)	Testpflicht und Ausnahmen Krankenhäuser Befugnisse und Pflichten der zuständigen Behörden Ordnungswidrigkeiten	Vom 20. Dezember 2022	7. April 2023

Bundesland	Verordnung	Regelungsgegenstand	Fassung	Außerkrafttreten
Thüringen	Thüringer Verordnung zur Regelung infektionsschutzrechtlicher Maßnahmen zur Eindämmung des Coronavirus SARS-CoV-2 (Thüringer SARS-CoV-2-Infektionsschutz-Maßnahmenverordnung –ThürSARS-CoV-2-IfS-MaßnVO-)	Begriffsbestimmungen Arbeitsschutz Ausnahmen zur Vorlage eines negativen Testergebnisses Qualifizierte Gesichtsmaske Ausnahmen von Testpflichten Absonderung und Pflichten der Absonderungspflichtigen Unterbrechung und Ende der Absonderungspflicht Aufgaben der zuständigen Behörden Untersagung und Beschränkung von Besuchsrechten in vollstationären Einrichtungen Ordnungswidrigkeiten	Vom 23. Dezember 2022	3. Februar 2023

1.3 Allgemeine Empfehlungen

Der Deutsche Gesetzliche Unfallversicherung e.V. (DGUV), der Verband Deutscher Betriebs- und Werksärzte e.V. (VDBW) und der Verband für Sicherheit, Gesundheit und Umweltschutz bei der Arbeit e.V. (VDSI) haben konsentierte Hinweise für die Pandemieplanung herausgegeben, die durch eine Checkliste des VDBW (2020) ergänzt wurden. Mithilfe dieser Checkliste lassen sich der Grad der Prävention und des Risikomanagements im Falle einer epidemischen Lage in insgesamt 26 unterschiedlichen Einzelfragen prüfen. Dabei wird abgefragt, ob Präventionsmaßnahmen erfolgt sind, sich im Prozess befinden oder noch nicht begonnen wurden. Die Fragen lassen sich in folgende sechs Bereiche zusammenfassen:

- Planung zu dem Einfluss einer Pandemie auf die Organisation
- Planung für die Auswirkungen einer Pandemie auf Mitarbeitende und Kund:innen
- Durchführungsrichtlinien für den Fall einer Pandemie
- Ressourcen, um Mitarbeitende und Kund:innen während einer Pandemie zu schützen
- Kommunikation mit und Unterrichtung von Mitarbeitenden
- Koordination mit externen Organisationen und Unterstützung durch kommunale Strukturen

Die Hinweise für die Pandemieplanung (DGUV, 2021) umfassen zehn grundlegende Regeln für die Prävention:

- Grundlage: Was ist eine Pandemie und warum ist Pandemieplanung wichtig?
- Verantwortungskette: Zuständigkeiten und Ansprechpartner:innen im Betrieb festlegen
- Kommunikation: Beschäftigte informieren
- Mitwirkung: Ansprechpartner:innen des Arbeits- und Gesundheitsschutzes beteiligen
- Impfung: Impfungen schützen
- Hygieneregeln: Hygienisches Verhalten am Arbeitsplatz

- Business Continuity: Geschäftsabläufe bei Personalausfall festlegen
- Ressourcenplanung: Erkrankungen managen
- Reisemanagement: Dienstreisen und Tagungen planen
- Kontinuierliche Verbesserung: Pandemieplanung aktualisieren

Andere Empfehlungen wie z. B. die Hygiene-Empfehlung der Berliner Senatsverwaltung für Kultur und Europa (SenKE, 2022) weisen auf die Möglichkeiten des Hausrechts hin, die durch das IfSG gegeben sind. Das Hausrecht kann durch den Betreiber der Einrichtung bzw. den Veranstalter so ausgeübt werden, dass der Zutritt nur unter bestimmten Voraussetzungen möglich ist. Es können folgende Maßnahmen durch Betreiber oder Veranstalter durchgesetzt werden:

- Pflicht zum Tragen einer Atemschutzmaske (FFP2-Maske)
- Einlass nur nach Vorlage eines 3G-Nachweises oder eines Testnachweises
- Einhaltung des Mindestabstands durch Besetzung im Schachbrett-Modell oder Anwendung der Zutrittsteuerung
- Verweigerung des Zutritts bei erkennbaren Krankheitssymptomen

Im Anhang sind allgemeine Hygieneregeln aufgeführt. Präziser werden zur Einhaltung des Mindestabstands und zur Kontaktvermeidung Empfehlungen zur Wegeführung und Raumplanung gegeben:

- Erstellung und Vermittlung eines präzisen Raumnutzungsplans für Besuchende
- Regelung beim Betreten und Verlassen der Kultureinrichtung mit Laufwegen möglichst in eine Richtung
- Öffnung verschiedener Ein- und Ausgänge
- Festlegung von Personenobergrenzen für die gleichzeitige Nutzung von sanitären Anlagen
- Vermeidung von Gruppenbildungen
- Keine Anreize zu nicht zweckbestimmtem Aufenthalt

- Anpassung der Aufenthaltsdauer an das Raumvolumen

Zur Belüftung von Räumen empfiehlt die Handreichung der Senatsverwaltung (SenKE, 2022):

- Durchlüftung spätestens alle 45 Min. bei Räumen ohne fest installierte Lüftungsanlage
- Nutzung aller gegebenen Möglichkeiten der Durchlüftung der Räumlichkeiten inkl. der sanitären Anlagen
- Reduzierung des Umluftanteils, wenn möglich Einbau eines HEPA-Filters und regelmäßiger Wechsel
- Start der Belüftung spätestens 45 Min. vor Beginn der Veranstaltung bzw. vor Öffnung der Räume
- Öffnung der Türen zum Veranstaltungsraum während der Pausen
- Erwägung der Nutzung von CO_2-Sensoren
- Möglichst keine Lüftung in Flure ohne eigene zu öffnende Fenster
- Nichtbenutzung eines Raums bei nicht vorhandener Möglichkeit zur Belüftung

1.4 Literatur

DGUV. (2021). 10 Tipps zur betrieblichen Pandemieplanung. https://publikationen.dguv.de/widgets/pdf/download/article/2054

SenKE. (2022). Hygiene-Empfehlungen der Senatsverwaltung für Kultur und Europa. Zum Schutz gegen das Coronavirus SARS-CoV-2. https://www.berlin.de/sen/kulteu/aktuelles/corona/20220401_hygieneempfehlungen_final.pdf

VDBW. (2020). Checkliste für Firmen im Rahmen der Pandemie-Planung. https://www.vdbw.de/fileadmin/user_upload/Checkliste_fuer_Firmen_im_Rahmen_der_Pandemie.pdf

2 Vergleich zu anderen Branchen

2.1 Hygienemaßnahmen und Infektionsschutz im Rahmen der Gesundheitsversorgung

2.1.1 Gesetzliche Rahmenbedingungen

Verweildauer

Zur Optimierung der Hygiene, der Verringerung der Keimbelastung und -verbreitung sowie zur Prävention von Infektionen, insbesondere nosokomialen Infektionen, existiert eine Reihe von Regelungen und evidenzbasierten Maßnahmen. Unter nosokomialen Infektionen sind Infektionen zu verstehen, die Patient:innen im Zusammenhang mit einer medizinischen, therapeutischen und/oder pflegerischen Maßnahme erwerben. Die damit verbundenen klinischen und apparativen Interventionen können z. B. in Krankenhäusern, stationären Rehabilitationseinrichtungen und Einrichtungen im ambulanten Sektor wie Arzt- und Therapiepraxen erfolgen. Speziell regelt das Gesetz zur Verhütung und Bekämpfung von Infektionskrankheiten beim Menschen (Infektionsschutzgesetz – IfSG), insbesondere § 23 „Nosokomiale Infektionen; Resistenzen; Rechtsverordnungen durch die Länder“, die relevanten Aspekte, um sowohl Gesundheitsämter als auch die übrigen zuständigen Landesgesundheitsbehörden in die Lage zu versetzen, nosokomiale Infektionen mit geeigneten Maßnahmen zu vermeiden. In Deutschland erwerben zwischen 3,3 und 4,5 % aller Patient:innen während des stationären Aufenthalts eine nosokomiale Infektion (RKI, 2012; Gastmeier et al., 2012). Dabei entfallen knapp ein Fünftel aller nosokomialen Infektionen auf die Gruppe der intensivpflichtigen Patient:innen. Die häufigsten Infektionen sind postoperative Wundinfektionen (24,7 %), Harnwegsinfektionen (22,4 %), Infektionen der unteren Atemwege (21,5 %), Clostridium difficile assoziierte Diarrhoe (6,6 %) und primäre Sepsis (6,0 %) (RKI, 2012). Mit nosokomialen Infektionen sind beispielsweise durch die verlängerte Verweildauer im Krankenhaus zusätzliche und aufwendige Interventionen assoziiert, die einerseits zu Mehrbelastungen der Patient:innen führen (z. B. steigende Antibiotikaresistenz, längerfristige Arbeitsunfähigkeit mit bio-psycho-sozialen Beeinträchtigungen) und andererseits mit hohen Zusatzkosten für die Solidargemeinschaft verbunden sind (DKG et al., 2022). Mit den Vorschriften zur Gefahrenabwehr, die der Gesetzgeber vorrangig im IfSG geregelt hat, wird die rechtliche Relevanz der Infektionsprävention unterstrichen. Aus den Schutzzielen der Patient:innen ergeben sich Pflichten für die Leistungserbringenden, also insbesondere das medizinische Personal.

Richtlinien

Neben dem IfSG sind auch sozialversicherungsrechtliche, leistungsrechtliche und gewerberechtliche Regelungen von besonderer juristischer Bedeutung. Die diesbezüglichen Vorschriften finden sich unter anderem in den Sozialgesetzbüchern (insbesondere SGB V) und in den Vorgaben des Gemeinsamen Bundesausschusses (G-BA) mit Verweisen zur Infektionsprävention sowie in Leitlinien der Praxis- und Krankenhaushygiene, die regelmäßig von einschlägigen Fachgesellschaften entwickelt und publiziert werden. Gemäß § 630a Abs. 2 Bürgerliches Gesetzbuch (BGB) gilt zum Schutz der Patient:innen, dass die Behandlung nach „den zum Zeitpunkt der Durchführung der Maßnahme bestehenden, allgemein anerkannten fachlichen Standards zu erfolgen habe". Die Interventionen müssen demnach auf wissenschaftlich anerkannten Methoden beruhen. Im individuellen Fall ist somit auf Grundlage der aktuell verfügbaren externen und internen Evidenz sowie unter Einbezug der Patient:innenpräferenz zu handeln (Sackett et al., 1999). Für die klinische Entscheidungsfindung sind die Leitlinien und Empfehlungen heranzuziehen (Cooper & Frain, 2017). Deren rechtliche Bedeutung ist insofern außerordentlich hoch, als sich der Gesetzgeber darauf bezieht (§ 23 IfSG). Weiterhin lassen sich Richtlinien von den Leitlinien und Empfehlungen differenzieren. Bei Richtlinien handelt es sich um Regelwerke für bestimmte Bereiche, die von einer gesetzlich legitimierten Institution wie dem Gemeinsamen Bundesausschuss (G-BA) konsentiert und publiziert werden. Bei Nichteinhaltung werden die Leistungserbringenden in der Regel sanktioniert. In der G-BA-Richtlinie über Maßnahmen der Qualitätssicherung in Krankenhäusern (DeQS-RL, 2022) sind beispielsweise Aspekte der Infektionsprävention aufgeführt, die Krankenhäuser speziell zur entsprechenden Dokumentation entstandener Infektionen verpflichten. Der Rechtsrahmen hinsichtlich drohender Sanktionen ergibt sich gemäß § 137 SGB V und § 8 Abs. 4 KHEntgG.

Leitlinien

Evidenz

Allerdings sind nicht alle auftretenden Infektionen jeweils gleichzusetzen mit einem Behandlungsfehler. Der Leistungserbringende schuldet gegenüber dem Patienten keinen absoluten Schutz vor Infektionen. Die Haftung bezieht sich darauf, dass der Leistungserbringende schuldhaft den gebotenen Qualitätsstandard nicht einhält und dieses Verschulden wiederum ursächlich für eine Schädigung des Patienten ist (BGH im Urteil vom 08.01.1991, Az. VI ZR 102/90).

Zur Einhaltung der geltenden Hygienestandards sind ausnahmslos alle Personen verpflichtet, die in irgendeiner Form am Leistungsprozess beteiligt sind. Daraus ergeben sich Pflichten in der Arbeitsorganisation, die auch für Dritte wie z. B. Leiharbeitende unmittelbar gelten. (Winkelmann & Suppes, 2017)

Sowohl zur Infektionsprävention als auch zu betrieblich-organisatorischen und baulich-funktionellen Maßnahmen der Hygiene in medizinischen Einrichtungen aller Sektoren (ambulant, voll- und teilstationär) gibt die Kommission für Krankenhaushygiene und Infektionsprävention beim Robert Koch-Institut (KRINKO) Empfehlungen heraus. Die Empfehlungen der Kommission werden unter Berücksichtigung aktueller infektionsepidemiologischer Auswertungen stetig weiterentwickelt und vom Robert Koch-Institut (RKI) veröffentlicht. Die Verantwortlichen der medizinischen Einrichtungen haben sicherzustellen, dass die dort genannten evidenzbasierten Maßnahmen in allen Bereichen der Einrichtung realisiert werden (Winkelmann & Suppes, 2017). Nach § 23 Abs. 2 IfSG wird die Einhaltung vermutet, wenn die Empfehlungen der KRINKO beachtet worden sind.

Gemäß § 23 Abs. 8 IfSG haben die Landesregierungen durch Rechtsverordnung für Krankenhäuser, für Einrichtungen für ambulantes Operieren, für Vorsorge- oder Rehabilitationseinrichtungen, in denen eine den Krankenhäusern vergleichbare medizinische Leistung erbracht wird, sowie für Dialyseeinrichtungen und für Tageskliniken die jeweils erforderlichen Maßnahmen zur Verhütung, Erkennung, Erfassung und Bekämpfung von nosokomialen Infektionen und Krankheitserregern mit Resistenzen zu regeln. Der Gesetzgeber schreibt den Landesregierungen einen Regelungskatalog vor, der sich in den jeweiligen landesrechtlichen Vorgaben wiederfinden muss. Nach § 23 Abs. 8 IfSG sind insbesondere Regelungen zu treffen über:

1) hygienische Mindestanforderungen an Bau, Ausstattung und Betrieb der Einrichtungen,
2) Bestellung, Aufgaben und Zusammensetzung einer Hygienekommission,
3) die erforderliche personelle Ausstattung mit Hygienefachkräften und Krankenhaushygieniker:innen,
4) die Bestellung von hygienebeauftragten Ärzt:innen,
5) die erforderliche Qualifikation und Schulung des Personals hinsichtlich der Infektionsprävention,
6) Strukturen und Methoden zur Erkennung von nosokomialen Infektionen und resistenten Erregern und zur Erfassung im Rahmen der ärztlichen und pflegerischen Dokumentationspflicht,
7) die zur Erfüllung ihrer jeweiligen Aufgaben erforderliche Einsichtnahme der in Nummer 4 genannten Personen in Akten der jeweiligen Einrichtung einschließlich der Patient:innenakten,
8) die Information des Personals über Maßnahmen, die zur Verhütung und Bekämpfung von nosokomialen Infektionen und Krankheitserregern mit Resistenzen erforderlich sind,
9) die klinisch-mikrobiologisch und klinisch-pharmazeutische Beratung des ärztlichen Personals,
10) die Information von aufnehmenden Einrichtungen und niedergelassenen Ärzt:innen bei der Verlegung, Überweisung oder Entlassung von Patient:innen über Maßnahmen, die zur Verhütung und Bekämpfung von nosokomialen Infektionen und von Krankheitserregern mit Resistenzen erforderlich sind.

Die dahingehenden länderspezifischen Rechtsverordnungen sind insofern von immanenter Bedeutung, als dass sie die Verordnungen gemäß IfSG konkretisieren und sich daraus haftungsrechtliche Konsequenzen ableiten lassen. Im Einzelnen handelt es sich hierbei um (RKI, 2016)

– Baden-Württemberg: Verordnung des Sozialministeriums Baden-Württemberg über die Hygiene und Infektionsprävention in medizinischen Einrichtungen (MedHygVO),

- Bayern: Bayerische Verordnung zur Hygiene und Infektionsprävention in Medizinischen Einrichtungen (Med-HygVO-BY),
- Berlin: Verordnung und Regelung der Hygiene in medizinischen Einrichtungen – Berlin,
- Brandenburg: Verordnung über die Hygiene und Infektionsprävention in medizinischen Einrichtungen – Brandenburg,
- Bremen: Verordnung über die Hygiene und Infektionsprävention in medizinischen Einrichtungen (HygInfVO),
- Hamburg: Hamburgische Verordnung über die Hygiene und Infektionsprävention in medizinischen Einrichtungen (HmbMedHygVO),
- Hessen: Hessische Hygieneverordnung (HHygVO),
- Mecklenburg-Vorpommern: Verordnung zur Hygiene und Infektionsprävention in medizinischen Einrichtungen (Med-HygVO M-V),
- Niedersachsen: Niedersächsische Verordnung über Hygiene und Infektionsprävention in medizinischen Einrichtungen (NMedHygVO),
- Nordrhein-Westfalen: Verordnung über die Hygiene und Infektionsprävention in medizinischen Einrichtungen (Hyg-MedVO) Nordrhein-Westfalen,
- Rheinland-Pfalz: Landesverordnung über die Hygiene und Infektionsprävention in medizinischen Einrichtungen (Med-HygVO),
- Saarland: Saarländische Verordnung über die Hygiene und Infektionsprävention
- Sachsen: Verordnung der Sächsischen Staatsregierung über die Hygiene und Infektionsprävention in medizinischen Einrichtungen (SächsMedHygVO),
- Sachsen-Anhalt: Verordnung über die Hygiene und Infektionsprävention in medizinischen Einrichtungen Sachsen-Anhalts (MedHygVO LSA),
- Schleswig-Holstein: Landesverordnung über die Hygiene und Infektionsprävention in medizinischen Einrichtungen (Med-HygVO) Schleswig-Holsteins,

- Thüringen: Thüringer Verordnung über die Hygiene und Infektionsprävention in medizinischen Einrichtungen und zur Übertragung einer Ermächtigung nach dem Infektionsschutzgesetz (Thüringer Infektionskrankheitenmeldeverordnung – ThürIfKrMVO).

Die Rechtsgrundlagen für den Infektionsschutz mit Bezug zur Gesundheitsversorgung sind vielschichtig. Neben bundes- und landesrechtlichen Vorschriften gelten auch die berufsrechtlichen und berufsgenossenschaftlichen Vorschriften

- Arbeitsschutzgesetz (ArbSchG),
- Arbeitssicherheitsgesetz (ASiG, insbesondere § 3),
- Verordnung zur arbeitsmedizinischen Vorsorge (ArbMedVV),
- Biostoffverordnung (BioStoffV),
- Infektionsschutzgesetz (IfSG),
- Arbeitsstättenverordnung (ArbStättV),
- BG-Vorschriften
    - Allgemeine Vorschriften (DGUV Vorschrift 1),
    - Betriebsärzt:innen und Fachkräfte für Arbeitssicherheit (DGUV Vorschrift 2),
    - Technische Regeln für Biologische Arbeitsstoffe (TRBA 001–609), insbesondere TRBA 250 „Biologische Arbeitsstoffe im Gesundheitswesen und in der Wohlfahrtspflege“ und TRBA 400 „Handlungsanleitung zur Gefährdungsbeurteilung und für die Unterrichtung der Beschäftigten bei Tätigkeiten mit biologischen Arbeitsstoffen“,
    - Technische Regeln für Gefahrstoffe (TRGS), insbesondere TRGS 525 „Gefahrstoffe in Einrichtungen der medizinischen Versorgung“.

2.1.2 Qualifikation und Verantwortlichkeiten

Die Gesamtverantwortung für die Infektionsprävention liegt gemäß § 23, Abs. 3 IfSG bei den Leiter:innen von Krankenhäusern, Einrichtungen für das ambulante Operieren, Vorsorge- oder Rehabilitationseinrichtungen, in denen eine den Krankenhäusern vergleichbare medizinische Versorgung erfolgt,

Dialyseeinrichtungen, Tageskliniken, Entbindungseinrichtungen, Behandlungs- oder Versorgungseinrichtungen, die mit einer der vorstehenden Einrichtungen vergleichbar sind, von Arztpraxen, Zahnarztpraxen, psychotherapeutischen Praxen, Praxen sonstiger humanmedizinischer Heilberufe, Einrichtungen des öffentlichen Gesundheitsdienstes, in denen medizinische Untersuchungen, Präventionsmaßnahmen oder ambulante Behandlungen durchgeführt werden, von Rettungsdiensten und Einrichtungen des Zivil- und Katastrophenschutzes. Sie haben sicherzustellen, dass die nach dem Stand der medizinischen Wissenschaft erforderlichen Maßnahmen getroffen werden, um nosokomiale Infektionen zu verhüten und die Weiterverbreitung von Krankheitserregern, insbesondere solcher mit Resistenzen, zu vermeiden.

Entscheidend für die einrichtungsspezifischen Anpassungen, die Implementierung und Überwachung von Präventionsstrategien sowie das konsequente Erkennen von Clustern und Handeln im Falle eines Ausbruchs ist das qualifizierte Fachpersonal.

Die Einhaltung des Standes der medizinischen Wissenschaft auf diesem Gebiet wird vermutet, wenn jeweils die veröffentlichten Empfehlungen der KRINKO beim RKI und der Kommission Antiinfektiva, Resistenz und Therapie beim RKI beachtet worden sind (§ 23 Abs. 2 IfSG).

Hygienefachpersonal

Wichtige Tätigkeitsfelder des Hygienefachpersonals sind

- die Anpassung allgemeiner (z.B. nationaler) Präventionsempfehlungen an die einrichtungsspezifischen Gegebenheiten und die Niederlegung im Hygieneplan (den Hygieneplänen),
- Implementierung der Inhalte des Hygieneplans,
- Durchführung von Fortbildungsmaßnahmen,
- Evaluierung der Umsetzung bzw. Prüfung der Effektivität der Präventionsmaßnahmen und die Erhöhung der Compliance und Adhärenz,
- Erfassung nosokomialer Infektionen und von Erregern mit speziellen Resistenzen und Multiresistenzen,

- Mitarbeit bei der Erfassung und Bewertung sowie der Optimierung des Antibiotikaeinsatzes,
- Bewertung der erhobenen Daten in Zusammenarbeit mit den Mitarbeitenden der jeweiligen Fach-Organisationseinheiten (Fach-OE),
- Ermittlung von Präventionspotenzial in den Fach-OE,
- Bewertung von Infektions- bzw. Transmissionsrisiken in speziellen Kontexten (auf verschiedenen Ebenen wie Patient:in, Station, Abteilung, einrichtungsübergreifend) und die Ableitung sachlich gebotener infektionspräventiver Maßnahmen (Art der Isolierung, Erweiterung von Basishygienemaßnahmen etc.),
- Mitwirkung bei der Planung von Bau- und Umbaumaßnahmen,
- Ausbruchsmanagement,
- Beratung der Einrichtungsleitung in allen Fragen der Krankenhaushygiene und Infektionsprävention.

Krankenhaushygieniker

Darüber hinaus wird empfohlen, die fachliche Zusammenarbeit des krankenhaushygienischen Fachpersonals mit dem übrigen Krankenhauspersonal mithilfe der hygienebeauftragten Ärzt:innen sowie speziellen Hygienebeauftragten in der Pflege fest zu verankern (RKI, 2023). Diese pflegerischen Hygienebeauftragten gelten als Bindeglied und Multiplikator:innen. Ihnen kommt die Aufgabe zu, in enger Abstimmung mit den leitenden Ärzt:innen, mit der Pflegedienstleitung, mit dem/der Krankenhaushygieniker:in und mit den Hygienefachkräften die für ihren spezifischen Verantwortungsbereich erforderlichen Hygienemaßnahmen umzusetzen. Ziel ist es, durch den kombinierten Einsatz von spezialisiertem Hygienefachpersonal und Hygienebeauftragten eine wirksame Infrastruktur für die Einrichtungshygiene vorzuhalten.

2.1.3 Relevante Maßnahmen der Basishygiene

Hinsichtlich der Infektionen werden als Übertragungswege vor allem Kontakt, Luft, Tröpfchen und Blut unterschieden. Dahingehend sind die Maßnahmen der Basishygiene zu bewerten.

Diese stellen das Fundament des Hygienemanagements dar und sind im Rahmen der Leistungserbringung einzuhalten. Dabei ist es irrelevant, ob ein begründeter oder unbegründeter Verdacht auf eine Kolonisation oder Infektion mit bestimmten Erregern vorliegt. Bezogen auf die Definition von Mindestanforderungen existieren unterschiedliche Auffassungen. Einigkeit herrscht jedoch bezüglich folgender Maßnahmen:

- Händehygiene (Händedesinfektion, Händewaschen),
- persönliche Schutzausrüstung (Handschuhe, Kittel),
- korrektes Verhalten bei Husten und Schnäuzen,
- korrekte Reinigung und Desinfektion der Patient:innenumgebung,
- sichere Handhabung kontaminierter Gegenstände einschließlich Wäsche und Abfall.

Auch regelmäßig wiederkehrende Tätigkeiten sollen von hygienischen Routinemaßnahmen begleitet sein. Hierzu zählen unter anderem

- Tragen von Handschuhen bei Blutentnahmen,
- sichere Injektions- und Infusionstechnik,
- Tragen eines Mund-Nase-Schutzes (MNS) bei der Anlage eines zentralen Venenkatheters bzw. bei einer Lumbalpunktion.

Daraus ergibt sich, dass die meisten Übertragungen durch eine patient:innenorientierte, disziplinierte Umsetzung der Basishygiene vermeidbar sind. Es handelt sich insofern um Maßnahmen des Qualitätsmanagements zum Schutz der Patient:innen, Besuchenden, Dritten (Leiharbeitenden, Servicepersonal, Hol- und Bringdienst etc.) und Mitarbeitenden. (Kramer et al., 2005)

Händehygiene

Wissenschaftlich mit höchstem Evidenzgrad belegt ist, dass die Händehygiene die wichtigste, effektivste und effizient durchzuführende Hygienemaßnahme ist, um die Erregertransmission grundsätzlich zu vermeiden (Geerdes-Fenge, 2007; Daschner & Kappstein, 1997; Mutters & Mutters, 2016; RKI, 2021a). Die Hände des medizinischen Personals gelten als der wichtigste

Vektor, also Krankheitsüberträger. Untersuchungen zeigen, dass eine verbesserte Compliance mit der Händehygiene zu einer Reduzierung der MRSA-Transmissionsrate (Übertragungsrate multiresistenter Erreger) und zu einer Reduzierung der Inzidenz nosokomialer MRSA-Infektionen führt (MacKenzie et al., 2007; Pittet et al., 2000; Sroka et al., 2010; Tübbicke et al., 2012). Dennoch sind die Compliance (Befolgung) und Adhärenz (Akzeptanz) des medizinischen Personals bezüglich der Händehygiene gering.

So wurde im Rahmen einer Studie auf einer Intensivstation untersucht, wie häufig die Händehygiene durch das Personal vorgenommen wurde. Das Ergebnis zeigt, dass sich das Personal im Durchschnitt 39-mal pro Tag die Hände desinfizierte, d. h. rund 1,5-mal pro Stunde. Bei ungefähr 150 Gelegenheiten pro Tag entspricht das einer Compliance von rund 25 % (Scheithauer et al., 2009; 2010). Gleichzeitig ist es unmöglich, diese geringe Compliance beispielsweise durch Barrieremaßnahmen (z. B. Mundschutz) oder die Isolierung von Patient:innen (z. B. Einzelzimmer) zu kompensieren. Im Hinblick auf diese Tatsachen gibt es eine Vielzahl von Bestrebungen, um positiv auf die Compliance einzuwirken. (Wetzker et al., 2016) Zur Unterstützung der Einrichtungen wurden verschiedene Förderprogramme eingerichtet. So beispielsweise ab dem Jahr 2013 bis 2019 zur Personaleinstellung, zu Fort- und Weiterbildungsmaßnahmen von Hygienefachpersonal sowie für Beratungsleistungen. Zur Akzeptanzerhöhung wurde unter anderem im Jahr 2008 die „Aktion Saubere Hände“ vom Aktionsbündnis Patientensicherheit e. V., von der Gesellschaft für Qualitätsmanagement in der Gesundheitsversorgung e. V. und vom Nationalen Referenzzentrum für die Surveillance von nosokomialen Infektionen gefördert. Als weitere Ideen werden in den einschlägigen Fachgremien motivationsfördernde Maßnahmen diskutiert und teilweise erprobt. Hierzu zählen das Beobachten der Händehygiene mit kurzfristigem Feedback, der Einsatz von Apps, Bildschirmschoner mit speziellen Hinweisen, Farbgestaltung der Spender (Signalfarben), berührungsloser Entnahmemechanismus des Händedesinfektionsmittels, kontinuierliche Verbrauchsmessung und Ergebnisanzeige sowie die Einbindung der Einrichtungsleitung und deren Vorbildwirkung. Die geförderten Einrichtungen verpflichten sich, definierte Mindestanforderungen zur Erhöhung der Compliance der Händehygiene über den

„Aktion Saubere Hände“

Förderzeitraum hinaus zu erfüllen (Aktion Saubere Hände, 2022).

Da häufig frequentierte Handkontaktflächen ursächlich für die Übertragung von Krankheitserregern sein können, gilt deren hygienische Aufbereitung durch Reinigung und Desinfektion als Teil der Basishygiene. Solche Kontaktflächen existieren regelmäßig in unmittelbarer Greifnähe der Patient:innen und der näheren Umgebung wie Patient:innenruf, Fernbedienung, Klinikbettgestell, Aufrichter mit Haltegriff, Bedienoberflächen medizinischer Geräte, Nachttische, Monitore, Klingel, Handlauf und Griffe (RKI, 2022). Es werden routinemäßige Aufbereitungen, die gemäß Hygieneplan im festgelegten Turnus zu erfolgen haben, von anlassbezogenen, einmaligen Aufbereitungen unterschieden. Der Turnus ist abhängig von der Leistungserbringung. In Patient:innenzimmern einer Normalstation erfolgt die routinemäßige Aufbereitung patient:innennaher Flächen in der Regel einmal pro Tag. Auf Intensiveinheiten gilt in der Regel, die patient:innennahen Flächen dreimal pro Tag aufzubereiten. Nach diagnostischen und therapeutischen Interventionen ist eine Aufbereitung unmittelbar nach Beendigung der Intervention erforderlich. Dies betrifft alle Sektoren. Eine sofortige Wischdesinfektion hat zu erfolgen, wenn eine sichtbare Kontamination mit potenziell infektiösem Material vorliegt, z.B. Blut- oder Exkremente-Anhaftung. Fußböden zählen grundsätzlich zur patient:innenfernen Umgebung. Daher spielen sie für das Infektionsgeschehen eine untergeordnete Rolle. Ausnahmen sind sichtbare Kontaminationen, die eine sofortige Wischdesinfektion erfordern. (Winkelmann & Suppes, 2017; Winkelmann, 2017)

Flächendesinfektion

Als Maßnahme der Basishygiene im Zusammenhang mit dem Bakterium Staphylococcus aureus zählt die Flächendesinfektion. Auf trockenen Oberflächen besitzt das Bakterium die Fähigkeit, bis zu einigen Monaten zu überleben. MRSA-kolonisierte oder -infizierte Patient:innen können diesen Erreger in ihre unmittelbare Umgebung abgeben (z.B. Handläufe, Tisch, Tür- und Fenstergriff, Dusche, Waschtisch) und kontaminierte Oberflächen zur Übertragung von MRSA beitragen. Studien belegen, dass intensivierte Reinigungsmaßnahmen das Ausmaß der Umgebungskontamination reduzieren. Allerdings gibt es unterschiedliche Untersuchungsergebnisse hinsichtlich der effektiven Übertragung. Lee et al. (2011) zeigten, dass das Maß der Umgebungskontamination nicht mit der Infektionsrate korrelierte. Ebenso ist unbekannt, welche Konzentration für eine suffiziente Transmission erforderlich ist. Die KRINKO empfiehlt eine mindestens tägliche Wischdesinfektion für patient:innennahe Flächen wie Klinikbett, Aufrichter mit Handgriff, Infusionsständer, Gehhilfenhalterung, Universalschiene, Sauerstoffflaschenhalter, Nachttisch und Nassbereich.

Barrieremaßnahmen gehören ebenfalls zur Gruppe der Maßnahmen der Basishygiene, die zur Verhütung bzw. Verminderung der Übertragung von MRSA beitragen sollen. Dabei handelt es sich um das Tragen von speziellen Schutzkitteln und das bedarfsweise Tragen eines MNS im Zusammenhang der Leistungserbringung. Isolierungsmaßnahmen, z. B. Einzelzimmer, sind gesonderte Maßnahmen, obwohl sie teilweise auch der Basishygiene zugeordnet werden. Die KRINKO empfiehlt, vor ärztlichen, pflegerischen, psycho-, ergo-, physiotherapeutischen und weiteren medizinischen Interventionen sowie für Reinigungsmaßnahmen nur in diesem räumlichen Trennungsbereich einen Schutzkittel und MNS anzulegen. Für Besucher:innen wird das Tragen eines Kittels oder MNS nicht mehr gefordert; auch das Tragen von Kopfhauben ist zur Prävention bei MRSA nicht angezeigt. Die Evidenz bezogen auf die erwähnten Barrieremaßnahmen zur Verhinderung der Akquisition von MRSA ist nicht eindeutig. (Hauer et al., 2000; Harris et al., 2013; Jain et al., 2011; Grant et al., 2006).

Nach den Empfehlungen der Ständigen Impfkommission (STIKO) am Robert Koch-Institut sollte das medizinische Personal im Krankenhaus neben den generell empfohlenen Impfungen (Tetanus, Diphtherie, Masern, Mumps, Röteln, Poliomyelitis, und Pertussis) grundsätzlich auch gegen Hepatitis A, Hepatitis B, Varizellen und Influenza geimpft sein (STIKO, 2015).

2.1.4 Hygieneplan

Gemäß IfSG sind die Einrichtungen der Gesundheitsversorgung verpflichtet, einen Hygieneplan bzw. mehrere Hygienepläne zu erstellen, in dem bzw. in denen die für die Reinigung und Desinfektion geltenden Regularien schriftlich festgelegt sind (§ 36 Abs. 1 IfSG; TRBA 250 Nr. 4.1.5 2015). Beim Einsatz von Reinigungs- und Desinfektionsmitteln durch das Personal findet auch die Arbeitsschutzregelung „Umgang mit Gefahrstoffen in Einrichtungen der humanmedizinischen Versorgung“ Anwendung (TRGS 525, 2014). Der Hygieneplan hat die relevanten Vorgaben zu berücksichtigen und soll Hinweise zum sachgerechten Umgang mit den Produkten enthalten. Darüber hinaus sind nach GefStoffV (Gefahrstoffverordnung) für den Einsatz gefährlicher Stoffe Betriebsanweisungen anzufertigen. Dabei ist zu beachten, dass allein das regelmäßige Aufweichen der Haut durch Feuchte (z.B. Handschuhsaft) zu einer nachhaltigen Gesundheitsschädigung führen kann, was durch den Kontakt mit Reinigungs- und Desinfektionsmitteln verschärft wird. In diesem Zusammenhang wird auch die niedrige Compliance mit der Händehygiene diskutiert. Es ist nachgewiesen, dass hautgeschädigte Hände ein Hygienerisiko darstellen können, so z.B. durch die residente Besiedlung mit dem Bakterium Staphylococcus aureus (Larson, 2001). Aus diesem Grund sind ebenfalls Hautschutzpläne zur Prävention entsprechender Schädigungen vorzulegen.

2.1.5 Reinigung und Desinfektion

Für die Reinigung und Desinfektion sind im Markt eine Anzahl unterschiedlicher Produkte und Systeme erhältlich. In der Regel erfolgt die Order über die zentrale Einrichtung Einkauf (auch in einer Einkaufsgemeinschaft) entsprechend dem Hygieneplan bzw. den Hygieneplänen sowie den ergänzenden Dokumenten (z.B. Hautschutzplan). In der praktischen Anwendung im Zuge der Gesundheitsversorgung kommt es anders als in Laboruntersuchungen zu unterschiedlichen Ausprägungen von Art und Ausmaß der Anschmutzungen, der Bodenbeläge, deren Zustand und Beanspruchung. (Winkelmann et al., 2008) Die Reinigungsleistung der Mittel kann daher erst nach der Erprobung in Anwendungstests festgestellt werden. Für die Reinigung stehen verschiedene Verfahren zur Verfügung:

- Nassreinigungsverfahren: Es hinterlässt auf dem Boden einen Nässefilm, wobei unterschiedliche Flüssigkeitsmengen möglich sind. Erhöhter Flüssigkeitseinsatz ist assoziiert mit erhöhten Kosten auch durch erhöhte Arbeitszeit, mit erhöhter körperlicher Belastung sowie mit erhöhter Unfallgefahr.
- Zweieimerverfahren: Es gilt als veraltetes, nicht mehr verwendetes Nasswischverfahren unter anderem durch die

erhöhte Keimverschleppung, da der Nasswischmopp nicht gewechselt wird. Dieser wird in einen Eimer mit Reinigungslösung getaucht, nach der Reinigung in einem Schmutzwassereimer ausgepresst und wieder in den Eimer mit Reinigungslösung getaucht.

- Bezugwechselverfahren: Ein spezielles Nasswischverfahren ohne Keimverschleppung, bei dem unmittelbar vor der Reinigungstour und pro Zimmer ein meist hochwertiger, mit Reinigungslösung versetzter Mehrweg-Wischbezug eingesetzt und nach der Tour abgeworfen wird. Beim zweistufigen Verfahren schließt das Trockenwischen mit einem zweiten Bezug an. Damit wird die Reinigungswirkung erhöht.
- Feuchtreinigungsverfahren: Es werden ebenfalls Wechselbezüge eingesetzt, die zum Wischen nebelfeucht eingesprüht werden. Dadurch kann es zur Raumluftbelastung kommen. Außerdem sind die Geräte sehr wartungsintensiv.
- Trockenreinigungsverfahren: Es werden pro Reinigungstour schmutzbindend imprägnierte Einweg-Vliesstoffe verwendet, wobei ein Nasswischverfahren vorgehalten werden muss, um bestimmte Verschmutzungen entfernen und bedarfsweise eine Flächendesinfektion durchführen zu können.

Zudem können maschinelle und manuelle Reinigungsverfahren unterschieden werden, wobei je nach Einsatzgebiet auszuwählen ist. Für Böden wie Stationsflur oder Eingangshalle sind Reinigungsautomaten die erste Wahl. Dabei sind das eingeschränkte Erfassen von Rändern und Ecken sowie die Geräuschentwicklung zu kalkulieren. Für die hygienische Bettenaufbereitung kann aufgrund der Transportleistung des kontaminierten Krankenhausbettes durch das Personal das maschinelle Aufbereitungsverfahren in einer zentralen Aufbereitungsanlage nicht empfohlen werden (Winkelmann et al., 2008; Kramer et al., 2011).

Die Flächendesinfektion ist im zweistufigen Verfahren nach einer Reinigung möglich. In der Regel erfolgt die Flächendesinfektion jedoch im einstufigen Verfahren als desinfizierende Reinigung z. B. durch Wischdesinfektion. Die Desinfektionswirkung ist dabei vordergründig. Sekundär ist die Reinigungswirkung. (Winkelmann et al., 2008) Nach KRINKO 2022 sind für die Flächendesinfektion folgende Aspekte zu berücksichtigen:

- Es sind ausschließlich Produkte mit zuverlässigem Wirksamkeitsnachweis einzusetzen wie z. B. Verbund für Angewandte Hygiene – VAH- oder RKI-Listung.
- Die vom RKI-geprüften Verfahren bezüglich der Konzentrationen bedürfen der Anordnung durch das Gesundheitsamt. Im Regelfall sind im klinischen Alltag niedrige Konzentrationen entsprechend der VAH-Liste anzuwenden, d. h. die Konzentration des 1-Stunden-Wertes aus dem Suspensionstest und zumeist als 0,5-prozentige Gebrauchslösung.
- Die desinfizierten Flächen müssen nach Trocknung sofort benutzbar, also z. B. begehbar sein und damit noch vor dem Ablauf der Einwirkzeit.
- Die desinfizierten Flächen dürfen nicht vor dem Ablauf der Einwirkzeit erneut befeuchtet werden, weder mit Wasser noch mit Reinigungslösung.
- Die Anwendungslösungen dürfen ausschließlich mit kaltem Wasser hergestellt werden.
- Das Desinfektionsmittel ist im Überschuss deutlich nass aufzutragen.
- Werden Bezüge im Behälter vorgetränkt, muss die Wirkstoffadsorption an den Textilfasern berücksichtigt werden.
- Die Desinfektionswirkung ist durch mechanisches Einwirken zu verstärken.
- Die Desinfektionsmittel dürfen zu keiner Zeit (betrifft auch Abfallmanagement) mit anderen Produkten vermischt werden. Ausnahmen sind nur bei entsprechender Vorschrift möglich.
- Es ist zwingend darauf zu achten, dass keine Sprühdesinfektion vorgenommen wird, um die damit verbundenen gesundheitsschädlichen Aerosole zu vermeiden. Die Desinfektionswirkung ohne die Verstärkung durch mechanisches Einwirken ist ohnehin gering.
- Bei allen Desinfektionsvorgängen sind geeignete Handschuhe zu tragen.

2.1.6 Aufbereitung von Medizinprodukten und anderen Produkten

Medizinprodukte und andere Produkte dienen der medizinischen, pflegerischen und therapeutischen Leistungserbringung in der Prävention, Kuration, Rehabilitation oder Palliation in allen Sektoren, sowohl ambulant als auch stationär. Dabei handelt es sich um Instrumente, Geräte und Gegenstände, mit denen Patient:innen beispielsweise direkt Kontakt haben, wie Ultraschallgerät, insbesondere Ultraschallkopf. Die hygienische Aufbereitung dieser Gegenstände ist abhängig von der Bewertung des Infektionsrisikos, das von ihnen ausgehen kann. Bei der höchsten Risikoeinschätzung handelt es sich um Einwegprodukte, die nach einmaligem patient:innenbezogenen Gebrauch vorschriftsgemäß entsorgt werden müssen. Bei der Bewertung spielen die erste und folgende Nutzung, technische Gegebenheiten, Eigenschaften des Materials sowie die Angaben der Hersteller eine Rolle. Dabei ergeben sich die Risiken aus den Rückständen durch die erste bzw. vorhergehende Nutzung wie Blut, Sekret und Gewebe, aus den Rückständen der vorhergehenden hygienischen Aufbereitung wie Desinfektionsmittel und Haare, aus den änderbaren Materialeigenschaften selbst und zudem aus den möglichen Verformungen bzw. Veränderungen (z.B. Verbindungen, Oberflächen, Kontakte) beispielsweise durch chemische oder thermische Reize im Zuge der Aufbereitung. Die Risikoeinstufung und entsprechende Anforderung an die Aufbereitung sind in den gemeinsamen Empfehlungen der KRINKO beim RKI und des Bundesinstituts für Arzneimittel und Medizinprodukte (BfArM) festgelegt (RKI, 2012). Bezogen auf den Verwendungszweck werden drei Arten unterschieden:

- Der unkritische Kontakt, bei dem es maximal zur Berührung mit intakter Haut kommen kann.
- Der semikritische Kontakt, bei dem es zur Berührung mit der Schleimhaut oder krankhaft veränderter Haut kommt.
- Der kritische Kontakt, bei dem bestimmungsgemäß Blut, Blutprodukte, Gewebe, sterile Arzneimittel/sterile Medizinprodukte und Medizinprodukte in Berührung kommen, wobei die Haut oder die Schleimhaut durchdrungen wird.

Je nach Einstufung erhöhen sich die Anforderungen an die hygienische Aufbereitung und leiten sich die Festlegungen des Aufbereitungsverfahrens als Reinigung, Desinfektion und Sterilisation (z. B. Dampfsterilisation, thermische Sterilisation) ab.

Erweiterte Hygienemaßnahmen im Rahmen der Covid-19-Pandemie

Im Rahmen der SARS-CoV-2-Pandemie sind in Abhängigkeit von der epidemiologischen Situation in allen Gesundheitseinrichtungen zusätzliche, über die Basishygiene hinausgehende Maßnahmen erforderlich. Damit soll das Risiko der Verbreitung des Erregers durch unerkannt Infizierte verringert werden.

Auf der Grundlage einer einrichtungsspezifischen Risikobewertung können hierzu unter anderem folgende Maßnahmen gehören:

- das generelle Tragen eines medizinischen MNS oder einer FFP2-Maske durch das Personal in allen Bereichen mit möglichem Patient:innenkontakt.
- das Tragen von medizinischem MNS durch die Patient:innen. Dies insbesondere in den Situationen, bei denen ein Kontakt oder eine Begegnung mit anderen Personen wahrscheinlich ist. Diese Maßnahme muss jedoch von den Patient:innen toleriert werden.

Hiervon unbenommen sind sämtliche Maßnahmen der Basishygiene in allen Bereichen durchzuführen. Zudem können als Ergebnis der in jeder Einrichtung vorzunehmenden Gefährdungsbeurteilung gemäß § 4 der BioStoffV (Biostoffverordnung) eventuell erweiterte Arbeitsschutzmaßnahmen für das Personal erforderlich sein. (RKI, 2021b)

Ein mehrlagiger medizinischer MNS ist geeignet, die Freisetzung erregerhaltiger Tröpfchen aus dem Nasen-Rachen-Raum des Trägers zu behindern. Er dient daher primär dem Schutz des Gegenübers (Fremd- bzw. Drittschutz). Gleichzeitig kann er den Träger vor der Aufnahme von Tröpfchen oder Spritzern über Mund oder Nase, beispielsweise aus dem Nasen-Rachen-Raum des Gegenübers, in gewissem Umfang schützen (Eigenschutz).

Durch das korrekte Tragen von MNS oder FFP2-Masken innerhalb der Gesundheitseinrichtung kann das Übertragungsrisiko auf Patient:innen und anderes medizinisches Personal bei einem Kontakt von < 1,5 m reduziert werden. Atemschutzmasken mit Ausatemventil sind hingegen nicht zum Drittschutz geeignet.

2.2 Hygienemaßnahmen und Infektionsschutz in Gastronomie und Tourismus

2.2.1 Gesetzliche Rahmenbedingungen

Gesetzliche Grundlage für die Hygiene für alle Betriebe, die gewerbsmäßig mit Lebensmitteln in Berührung kommen, ist die EU-Hygieneverordnung über Lebensmittel (EG) Nr. 852/2004. Für Unternehmen, die gewerblich mit unverarbeiteten Erzeugnissen und Verarbeitungserzeugnissen tierischen Ursprungs arbeiten, gilt ergänzend die spezifische Hygienevorschrift für Lebensmittel tierischen Ursprungs (EG) Nr. 853/2004. Im Art. 1 der Hygieneverordnung sind folgende Grundsätze zusammengefasst:

- Die Verantwortung für die Sicherheit der Lebensmittel liegt bei den Unternehmern.
- Die Sicherheit der Lebensmittel wird gestärkt durch Anwendung von auf den HACCP-Grundsätzen beruhenden Verfahren.
- Die Sicherheit muss auf allen Stufen der Lebensmittelkette gewährleistet sein.
- Eine erforderliche Kühlkette darf nicht unterbrochen werden.
- Auf Grundlage einer wissenschaftlichen Risikobewertung sind mikrobiologische Kriterien und Temperaturkontrollerfordernisse festzulegen.

HACCP

Gemäß der EU-Hygieneverordnung werden unter Hygiene die Maßnahmen und Vorkehrungen verstanden, die notwendig sind, um Gefahren unter Kontrolle zu bringen und zu gewährleisten, dass ein Lebensmittel unter Berücksichtigung seines Verwendungszwecks für den menschlichen Verzehr tauglich ist. Um diese Anforderung zu erfüllen, sind die Unternehmer verpflichtet, Verfahren einzurichten, die auf den HACCP-Grundsätzen beruhen.

Das Akronym HACCP steht für Hazard, Analysis and Critical Control Points, also eine Analyse der Gefahren auf Basis kritischer Kontroll- und Steuerungspunkte. Das Bundesinstitut für Risikobewertung definiert HACCP so: „Ein wissenschaftsbasiertes Verfahren, das systematisch spezifische Gefahren und Maßnahmen zu ihrer Beherrschung identifiziert, um die Sicherheit von Lebensmitteln zu gewährleisten" (BfR, 2021). Das System stellt ein international anerkanntes Verfahren der Eigenkontrolle dar, um mittels einer systematischen Analyse präventiv mögliche gesundheitliche Gefahren zu identifizieren und zu kontrollieren. HACCP beruht auf folgenden sieben Grundsätzen (lt. BfR, 2021):

- Ermittlung möglicher Gefahren, die vermieden, ausgeschaltet oder auf ein akzeptables Maß reduziert werden müssen.
- Bestimmung der kritischen Kontrollpunkte auf den Prozessstufen, auf denen eine Kontrolle notwendig ist, um eine Gefahr zu vermeiden, auszuschalten oder auf ein akzeptables Maß zu reduzieren.
- Festlegung von Grenzwerten für diese kritischen Kontrollpunkte, anhand derer im Hinblick auf die Vermeidung, Ausschaltung oder Reduzierung ermittelter Gefahren zwischen akzeptablen und nicht akzeptablen Werten unterschieden werden kann, wie Kühltemperatur, Lagerzeiten oder Erhitzungszeiten und -temperaturen. Dabei sind die Gesetze, Vorschriften und Normen, die Grenzwerte vorgeben, zu beachten.
- Festlegung und Durchführung effektiver Verfahren zur Überwachung der kritischen Kontrollpunkte, womit in der Regel objektiv messbare Werte wie Temperatur, Zeit oder pH-Wert gemeint sind.
- Festlegung von Korrekturmaßnahmen für den Fall, dass die Überwachung zeigt, dass ein kritischer Kontrollpunkt vom Grenzwert abweicht. Dabei sind Verantwortlichkeiten und Zuständigkeiten festzulegen. Ist eine Nachbehandlung des Produkts nicht möglich, darf dieses nicht mehr weiterverarbeitet werden.
- Festlegung von regelmäßig durchgeführten Verifizierungsverfahren, um festzustellen, ob den Vorschriften entsprochen wird.

- Erstellung von Dokumenten und Aufzeichnungen, um die Anwendung der Verfahren nachweisen zu können. Art und Umfang der Dokumentation sind nicht vorgegeben. Sie sollte im Fall einer Kontrolle transparent, aktuell und nachvollziehbar sein.

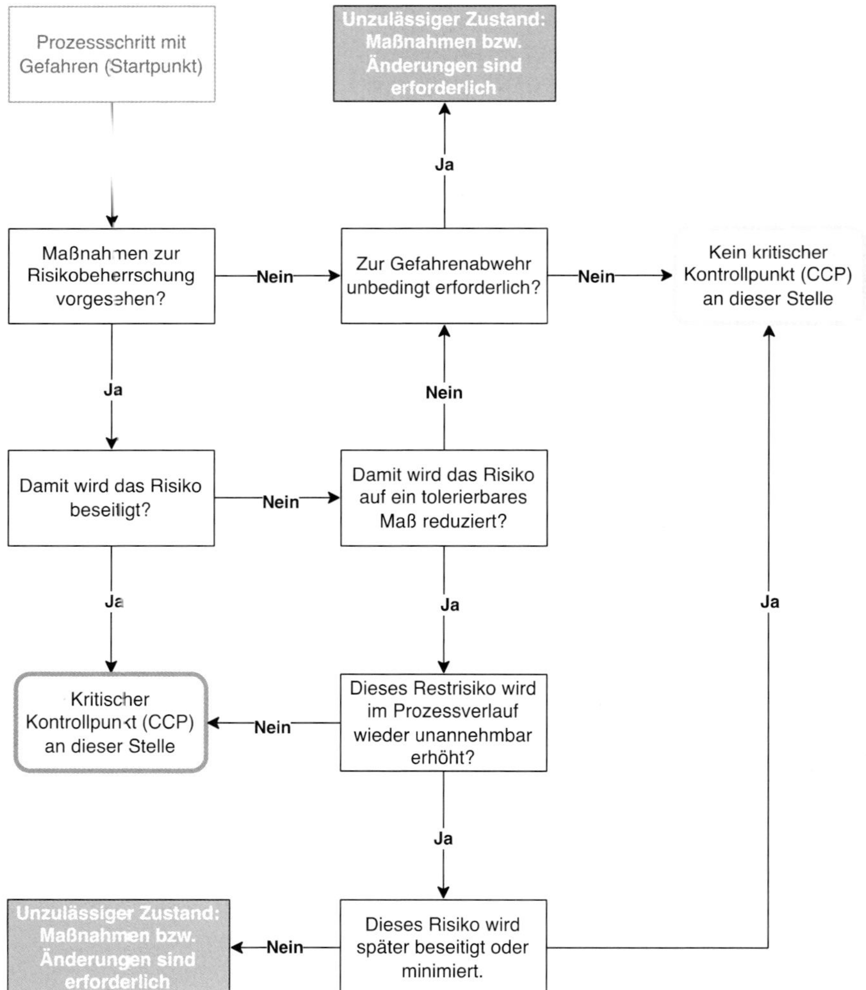

Quelle: Eigene Darstellung in Anlehnung an BGN 2018

Abbildung 1: Identifikation kritischer Kontrollpunkte (CCP). Qualifikation und Anforderungen

2.2.2 Qualifikation und Anforderungen

Lebensmittelhygiene

Die EU-Verordnung verlangt einen Nachweis der Fachkenntnisse zu den Grundlagen der Hygiene. In Anhang II Kapitel XII Nr. 1 der EU-Verordnung (EG) Nr. 852/ 2004 wird gefordert, dass Beschäftigte, die mit Lebensmitteln umgehen, entsprechend ihrer Tätigkeit überwacht und in Fragen der Lebensmittelhygiene geschult werden. Die Personen, die betriebliche Verfahren im Umgang mit Lebensmitteln entwickeln oder anwenden sollen oder für die Umsetzung einschlägiger Leitfäden zuständig sind, müssen darüber hinaus in allen Fragen der Anwendung der HACCP-Grundsätze angemessen geschult werden. Im Weiteren wird auf das Schulungsprogramm für die Beschäftigten bestimmter Lebensmittelsektoren gemäß nationalen Rechtsprechungen verwiesen. Nationale Rechtsprechung in Deutschland ist die Verordnung über Anforderungen an die Hygiene beim Herstellen, Behandeln und Inverkehrbringen von Lebensmitteln, kurz Lebensmittelhygieneverordnung (LMHV). Gemäß § 5 LMHV ist zunächst eine allgemeine Sorgfaltspflicht als Hygienemaßnahme zu beachten. „Lebensmittel dürfen nur so hergestellt, behandelt oder in den Verkehr gebracht werden, dass sie bei Beachtung der im Verkehr erforderlichen Sorgfalt der Gefahr einer nachteiligen Beeinflussung nicht ausgesetzt sind." Der Umgang mit leicht verderblichen Produkten, also Lebensmitteln, die in mikrobiologischer Hinsicht in kurzer Zeit leicht verderblich sind und deren Verkehrsfähigkeit nur bei Einhaltung bestimmter Temperaturen oder sonstiger Bedingungen erhalten werden kann, verlangt ein geschultes Personal. Die fachliche Qualifikation ist den zuständigen Behörden auf Verlangen nachzuweisen (§ 4 LMHV). Die Anlage 1 der Lebensmittelhygieneverordnung führt nachfolgende Anforderungen an Fachkenntnisse der Lebensmittelhygiene auf:

- Eigenschaften und Zusammensetzung des jeweiligen Lebensmittels
- Hygienische Anforderungen an die Herstellung und Verarbeitung des jeweiligen Lebensmittels
- Lebensmittelrecht
- Warenkontrolle, Haltbarkeitsprüfung und Kennzeichnung
- Betriebliche Eigenkontrollen und Rückverfolgbarkeit

- Havarieplan, Krisenmanagement
- Hygienische Behandlung des jeweiligen Lebensmittels
- Anforderungen an Kühlung und Lagerung des jeweiligen Lebensmittels
- Vermeidung einer nachteiligen Beeinflussung des jeweiligen Lebensmittels beim Umgang mit Lebensmittelabfällen, ungenießbaren Nebenerzeugnissen und anderen Abfällen
- Reinigung und Desinfektion

Die allgemeinen Anforderungen zu Schulungsinhalten der Lebensmittelhygiene werden in DIN 10514:2009-05 präzisiert. Hier werden allgemeine und spezielle Anforderungen für eine Schulung bzw. Unterweisung in Lebensmittelmikrobiologie und -hygiene definiert und arbeitsplatzbezogen Hygienemaßnahmen im Zusammenhang mit HACCP erörtert. Die Schulung muss durch den Arbeitgeber bzw. eine durch ihn beauftragte und befähigte fachkundige Person vor Arbeitsantritt erfolgen. Bei Personen mit einer wissenschaftlichen Ausbildung oder einer Berufsausbildung, in der Kenntnisse und Fertigkeiten auf dem Gebiet des Verkehrs mit Lebensmitteln einschließlich der Lebensmittelhygiene vermittelt worden sind, wird angenommen, dass sie für eine entsprechende Tätigkeit über die erforderliche Fachkenntnis verfügen. Für die Beschäftigten, die über keine fachlich auf die Tätigkeit vorbereitende Ausbildung verfügen, ist eine Belehrung verpflichtend.

Dabei wird zwischen der Schulung nach Lebensmittelhygieneverordnung und der Belehrung gemäß Infektionsschutzgesetz (IfSG) unterschieden.

Belehrung

Die Belehrung wird mit dem „Lebensmittelausweis" nachgewiesen. Die Erstbelehrung erfolgt durch das zuständige Gesundheitsamt oder eine:n durch das Amt beauftragte Ärztin bzw. beauftragten Arzt. Gemäß § 43 des IfSG müssen alle Personen, die in folgenden Aufgaben gewerblich tätig werden, vor erstmaliger Aufnahme der Tätigkeit belehrt werden und darüber eine Bescheinigung vorweisen. Die Belehrung darf nicht älter als drei Monate sein und muss dem Arbeitgeber spätestens bei erstmaliger Aufnahme der Tätigkeit vorliegen. Die relevanten Bereiche betreffen Tätigkeiten beim Herstellen, Behandeln oder

Inverkehrbringen von leicht verderblichen oder sonst problematischen Lebensmitteln, bei denen Beschäftigte direkt z.B. über die Hände oder indirekt z.B. über Besteck, Geschirr, Arbeitsmaterialien mit diesen Produkten in Berührung kommen. Als leicht verderbliche oder problematische Lebensmittel gelten:

- Fleisch, Geflügelfleisch und Erzeugnisse daraus,
- Milch und Erzeugnisse auf Milchbasis,
- Fische, Krebse, Weichtiere und Erzeugnisse daraus,
- Eiprodukte,
- Säuglings-, Kleinkindernahrung,
- Speiseeis, Speiseeishalberzeugnisse,
- Backwaren mit nicht durchgebackener/durcherhitzter Füllung oder Auflage,
- Feinkost-, Rohkost-, Kartoffelsalate, Marinaden, Mayonnaisen, emulgierte Soßen, Nahrungshefen,
- Sprossen und Keimlinge zum Rohverzehr sowie Samen zur Herstellung von Sprossen und Keimlingen zum Rohverzehr.

Unabhängig von der Art der Lebensmittel hingegen gilt die Belehrungspflicht für Beschäftigte, Beteiligte und Selbstständige in Küchen oder Einrichtungen zur Gemeinschaftsverpflegung (Gemeinschaftsgastronomie). Sie gelten auch dann, wenn die Beschäftigten lediglich mit Bedarfsgegenständen (Besteck, Geschirr, andere Arbeitsgeräte) so in Berührung kommen, dass eine Übertragung von Krankheitserregern auf Lebensmittel möglich ist, wie z.B. bei Spülpersonal. Zusätzlich muss der Arbeitgeber die Belehrung für die Beschäftigten in regelmäßigen Abständen wiederholen, spätestens aber alle zwei Jahre. Inhalte der Belehrung sind:

- Kenntnis vom Tätigkeitsverbot bei Erkrankung mit den im Infektionsschutzgesetz aufgeführten bzw. Ausscheidung der dort genannten Erreger,
- Kenntnis von der Verpflichtung, dass die Beschäftigten ihrem Arbeitgeber unverzüglich Mitteilung machen müssen, sobald ihnen Anzeichen der im § 42 Abs. 1 IfSG aufgeführten Krankheiten oder eine Ausscheidung der dort genannten Krankheitserreger bekannt werden bzw. sie Wunden aufweisen.

§ 42 Abs. 1 IfSG

§ 42 Abs. 1 IfSG: Personen, die 1. an Typhus abdominalis, Paratyphus, Cholera, Shigellenruhr, Salmonellose, einer anderen infektiösen Gastroenteritis oder Virushepatitis A oder E erkrankt oder dessen verdächtig sind, 2. an infizierten Wunden oder an Hautkrankheiten erkrankt sind, bei denen die Möglichkeit besteht, dass deren Krankheitserreger über Lebensmittel übertragen werden können, 3. die Krankheitserreger Shigellen, Salmonellen, enterohämorrhagische Escherichia coli oder Choleravibrionen ausscheiden, dürfen nicht tätig sein oder beschäftigt werden a) beim Herstellen, Behandeln oder Inverkehrbringen der in Absatz 2 genannten Lebensmittel, wenn sie dabei mit diesen in Berührung kommen, oder b) in Küchen von Gaststätten und sonstigen Einrichtungen mit oder zur Gemeinschaftsverpflegung.

2.2.3 Relevante Maßnahmen der Basishygiene

Das Bundesinstitut für Risikobewertung hat für die Gemeinschaftsgastronomie – also Betriebe, die regelmäßig Menschengruppen in Betrieben, Gesundheits- und Pflegeinstitutionen sowie Bildungseinrichtungen verpflegen – allgemeine Hygieneregeln für Personal, Lebensmittel und Küche zusammengestellt. (lt. BFR, 2020)

Personalhygiene

Personalhygiene

- Körper sauber halten
- Fingernägel sauber und kurz geschnitten halten und nicht lackieren
- Strikte Trennung von Privat- und Arbeitskleidung
- Täglich frische Kleidung und Geschirrtücher verwenden
- Im Küchenbereich immer eine Kopfbedeckung tragen
- Vor Arbeitsbeginn: Handschmuck und Armbanduhr ablegen
- Hände regelmäßig sorgfältig waschen und desinfizieren (siehe Exkurs Händedesinfektion)
- Nicht auf Lebensmittel husten oder niesen
- Offene Wunden wasserdicht abdecken

- Nicht rauchen
- Erkrankungen und Symptome, wie wiederholten Durchfall und Erbrechen, sofort der Küchenleitung melden
- Nach Rückkehr ohne Impfschutz aus Urlaubsgebieten, in denen ansteckende Infektionskrankheiten wie Hepatitis oder Durchfallerkrankungen verbreitet sind, oder nach einer durchgemachten derartigen Erkrankung während des Urlaubs die Küchenleitung darüber informieren

Exkurs

Händereinigung und Händedesinfektion

Empfehlung für Beschäftigung in der Gastronomie (BGN, 2018)

Bei manuellen Tätigkeiten mit Lebensmitteln besteht die Gefahr, dass unerwünschte Keime von den Händen auf bzw. in das Lebensmittel gelangen. Deshalb müssen die Hände gründlich gereinigt werden, z. B.

- vor Beginn der Tätigkeiten,
- nach Toilettenbenutzung,
- nach Arbeitsunterbrechungen (z. B. Rauchpause),
- nach Naseputzen, Niesen oder Husten in die Hände,
- nach Reinigungsarbeiten,
- nach Berühren verschmutzter Gegenstände oder Lebensmittel.

Nach der Reinigung sollten die Hände desinfiziert werden, wenn über sie Krankheitserreger auf/in das Lebensmittel gelangen können. Die Erreger können bis zum Verzehr durch den Endverbraucher zu einer Gesundheitsgefahr werden. Eine Händedesinfektion ist grundsätzlich z. B. nach der Toilettenbenutzung empfohlen.

Rohe Eier, rohes Fleisch und Geflügelfleisch, Schaleneier oder landwirtschaftliche Erzeugnisse können Krankheitskeime enthalten. Deshalb sind bei Tätigkeiten mit diesen empfindlichen Lebensmitteln besondere Maßnahmen notwendig, um eine Übertragung der Keime auf andere Lebensmittel zu vermeiden. Dazu ist gegebenenfalls eine Desinfektion der Hände, der Arbeitsmittel und der Oberflächen sofort nach diesen Tätigkeiten erforderlich.

Es sind nur Händereinigungs- und Händedesinfektionsmittel zu verwenden, die für den Lebensmittelbereich geeignet sind. Die Gebrauchsanweisung des Herstellers ist zu beachten. Insbesondere muss bei der Desinfektion die Einwirkzeit des Mittels eingehalten werden. Kombinationspräparate (kombinierte Reinigungs- und Desinfektionsmittel) sind für viele Anwendungsbereiche nicht empfehlenswert, da oft die Händereinigung allein schon ausreicht und dabei die für eine Desinfektionswirkung erforderliche Einwirkzeit meistens nicht eingehalten wird.

Lebensmittelhygiene

Lebensmittelhygiene

- Bei der Wareneingangskontrolle nur qualitativ einwandfreie Lebensmittel annehmen
- Die Kühlung der Ware muss durchgehend sichergestellt sein
- Reine und unreine Arbeit trennen
- Leicht verderbliche Lebensmittel immer gekühlt aufbewahren und schnell verbrauchen
- Lebensmittel zügig verarbeiten
- Gegarte Zutaten vor der Weiterverarbeitung zwischenkühlen
- Speisen immer abdecken
- Große Fleisch- und Geflügelteilstücke sowie ganzes Schlachtgeflügel vor dem Zubereiten vollständig auftauen lassen
- Auftauflüssigkeit von Geflügel und Fleisch wegschütten
- Richtig abschmecken
- Zubereitete Speisen und Geschirrinnenflächen nicht mit bloßen Händen anfassen
- Speisen ausreichend erhitzen
- Bei der Speisenausgabe: Speisen nicht unter 65 Grad Celsius heiß halten
- Lebensmittel möglichst schnell herunterkühlen

Exkurs

„Richtig abschmecken“

Beim Abschmecken muss darauf geachtet werden, dass der eigene Speichel nicht an die Speisen gelangt. Im Mund jedes Menschen befinden sich natürlicherweise Mikroorganismen. Daher wird beim Abschmecken ein sauberer Löffel verwandt, um eine kleine Portion der Speise abzunehmen und diese in ein Schälchen oder direkt auf einen Löffel zu geben. Die Speise selbst bleibt dadurch rein.

Küchenhygiene

Küchenhygiene

- In der Küche Ordnung halten
- Küche, Lagerräume und Arbeitsmittel sauber halten
- Arbeitsplatz zwischendurch immer wieder reinigen – dafür saubere Wischtücher, am besten Einwegtücher, verwenden
- Kühlräume nicht überfüllen
- Temperaturhöhe und Reinigungszeit bei der Spülmaschine nicht verstellen
- Reinigungs- und Desinfektionsmittel außerhalb der Küche lagern

2.2.4 Hygienekonzept

Berufsgenossenschaft Nahrungsmittel und Gastgewerbe (BGN)

Ebenso wie in der Veranstaltungsbranche waren auch Gastronomie und Tourismus von Schließung und wesentlichen Einschränkungen betroffen. Zusätzlich zu den branchenüblichen Maßnahmen zur Personal-, Lebensmittel- und Küchenhygiene war in den Öffnungsphasen mit eingeschränktem Betrieb (länderspezifisch zu bestimmten Zeiten nur unter 3G Voraussetzung und vergrößerte Abstände) ein Hygienekonzept erforderlich. Das Hygienekonzept hat der Arbeitgeber bereitzustellen. Es umfasst die erforderlichen Maßnahmen zum betrieblichen Infektionsschutz und die Art der Umsetzungskontrolle dieser Maßnahmen. Dieses betriebliche Hygienekonzept muss allen Beschäftigten zugänglich sein. Dabei empfiehlt die Berufsgenossenschaft Nahrungsmittel und Gastgewerbe folgende

Bearbeitungsschritte zur Erstellung eines Hygienekonzepts (lt. BGN, 2021):

- Individuelle betriebliche Bewertung der Infektionsgefährdungen auf Basis einer erweiterten Gefährdungsbeurteilung
- Überprüfung der aktuellen Rechtslage bei Infektionsschutzverordnungen und Arbeitsschutzvorschriften
- Fortwährende Dokumentation der organisatorischen Maßnahmen und Regelungen in einem Pandemieplan, der die wesentlichen Maßnahmen in strukturierter Form und Angabe des Zeitpunkts und der Verantwortlichkeit erfasst
- Überprüfung und Kontrolle der Lüftung
- Unterweisung der Beschäftigten
- Planung der Kommunikation der Maßnahmen gegenüber Besuchenden

Zu berücksichtigende Faktoren bei der erweiterten Gefährdungsbeurteilung für Infektionsgefährdungen gemäß SARS-CoV-2-Arbeitsschutzregel, Standard und Empfehlungen für das Gastgewerbe sind mit Stand April 2022 (lt. BGN, 2022):

Abstand halten: Die betrieblichen Abläufe sind so zu gestalten, dass zwischen Personen ein Abstand von mindestens 1,50 m eingehalten wird. Dies gilt für alle betrieblichen Bereiche einschließlich der Verkehrswege, Sanitär- und Pausenräume.

Maßnahmen Kontakt Beschäftigte – Beschäftigte:

- Arbeitsabläufe prüfen
- Posteneinteilung in der Küche anpassen
- Hinweisschilder in Aufzügen anbringen
- Versetzte Pausenregelung

Maßnahmen Kontakt Beschäftigte – Beteiligte:

- Lieferfahrten nur durch Fahrer:in ohne Begleitpersonen oder nur in festen Teams
- Verringerung des Kontakts bei Anlieferung, z. B. durch Abstellen von Transportboxen

Maßnahmen Kontakt Beschäftigte – Besuchende:

- Bodenmarkierungen anbringen
- Nutzung von Hilfsmitteln wie Tabletts oder Servierwagen beim Servieren und Abräumen

Räumliche Trennung: Kann der Abstand von 1,50 m nicht eingehalten werden, ist zur Vermeidung der Infektionsübertragung eine räumliche Trennung zwischen den jeweiligen Arbeitsplätzen vorzusehen.

Maßnahmen:

- Stabile Abtrennung ohne spitze Ecken oder scharfe Kanten
- Höhe für Sitzarbeitsplätze mindestens 1,50 m – für Steharbeitsplätze 2 m und bei Sitzarbeitsplätzen mit stehenden Kunden mindestens 1,80 m
- Öffnungen in der Abtrennung außerhalb des Atembereichs sind zulässig
- Mund-Nase-Bedeckung: Den Beschäftigten sind medizinische Gesichtsmasken oder Masken mit Eigenschutz (z. B. FFP2-Masken) in ausreichender Anzahl zur Verfügung zu stellen.

Hände waschen und desinfizieren: Die Beschäftigten sind über die allgemeinen Hygienemaßnahmen zu unterweisen, insbesondere über das richtige Händewaschen einschließlich Hautpflege, falls erforderlich über die Händedesinfektion. Die entsprechenden Einrichtungen (Waschbecken, hautverträgliche Reinigungsmittel, Einweghandtücher, Hautpflegemittel, gegebenenfalls Desinfektionsmittel) sind in ausreichender Zahl zur Verfügung zu stellen.

Maßnahmen:

- Angebot einer arbeitsmedizinischen Vorsorge bei häufigem und intensivem Händewaschen
- Hände waschen nach dem Abräumen von Gläsern, Geschirr und Besteck
- Ausstattung der Lieferfahrzeuge mit Utensilien zur Handhygiene und -desinfektion
- Reinigung der Kontaktflächen in den Fahrzeuginnenräumen bei jedem Nutzer:innenwechsel

Kein Kontakt: Ein direkter Handkontakt zwischen Personen (Händeschütteln, Übergabe von Gegenständen) ist zu vermeiden.

Maßnahmen:

- Zahlung möglichst bargeld- und kontaktlos
- Bei Barzahlungen Übergabe von Geld bzw. Belegen über Zahlteller o.Ä.

Lüftung: Es ist sicherzustellen, dass Arbeits-, Sanitär- und Pausenräume regelmäßig gereinigt und gelüftet werden. Lüftungsanlagen bzw. raumlufttechnische Anlagen (RLT) sind fachkundig zu betreiben, Filter sind regelmäßig zu reinigen bzw. zu tauschen.

Maßnahmen:

- Häufiges und langes Stoßlüften über die gesamte Fensterfläche
- Aufstellung eines Lüftungsplans
- Regelmäßige Reinigung der Aerosolabscheider bei Abluftanlagen in Küchen
- Starten der Lüftung eine Stunde vor Betriebsbeginn und Betriebsdauer bis eine Stunde nach Betriebsschluss
- Zuführung eines möglichst hohen Außenluftanteils bei einer raumlufttechnischen Anlage

Persönliche Schutzausrüstung: Falls Persönliche Schutzausrüstung (PSA) zu tragen ist (z.B. Schutzhandschuhe, Gesichtsschutz), muss diese für alle Beschäftigten einzeln (personenbezogen) bereitgestellt werden. Die Reinigung der PSA und die hygienegerechte Aufbewahrung sind sicherzustellen.

Maßnahmen:

- Berücksichtigung bei Chemikalienschutzhandschuhen und Schutzbrillen für die Handhabung von Reinigungs- und Desinfektionsmitteln

Arbeitsmittel: Soweit möglich, sind Werkzeuge und Arbeitsmittel so bereitzustellen, dass sie personenbezogen verwendet werden können. Falls mehrere Personen nacheinander ein

Werkzeug bzw. ein Arbeitsmittel verwenden müssen, sind die Oberflächen, die berührt werden (Griffe etc.), vor Gebrauch zu reinigen. Unter Umständen können auch kurzzeitig Einweghandschuhe verwendet werden, sofern die Arbeit damit gefahrlos möglich ist (Einzugs- und Fanggefahren müssen ausgeschlossen sein).

Maßnahmen:

- Sicherstellung der personenbezogenen Verwendung von Messersätzen, Schneidebrettern
- Zuordnung von Maschinen und Geräten wie z.B. Kaffeemaschine, Schankanlage oder Kasse jeweils schichtbezogen einer einzelnen Person
- Hände waschen nach Nutzung von Einweghandschuhen

Arbeitskleidung: Es ist sicherzustellen, dass Arbeitskleidung regelmäßig gereinigt und hygienisch getrennt von der Alltagskleidung aufbewahrt wird.

Maßnahmen:

- Beauftragung eines Wäscheservices
- Bereitstellung geeigneter Doppelspinde (Schwarz-Weiß-Trennung)

Exkurs

Schwarz-Weiß-Trennung

Die Schwarz-Weiß-Trennung im Sinne des Arbeitsschutzes und der Gesundheitsvorsorge meint die Trennung von einem „sauberen“ (weißen) von einem „dreckigen“ (schwarzen) Bereich. Durch die Beachtung der Trennung soll die Verunreinigung und Verschleppung von Schadstoffen und biologischen Stoffen durch Beschäftigte verhindert werden. Möglicherweise schadstoffhaltige oder verkeimte Arbeitskleidung oder Schuhe verbleiben im schwarzen Bereich. Die saubere Arbeits- oder private Kleidung befindet sich im weißen Bereich.

Betriebsfremde Personen: Der Zutritt betriebsfremder Personen ist auf das erforderliche Minimum zu beschränken. Die Personen sind über die einzuhaltenden Maßnahmen des Infektionsschutzes zu unterweisen. Der Zutritt und das Verlassen sind zu dokumentieren.

Maßnahmen Kontakt Beschäftigte – Beteiligte:

- Erfassung von Name, Firma, Datum und Zeit des Zutritts und des Verlassens des Betriebs sowie der Ansprechperson im Betrieb
- Dokumentation der Unterweisung

Unterweisung: Die Beschäftigten sind darüber zu unterweisen, nicht zur Arbeit zu kommen, wenn sie sich krank fühlen, und eine ärztliche Abklärung vor einem Wiederantritt der Arbeit erforderlich ist. Sie sind außerdem darüber zu informieren, dass dann, wenn entsprechende Krankheitssymptome während der Arbeitszeit auftreten, die Arbeit umgehend einzustellen ist.

Maßnahme:

- Unterweisung zu Krankheitssymptomen

Exkurs

Hygiene auf Kreuzfahrtschiffen

Die Hygieneanforderungen auf Kreuzfahrtschiffen sind sehr hoch und werden international über das Vessel Sanitation Program (VSP) des Centers for Disease Control and Prevention (CDC, 2018) reguliert, die ebenfalls Leitlinien für den Umgang mit der Corona-Pandemie erstellt haben. Grundlage bildet neben den allgemeinen Hygienemaßnahmen der Infektionspräventions- und -kontrollplan (IPCP), in dem die Standardverfahren und -richtlinien speziell für die Infektionskontrolle und die Reinigungs- und Desinfektionsverfahren zur Eindämmung der Verbreitung von Covid-19 aufgeführt sind. Folgende Punkte sollte ein entsprechender Plan beinhalten:

- Definition der Aufgaben und Zuständigkeiten der einzelnen Abteilungen für die öffentlich zugänglichen Bereiche für Passagiere und Besatzung

- Definition der Arbeitsschritte des IPC-Managements und der IPC-Kontrollmaßnahmen und die Auslöser von Maßnahmen unter Berücksichtigung der Fallzahlen
- Darstellung der verwendeten Desinfektionsmittel sowie eine Liste der Räume und Kontaktflächen oder Gegenstände, auf die die Desinfektionsmittel aufgetragen werden, die Konzentration der Mittel und erforderliche Einwirkzeiten
- Beschreibung der Verfahren zur Information und Unterweisung von Passagieren und Besatzung
- Darlegung der Prozesse, die erforderlich sind, um nach einem Infektionsgeschehen zu normalen Betriebsbedingungen zurückzukehren
- Verfahren zum Schutz der Passagiere und der Besatzung beim Einsatz von Desinfektionsmitteln mit Sicherheitsdatenblättern und Angabe der erforderlichen PSA
- Gesundheits- und Sicherheitsverfahren zur Minimierung der Infektionsgefahr über Tröpfchen oder Aerosole sowie zur Verringerung der Übertragung über direkten oder indirekten Kontakt

Pandemieplan

Pandemieplan: Es gibt einen betrieblichen Pandemieplan, in dem Maßnahmen festgelegt sind, um Verdachtsfälle abzuklären und bei bestätigten Infektionen Kontaktpersonen ermitteln und informieren zu können.

Maßnahme:

- Erstellung eines Pandemieplans unter Nennung der Verantwortlichkeit, des Bearbeitungszeitraums und der Fertigstellung folgender Punkte:
  - Ansprechpartner und Verantwortliche Person
  - Einbeziehung betrieblicher Interessenvertretung in die Planung
  - Erstellung einer Gefährdungsbeurteilung und eines Hygienekonzepts unter Beteiligung der Fachkraft für Arbeitssicherheit und des Betriebsarztes/der Betriebsärztin

- Beschaffung von Hilfsmitteln wie Mund-Nase-Bedeckung oder Desinfektionsmitteln
- Unterweisung der Beschäftigten
- Prüfung der Umsetzung und Wirksamkeit der Gefährdungsbeurteilung und des Hygienekonzepts
- Festlegung der Reinigungshäufigkeit, der Flächen und der anzuwendenden Mittel in einem Hygieneplan
- Unterweisung des Reinigungspersonals
- Sicherstellung der Lüftung
- Festlegung der Vorgehensweise bei Verdachts- bzw. Erkrankungsfällen im Betrieb
- Bestimmung der Kontaktpersonen in einem Infektionsnotfallplan
- Personaleinsatzplanung mit Vertretungsregelungen und Prioritätensetzung planen
- Information der Beschäftigten zur Impfung

Unterweisung

Unterweisung: Unterweisung der Beschäftigten über die Wichtigkeit der Maßnahmen und Appell, diese ist unbedingt im eigenen Interesse und aus Kollegialität einzuhalten.

Maßnahme:

– Wiederholende Unterweisung und Information

Unterweisung: Unterweisung der Beschäftigten darüber, wie Kund:innen angesprochen werden sollen, die die erforderlichen Abstände nicht einhalten, die dort, wo es gefordert ist, keine Mund-Nase-Bedeckung tragen oder die gereizt bzw. aggressiv reagieren.

Maßnahme:

– Unterweisung über eine freundliche, aber bestimmte direkte Ansprache von Besuchenden

Information: Hinweis an Besuchende geben, dass Hygiene- und Abstandsregeln einzuhalten sind und dass es dadurch unter Umständen zu längeren Wartezeiten kommen kann.

Maßnahme:

- Aushang im Wartebereich

Aufklärung: Unterweisung der Beschäftigten über die Art und Weise der Infektionsübertragung und über die vom Betrieb ergriffenen Schutzmaßnahmen.

Maßnahme:

- Erklärung und Erläuterung der vom Betrieb ergriffenen Schutzmaßnahmen

Medizinische Vorsorge: Den Beschäftigten wird auf deren Wunsch eine Beratung durch den betriebsärztlichen Dienst bzw. arbeitsmedizinische Vorsorge ermöglicht (diese kann auch telefonisch erfolgen). Die Beschäftigten werden über diese Möglichkeit informiert.

Maßnahmen:

- Ermöglichung einer arbeitsmedizinischen Beratung
- Minimierung des Ansteckungsrisikos bei Beschäftigten mit einem erhöhten Risiko
  - Konsultation des betriebsärztlichen Dienstes in unklaren Fällen
  - Anbieten einer arbeitsmedizinischen Vorsorge, wenn Beschäftigte FFP2-Masken länger als 30 Min. pro Tag tragen müssen oder Beschäftigte häufig die Hände waschen oder flüssigkeitsdichte Handschuhe tragen müssen

DIN SPEC 91448: 2021-09

Im September 2021 wurde DIN SPEC 91448:2021-09 als Leitfaden für den Betrieb eines Gaststätten- und Hotelgewerbes in Vorbereitung sowie im Zuge eines Pandemiefalls veröffentlicht. Hier werden als „Maßnahmen zur Unterbrechung der Infektionswege in Richtung des Gastes“ (DIN SPEC 91448, Kapitel 6) aufgeführt:

- Organisationsbezogene Maßnahmen
  - Umsetzung der Abstandsregeln
  - Mund-Nase-Schutz als Ergänzung zum Abstand

- Objektbezogene Maßnahmen
  - Abstände zwischen Tischen
  - Räumliche Konzepte durch Raumtrennungen
  - Wegekonzept
    - Bodenmarkierungen im Gastbereich
    - Geänderte Dienstplanung im innerbetrieblichen Bereich
    - Mund-Nase-Schutz im Servicebereich
  - Gastbereich
    - Mund-Nase-Schutz außerhalb der Sitzplätze
    - Hygienemaßnahmen bei Selbstbedienungsstationen
- Personenbezogene Maßnahmen
  - Kommunikation mit Beschäftigten zur Sensibilisierung für das Infektionsgeschehen
  - Einschränkung der Kontakte mit Fremddienstleistern
  - Wäsche
    - Arbeitskleidung bei Gastkontakt gemäß DIN 10524: 2020-06 mit höchstem Hygienerisiko
    - Servietten: Faltung und Positionierung vor Öffnung der Gaststätte
    - Tischdecken: Wechsel nach jedem Gast
    - Geschirrtücher und Gläsertücher: Regelmäßiger Wechsel
    - Schmutzwäsche: Aufbewahrung in geschlossenen Säcken, Lagerung in separaten Bereichen

Da im Pandemiefall eine längere Betriebsunterbrechung notwendig werden kann, müssen in verschiedenen Betriebsbereichen Maßnahmen getroffen werden, damit bei Wiederöffnung alle notwendigen Anlagen, Räumlichkeiten störungsfrei nutzbar sind sowie Prozesse möglichst problemlos ablaufen. Von einer Betriebsunterbrechung in besonderem Maße betroffene Bereiche sind (DIN SPEC 91448, Tabelle 1):

- Getränkeausschank aus Behältern (z. B. Bier, Premix alkoholfrei), Grund: Produktreste in der Leitung oder den Getränkebehältern
- Leitungsgebundener Getränkeausschank (z. B. Trinkwasser, Postmix alkoholfrei), Grund: Stehendes Wasser in der Getränkeleitung, Produktreste aus Sirupbehältern
- Gläserspülmaschinen, Grund: Feuchtigkeit im Innenraum und Grundkontamination unter Dichtungen, Scharnieren und im Bereich des Abflusses
- Trinkwasserleitungen bzw. -versorgung, Grund: stehendes Wasser in der Getränkeleitung
- Gläser- und Geschirrspülmaschinen, Grund: ungereinigte sowie verdreckte Maschine, Produktreste, stehendes Wasser
- Kühlräume für Lebensmittel (z. B. Lagerräume, Minibar im Hotelzimmer), Grund: Produktreste, Schimmel oder geöffnete Behälter für Lebensmittel
- Durchlauf- und Begleitkühlsysteme (z. B. Nasskühler für Schankanlagen), Grund: ungekühltes, stehendes Wasser im Nasskühlerbecken
- Filter in Lüftungssystemen und Luftreinigern, Grund: Verkeimung der Filteranlagen, verdrecktes Luftaggregat
- Lüftungssysteme (z. B. Umwälzanlagen), Grund: falsche Einstellung führt zu Verteilung von Aerosolen
- Schädlingsbekämpfungsmaßnahmen, Grund: nicht durchgeführte Bekämpfung, ausbleibende Erneuerung technischer Maßnahmen
- Küchenbereich, Grund: schlechter Hygienezustand und Produktreste
- Wellness- und Spa-Bereiche, Swimmingpool, Fitnessstudio, Grund: verbliebene Verschmutzungen sowie Feuchtigkeit bzw. Nässe

2.3 Hygienemaßnahmen und Infektionsschutz bei Sportvereinen

DOSB Die Sportvereine unter dem Dach vom Deutschen Olympischen Sportbund (DOSB) mit 27 Millionen Mitgliedschaften sind sportartübergreifend auf kommunaler, Landes- und Bundesebene in Verbänden oder Landessportbünden organisiert. Parallel tauschen sie sich sportartspezifisch in Spitzenverbänden aus. In Deutschland existieren 62 Spitzenverbände. Vom kleinen deutschen Skibob-Verband mit nur 325 Mitgliedern bis zum größten Verband, dem Deutschen Fußball-Bund mit 7.064.052 Mitgliedern, aber auch der Deutsche Alpenverein, der Deutsche Schützenbund, der Deutsche Tennis Bund und der Deutsche Turner-Bund zählen mehr als eine Millionen Mitglieder (DOSB 2021). Die Sportvereine und -verbände sind die Initiatoren von Sportveranstaltungen, von kleinen bezirklichen Turnieren bis hin zu großen internationalen Wettkämpfen. Sie kooperieren häufig eng mit den Kommunen, die zumeist Eigentümerin oder Teilhaberin der Sportstätten bzw. Stadien sind.

Neben diesen öffentlichen oder teilöffentlichen Veranstaltungen sind im Sinne des Infektionsschutzes und der Hygienemaßnahmen zwei weitere Bereiche für den Sport im Verein zu berücksichtigen: Mitgliederversammlungen und Trainingsbetrieb. Bei den Wettkämpfen und Turnieren, aber auch im Trainingsbetrieb, steht die Minderung des Infektionsrisikos für die Sportler:innen durch geeignete Maßnahmen im Vordergrund. Da bei Mannschaftssportarten, aber auch bei Training und Wettkampf von Einzelsportarten der Körperkontakt kaum zu verhindern ist, sind hier abhängig von den Sportarten (z. B. Hallenfußball – Fußball) und dem Setting (z. B. Indoor-Training – Outdoor-Wettkampf) besondere Vorkehrungen zu treffen. Zusätzlich sind bei Infektionsschutz und Hygienemaßnahmen die große Anzahl von Volunteers bei Veranstaltungen als eigenes Schutzziel einzuplanen. Volunteers sind informelle, ehrenamtliche Kräfte, die nur im Rahmen einzelner Veranstaltungen oder von Veranstaltungsreihen freiwillig und auch ohne einen durch ein Amt sich ergebenden Zwang unentgeltlich im Einsatz für Dritte aktiv sind. Sie engagieren sich in der Organisation nicht dauerhaft. (Werkmann, 2014)

Volunteers führen einen Großteil der operativen Aufgaben bei sportlichen Veranstaltungen wie Turnieren und Wettkämpfen aus. Sie sind für eine erfolgreiche Durchführung eines Sport-Events unabdingbar und müssen während der gesamten Veranstaltung in ihren vereinbarten Einsatzzeiten zur Verfügung stehen. Ohne die unentgeltliche Leistung sowie die grundsätzliche Verfügbarkeit Tausender ehrenamtlicher Helfer:innen wären Großveranstaltungen mit nationaler oder internationaler Bedeutung nicht realisierbar. (Werkmann, 2014) Auf regionaler und lokaler Ebene betreuen Volunteers Jugendturniere, organisieren die Anfahrt und stehen bei der Umsetzung bereit. Meist sind Volunteers Vereinsmitglieder. Steht deren Legitimation infrage, steht auch die freiwillige Arbeit selbst infrage. Hygienemaßnahmen können diese Identifikation mindern, da durch Maßnahmen die Gefahr besteht, dass der besondere Charakter, also das sportliche Miteinander, verloren geht. Anders als bei Beschäftigten können Maßnahmen gegenüber freiwilligen Kräften nicht einfach mittels Anweisung durchgesetzt werden. Sie müssen vermittelt und akzeptiert werden, denn es sind im besonderen Maße Motive wie Selbsterfahrung, Selbstfindung und Selbstverwirklichung neben dem Bedürfnis nach sozialen Kontakten und Bindungen als Hauptmotiv von Volunteers zu beachten. (Beher et al., 1998).

Volunteers

Für Sportvereine (Trainingsbetrieb) und Sportveranstaltungen (Spielbetrieb) können für die Sportstätten (Zonierung) folgende Empfehlungen für den Aufbau und Inhalt von Hygienekonzepten zusammengefasst werden.

Zonierung der Sportstätte (lt. DFB, 2021)

Zonierung

Zone 1 (Spielfeld inkl. Spielfeldumrandung und gegebenenfalls Laufbahn): Zutritt nur für die zur Aufrechterhaltung des Trainings- und Spielbetriebs notwendigen Personengruppen wie Spieler:innen, Trainer:innen, Funktionsteams, Schiedsrichter:innen, Medienvertreter:innen und Sanitäts- und Ordnungsdienst sowie Ansprechpartner:in für das Hygienekonzept.

- Zugang für medizinisches Personal nur mit Mund-Nase-Schutz
- Zutritt nur an festgelegten und markierten Punkten

Zone 2 (Umkleidebereiche): Zutritt für Spieler:innen, Trainer:innen, Funktionsteams, Schiedsrichter:innen sowie Ansprechpartner:in für das Hygienekonzept.

- Nutzung unter Einhaltung der Abstandsregelung oder Tragen eines Mund-Nase-Schutzes zwingend beim Betreten und Verlassen
- Ausreichend Wechselzeiten zwischen unterschiedlichen Teams
- Nutzung der Duschanlagen unter Einhaltung der Abstandsregelungen und mit zeitlichem Versatz
- Minimierung der Aufenthaltsdauer
- Kein Aufenthalt in den Ein- und Ausgangsbereichen sowie in Gängen

Zone 3 (Publikumsbereich): Bereiche der Sportstätte, die für Publikum zugänglich und unter freiem Himmel sind inkl. überdachte Außenbereiche.

- Feststellung der anwesenden Gesamtpersonenzahl
- Räumliche oder zeitliche Trennung („Schleusenlösung“) von Eingang und Ausgang der Sportstätte
- Markierungen zur Einhaltung des Abstandsgebots in folgenden Bereichen: Zugangsbereich mit Ein- und Ausgangsspuren, Wegeführung, Abstandsmarkierungen auf Publikumsplätzen und bei Gastronomiebetrieben
- Plakate zu den allgemeinen Hygieneregeln

Spielbetrieb

Spielbetrieb (BLSV, 2022; DFB, 2021)

- Bei Nichtbeachtung der Hygieneschutzmaßnahmen ist der Heimverein berechtigt, Personen vom Wettkampf auszuschließen und von seinem Hausrecht Gebrauch zu machen.
- Vermeidung von Körperkontakten z. B. beim Jubel, Abklatschen
- Information über die Hygieneschutzmaßnahmen
- Einhaltung eines Mindestabstands von 1,5 m dort, wo es möglich ist
- Beachtung ausreichender Handhygiene

- Empfehlung zum Tragen einer medizinischen Gesichtsmaske in geschlossenen Räumen
- Hinweis auf Nutzung von Desinfektionsmitteln
- Kein Zugang für Zuschauer:innen (Besuchende) mit Krankheitssymptomen
- Verpflichtung einer medizinischen Gesichtsmaske bei erhöhten Personendichten
- Bereitstellung von ausreichenden Wasch- und Desinfektionsmöglichkeiten
- Folgende Abläufe sind für den Spielbetrieb in einem Hygienekonzept darzustellen:
  - Registrierung der Zuschauer:innen
  - Ein- und Auslass
  - Wegeführung und Zuschauerplatzierung
  - Gastronomie (vor, während und nach Spielen)
  - Reinigungsplan muss beinhalten: Benennung der Reinigungszyklen für alle Bereiche, Festlegung der besonders gefährdeten Flächen wie Handläufe, Türklinken, Tasten in Aufzügen, Liste der verwendeten Mittel (DOSB, 2020)
  - Mannschaftssitzungen und Spielvorbereitung
  - Umkleide und Duschen
  - Information der Gäste-Teams über Hygienemaßnahmen und Rahmenbedingungen

Trainingsbetrieb

Trainingsbetrieb (lt. DFB, 2021)

- Einteilung der Trainingsgruppen gemäß Länderverordnungen
- Information für die Trainingsgruppen über die Maßnahmen und Regelungen des Hygienekonzepts durch Trainer:innen und Vereinsverantwortliche
- Kein Aufeinandertreffen unterschiedlicher Mannschaften durch Pufferzeiten für die Wechsel
- Dokumentation der Trainingseinheit durch die Trainer:innen
- Risikobewertung der Teilnehmenden nach Infektionsrisiko (besonders Ältere und Menschen mit Vorerkrankungen)

- Begleitpersonen unter Einhaltung des Mindestabstands in Zone 3
- Sicherstellung des Zugangs zu Toiletten sowie Waschbecken mit Seife
- Gestaltung der Trainings- und Belegungsplanung der Umkleidebereiche mit genügend Zeit für hygienekonzeptkonformes Vor- und Nachbereiten der Trainingseinheit

Der DOSB hat 2020 allgemeingültige Regelungen und Hygienestandards für die Vereine des Breiten- und Spitzensportes vor allem mit dem Fokus der Umsetzung von Wettkämpfen herausgegeben. Gemäß dieser Zusammenfassung (DOSB, 2020) sind folgende Punkte bei der Erstellung eines Hygienekonzepts zu beachten.

Grundlegende Regelungen

- Allgemeine Hygieneregeln
- Aufgaben Hygienebeauftragte:r
- Informationsabfrage (Kontaktdaten und Reiseabfrage)
- Verhalten im Infektions- bzw. Meldefall

Standards für Athlet: innen

Standards für Athlet:innen

- Anreise (Gemeinschaftsanreise, Individualanreise)
- Unterkunft (Hygienestandards, Gemeinschaftsunterkünfte)
- Sportstätte (Zutrittsregeln, Wegeführung, Mund-Nase-Schutz)
- Anti-Doping (Hygienevorschriften im Dopingkontrollbereich, Zutrittsbegrenzung, Reinigung)
- Hygiene und Räumlichkeiten (Umkleide, Duschen)
- Training (Nutzung der Umkleiden, Verhaltensregeln, Abstand halten, eigene Getränke, kein öffentliches Spucken und Naseputzen)
- Coronatests (Antigen-Schnelltests) und Umgang mit Infektionsereignissen (Testroutinen)
- Weitere Personengruppen (Schiedsrichter:innen, Kampfrichter:innen, Trainer:innen fallen unter die Gruppe der Athlet:innen)

Standards für Personal

- Gesundheits- und Reisefragen im Vorfeld
- Anreise zur Veranstaltung (Gemeinschaftsanreise, Individualanreise)
- Unterkunft (Hygienestandards, Gemeinschaftsunterkünfte)
- Separater Eingang (Meldepflicht bei Symptomen)
- Kontaktbeschränkungen (Verpflichtung zum Tragen eines Mund-Nase-Schutzes, Einweghandschuhe bei Infektionsgefahr, Pausenregelung)
- Schulungen des Personals mit Dokumentation
- Regelmäßige Desinfektion von Sportgeräten und Material
- Personalplanung und -versorgung (keine Positionsrotationen, zeitversetzte Pausen)
- Räumlichkeiten (Bereitstellung Hygieneutensilien, maximale Personenzahl in Innen- und Außenräumen)
- Medien (Pressekonferenzen nur unter Einhaltung der AHAL-Regel, Mindestabstand, schriftliche Bestätigung zur Einhaltung der Hygieneregeln)

Standards für Zuschauer:innen

- Anreise (Kommunikation grundsätzlicher Empfehlungen)
- Ticketing (Kontaktdatenerfassung, Schutzmaßnahmen an der Tageskasse, Sicherstellung der aktuellen Schutzmaßnahmen in den AGB)
- Sportstätte (Mund-Nase-Schutz, Platzverweis bei Regelverstoß)
- Catering (Verweis auf DEHOGA)

Infrastrukturmaßnahmen

- Einlassregelung nach aktuellen gesetzlichen Bestimmungen (Zeitfenster beim Einlass)
- Regeln gut sichtbar kommunizieren (Wegeleitsystem und Abstand, Trennung von Ein- und Auslass)
- Zonierung (Unterteilung der Sportstätte in Zonen, Kontaktflächen reduzieren)

- Publikumsplätze (feste Sitzplatzregeln, Vermeidung von Stehplätzen)
- Kontaktbeschränkungen (Keine Kontakte von Mitarbeitenden zwischen den Zonen)
- Hygiene (Erhöhte Reinigungsfrequenz in den sanitären Anlagen, Reinigungsplan)
- Belüftung bei Veranstaltungen im Innenbereich (Anpassung der Lüftungsanlagen)
- Kontrolle (Sicherheitsverantwortliche haben Kontrollverantwortung)

2.4 Literatur

Aktion Saubere Hände. (2022). Indikationen zur Händedesinfektion. https://www.aktion-sauberehaende.de/

Bagheri, G., Thiede, B., Hejazi, B., Schlenczek, O., & Bodenschatz, E. (2021). An upper bound on one-to-one exposure to infectious human respiratory particles. Proc Natl Acad Sci USA, 7; 118(49): e2110117118. https://doi.org/10.1073/pnas.2110117118

Beher, K., Liebig, R., & Rauschenbach, T. (1998). Das Ehrenamt in empirischen Studien. Ein sekundäranalytischer Vergleich (Schriftenreihe des BMFSFJ, Bd. 163). Kohlhammer.

BFR. (2020). Hygieneregeln in der Gemeinschaftsgastronomie. https://www.bfr.bund.de/cm/350/hygieneregeln-in-der-gemeinschaftsgastronomie-deutsch.pdf

BFR. (2021). Fragen und Antworten zum Hazard Analysis and Critical Control Point (HACCP)-System. https://www.bfr.bund.de/cm/350/fragen_und_antworten_zum_hazard_analysis_and_critical_control_point__haccp__konzept.pdf

BGN. (2018). Gute Lebensmittelhygienepraxis in ortsveränderlichen Betriebsstätten. https://vorschriften.bgn-branchenwissen.de/daten/bgn/lebmittelhygprax/Titel.htm

BGN. (2021). SARS-CoV-2-Hygienekonzept im Gastgewerbe – Was ist zu beachten? https://medienshop.bgn.de/index.php/default/themen/corona/piktogramme/ausbreitung-des-coronavirus-vermeiden-26.html

BGN. (2022). Ergänzung der Gefährdungsbeurteilung gemäß SARS-CoV-2 – Arbeitsschutzregel und -standard. Branche: Gastgewerbe. Beurteilung der Arbeitsbedingungen nach § 5 ArbSchG. https://www.bgn.de/1773

BLSV. (2022). Hygieneschutzkonzept für Sportvereine. https://www.blsv.de/wp-content/uploads/2022/11/Hygieneschutz-konzept.docx

Bundesgerichtshof. (1991). Az. VI ZR 102/90. https://dejure.org/dienste/vernetzung/rechtsprechung?Gericht=BGH&Datum=08.01.1991&Aktenzeichen=VI%20ZR%20102/90

CDC. (2018). Vessel Sanitation Program 2018. Operations Manual. https://www.cdc.gov/nceh/vsp/docs/vsp_operations_manual_2018-508.pdf

Cooper, N., & Frain, J. (2017). Clinical Reasoning: An Overview.In: N. Cooper & J. Frain (Hrsg.), ABC of Clinical Reasoning (S. 1–5). John Wiley and Sons.

Daschner, F., & Kappstein, I. (1997). Standard-Hygienemaßnahmen. In: F. Daschner (Hrsg.), Praktische Krankenhaushygiene und Umweltschutz (S. 393–428). Springer.

Deutsche Krankenhausgesellschaft (DKG), GKV-Spitzenverband, Verband der privaten Krankenversicherung (PKV), Institut für das Entgeltsystem im Krankenhaus (InEK GmbH). (2022). Allgemeine und Spezielle Kodierrichtlinien für die Verschlüsselung von Krankheiten und Prozeduren; Version 2022. https://www.dkgev.de/fileadmin/default/DKR_2022.pdf

DFB. (2021). Zurück auf den Platz. Muster-Hygienekonzept – Leitfaden für Trainings- und Spielbetrieb im Amateurfußball. http://www.dfb.de/zurueck

DOSB. (2020). Hygienestandards. Allgemeingültige Regelungen des Deutschen Olympischen Sportbundes. https://cdn.dosb.de/user_upload/www.dosb.de/Corona/Broschuere_DINA4_Hygienestandards_20201022_Ansicht.pdf

DOSB. (2021). Bestandserhebung 2021. https://cdn.dosb.de/user_upload/www.dosb.de/uber_uns/Bestandserhebung/BE-Heft_2021.pdf

Gastmeier, P., Behnke, M., Breier, A. C., Piening, B., Schwab, F., Dettenkofer, M., & Geffers, C. (2012). Nosokomiale Infektionsraten: Messen und Vergleichen. Erfahrungen mit dem Krankenhaus-Infektions-Surveillance-System (KISS) und anderen Surveillance-Systemen [Healthcare-associated infection rates: measuring and comparing. Experiences from the German National Nosocomial Infection Surveillance System (KISS) and from other surveillance systems]. Bundesgesundheitsbl, 55(11–12): 1363-9. German. PMID: 23114434. https://doi.org/10.1007/s00103-012-1551-y

Geerdes-Fenge, H. (2007). Prävention nosokomialer Pneumonien. In: T. Eikmann, B. Christiansen, M. Exner, & A. Kramer (Hrsg.), Hygiene in Krankenhaus und Praxis. Hygiene in ambulanten und stationären medizinischen und sozialen Einrichtungen (3. Aufl., 3. Erg.-Lfg. 12/06, S. 1.18). ecomed.

Gemeinsamer Bundesausschuss. (2022). DeQS-RL – Richtlinie zur datengestützten einrichtungsübergreifenden Qualitätssicherung. https://www.g-ba.de/beschluesse/5730/

Grant, J., Rammann-Haddad, L., Dedukuri, N., & Libman M.D. (2006). The role of gowns in preventing nosocomial transmission of methicillin-resistant Staphylococcus aureus (MRSA): gown use in MRSA control. Infect Control Hosp Epidemiol, 27(2): 191–194. Epub 2006. Feb 8. PMID: 16465638. https://doi.org/10.1086/500623

Harris, A. D., Pineles, L., Belton, B., Johnson, J. K., Shardell, M., Loeb, M., Newhouse, R., Dembry, L., Braun, B., Perencevich, N., Hall, K. K., Morgan, D. J., BUGG Investigators, Shahryar, S. K., Price, C. S., Gadbaw, J. J., Drees, M., Kett, D. H., Muñoz-Price, L. S., ... Safdar, N. (2013) Universal glove and gown use and acquisition of antibiotic-resistant bacteria in the ICU: a randomized trial. JAMA, 310(15): 1571–1580. PMID: 24097234; PMCID: PMC4026208. https://doi.org/10.1001/jama.2013.277815

Hauer, T., Dziekan, G., Krüger, W., Rüden, H., & Daschner, F. (2000). Sinnvolle und nicht sinnvolle Hygienemaßnahmen in der Anästhesie und auf Intensivstationen. Anaesthesist, 49, 96–101. https://doi.org/10.1007/s001010050014

Jain, R., Kralovic, S. M., Evans, M. E., Ambrose, M., Simbartl, L. A., Obrosky, D. S., Render, M. L., Freyberg, R. W., Jernigan, J. A., Muder, R. R., Miller, L. J., & Roselle, G. A. (2011). Veterans Affairs initiative to prevent methicillin-resistant Staphylococcus aureus infections. N Engl J Med, 364(15): 1419–1430. PMID: 21488764. https://doi.org/10.1056/NEJMoa1007474

Kramer, A., Assadian, O., Below, H., Ebbecke, B., Krause, W., & Dornquast, T. (2011). Übergreifende hygienische Anforderungen an Bau und Ausstattung. In: A. Kramer, O. Assadian, M. Exner, N.-O. Hübner, A. Simon, & S. Scheithauer (Hrsg.) Krankenhaus- und Praxishygiene: Hygienemanagement und Infektionsprävention in medizinischen und sozialen Einrichtungen (2. Aufl., S. 588–591). Urban & Fischer/Elsevier.

Kramer, A., Daeschlein, G., Chergui, B., & Wagenvoort, H. (2005). Hygiene. Prüfungswissen für Pflege- und Gesundheitsfachberufe (2. Aufl.). Elsevier.

Larson, E. (2001). Hygiene of the skin: when is clean too clean? Emerg Infect Dis, 7(2): 225–30. PMID: 11294712; PMCID: PMC2631732. https://doi.org/10.3201/eid0702.010215

Lee, A. S., Huttner, B., & Harbarth, S. (2011). Control of methicillin-resistant Staphylococcus aureus. Infect Dis Clin North Am, 25(1): 155–179. PMID: 21315999. https://doi.org/10.1016/j.idc.2010.11.002

MacKenzie, F. M., Bruce, J., Struelens, M. J., Goossens, H., Mollison. J., & Gould, I. M. (2007). Antimicrobial drug use and infection control practices associated with the prevalence of methicillin-resistant Staphylococcus aureus in European hospitals. Clin Microbiol Infect, 13(3): 269–276. PMID: 17391381. https://doi.org/10.1111/j.1469-0691.2006.01592.x

Mutters, R., & Mutters, N. T. (2016). Hygienemaßnahmen auf der Intensivstation. Med Klin Intensivmed Notfmed, 111,261–266. https://doi.org/10.1007/s00063-016-0155-y

Pittet, D., Hugonnet, S., Harbarth, S., Mourouga, P., Sauvan, V., Touveneau, S., & Perneger, T. V. (2000). Effectiveness of a hospital-wide programme to improve compliance with hand hygiene. Infection Control Programme. Lancet, 356: 1307–1312. https://doi.org/10.1016/S0140-6736(00)02814-2

Robert Koch-Institut. (2012). Deutsche Daten im Rahmen der ersten europäischen Prävalenzerhebung zum Vorkommen nosokomialer Infektionen und zur Antibiotikaanwendung. Epidemiol Bull, 26: 239–240. https://www.rki.de/DE/Content/Infekt/EpidBull/Archiv/2012/Ausgaben/26_12.pdf?__blob=publicationFile

Robert Koch-Institut. (2016). Händehygiene in Einrichtungen des Gesundheitswesens. Empfehlung der Kommission für Krankenhaushygiene und Infektionsprävention (KRINKO) beim Robert Koch-Institut (RKI). Bundesgesundheitsbl, 59: 1189–1220. https://doi.org/10.1007/s00103-016-2416-6

Robert Koch-Institut. (2021a). Anforderungen an die Infektionsprävention bei der medizinischen Versorgung von immunsupprimierten Patienten. Empfehlung der Kommission für Krankenhaushygiene und Infektionsprävention (KRINKO) beim Robert Koch-Institut. Bundesgesundheitsbl, 64: 232–264. https://doi.org/10.1007/s00103-020-03265-x

Robert Koch-Institut. (2021b). Erweiterte Hygienemaßnahmen im Gesundheitswesen im Rahmen der COVID-19-Pandemie. https://www.rki.de/DE/Content/InfAZ/N/Neuartiges_Coronavirus/Hygiene.html

Robert Koch-Institut. (2022). Anforderungen an die Hygiene bei der Reinigung und Desinfektion von Flächen. Empfehlung der Kommission für Krankenhaushygiene und Infektionsprävention beim Robert Koch-Institut (RKI). Bundesgesundheitsbl, 65: 1074–1115. https://www.rki.de/DE/Content/Infekt/Krankenhaushygiene/Kommission/Downloads/Flaeche_Rili.html

Robert Koch-Institut. (2023). Personelle und organisatorische Voraussetzungen zur Prävention nosokomialer Infektionen. Bundesgesundheitsbl, 66: 332–351. https://doi.org/10.1007/s00103-022-03647-3

Sackett, D. L., Richardson, W. S., Rosenberg, W., & Haynes, R. B. (1999). Evidenzbasierte Medizin. Zuckschwerdt.

Scheithauer, S., Haefner, H., Schwanz, T., Schulze-Steinen, H., Schiefer, J., Koch, A., Engels, A., & Lemmen, S. W. (2009).Compliance with hand hygiene on surgical, medical, and neurologic intensive care units: direct observation versus calculateddisinfectant usage. Am J Infect Control, 37(10): 835–841. PMID: 19775774. https://doi.org/10.1016/j.ajic.2009.06.005

Scheithauer, S., Oberröhrmann, A., Haefner, H., Kopp, R., Schürholz, T., Schwanz, T., Engels, A., & Lemmen, S. W. (2010). Compliance with hand hygiene in patients with meticillin-resistant Staphylococcus aureus and extended-spectrum β-lactamase producing enterobacteria. J Hosp Infect, 76(4): 320–323. PMID: 20970881. https://doi.org/10.1016/j.jhin.2010.07.012

Sroka, S., Gastmeier, P., & Meyer, E. (2010). Impact of alcohol hand-rub use on meticillin-resistant Staphylococcus aureus: an analysis of the literature. J Hosp Infect, 74(3): 204–211. Epub 2010 Jan 12. PMID: 20061061. https://doi.org/10.1016/j.jhin.2009.08.023

Ständige Impfkommission. (2015). Empfehlungen der Ständigen Impfkommission (STIKO) am Robert Koch-Institut/Stand: August 2015. Epidemiol Bull, 34: 330–336. https://www.rki.de/DE/Content/Infekt/EpidBull/Archiv/2015/Ausgaben/34_15.pdf?__blob=publicationFile.

Technische Regeln für Biologische Arbeitsstoffe. TRBA 250. (2015). Biologische Arbeitsstoffe im Gesundheitswesen und in der Wohlfahrtspflege. https://www.stkb.de/pdf/Richt/TRBA-250.pdf

Technische Regeln für Gefahrstoffe. TRGS 525. (2014). Umgang mit Gefahrstoffen in Einrichtungen zur humanmedizinischen Versorgung. https://www.bgw-online.de/bgw-online-de/service/medien-arbeitshilfen/medien-center/technische-regeln-fuergefahrstoffe-gefahrstoffe-in-der-20626

Tübbicke, A., Hübner, C., Hübner, N. O., Wegner, C., Kramer, A., & Fleßa, S. (2012). Cost comparison of MRSA screening and management – a decision tree analysis. BMC Health Serv Res, 12: 438. PMID: 23198880; PMCID: PMC3553071. https://doi.org/10.1186/1472-6963-12-438

Werkmann, K. (2014). Motivation, Zufriedenheit und Wertschätzung von Sport-Event-Volunteers. Die FIFA Frauen-WM 2011 in Deutschland. Springer.

Wetzker, W., Bunte-Schönberger, K., Walter, J., Pilarski, G., Gastmeier, P., & Reichardt, Ch. (2016). Compliance with hand hygiene: reference data from the national hand hygiene campaign in Germany. J Hosp Infect, 92(4): 328–331. Epub 2016 Feb 21. PMID: 26984282. https://doi.org/10.1016/j.jhin.2016.01.022

Winkelmann, C. (2017). Physiotherapie in der Intensivmedizin. In: B. C. Kolster, V. Gesing, A. Heller, & C. Winkelmann (Hrsg.), Handbuch Physiotherapie. Umfassend · Aktuell · Evidenzbasiert · Praxisnah (1. Aufl., S. 1117–1130). KVM – der Medizinverlag.

Winkelmann, C., Fleßa, S., Leisten, R., & Kramer, A. (2008). Relevanz der Wirtschaftlichkeitsanalyse der dezentralen Bettenaufbereitung im Vergleich zur zentralen Bettenaufbereitung in einem Krankenhaus der Maximalversorgung. Hyg-Med, 33(6): 239–245.

Winkelmann, C., & Suppes, K.-D. E. (2017). Arbeiten im Akutkrankenhaus. In: B. C. Kolster, V. Gesing, A. Heller, & C. Winkelmann (Hrsg.), Handbuch Physiotherapie. Umfassend · Aktuell · Evidenzbasiert · Praxisnah (1. Aufl., S. 3–7). KVM – der Medizinverlag.

3 Anforderungen und Verantwortlichkeit

Aus verhaltenswissenschaftlicher und organisationssoziologischer Perspektive ist bekannt, dass Verantwortung haben nicht gleichbedeutend mit einem verantwortlichen Verhalten ist. Ebenso ist auch ohne explizit z. B. in Tätigkeitsdarstellungen aufgeführter Verantwortung ein verantwortliches Verhalten in und für eine Organisation wünschenswert bzw. kann dieses erwartet werden. Während die Verantwortung neben der Person (dem Rechtssubjekt) auch eine Organisation verlangt, ist die Verantwortlichkeit eine persönliche Eigenschaft, unabhängig von ihrer Rolle und der darin festgelegten abstrakten Verantwortung. Um verantwortlich zu handeln, muss der freie Wille des handelnden Subjekts erkennbar sein. Daher sind Kinder, die das siebente Lebensjahr nicht vollendet haben, für einen Schaden, den sie einem anderen zufügen, nicht verantwortlich (§ 828 Abs. 1 BGB). Sie müssen die zur Erkenntnis der Verantwortlichkeit erforderliche Einsicht haben, denn neben dem freien Willen muss die verantwortliche Person auch in der Lage sein, die Folgen des eigenen Handelns abzuschätzen. Deswegen schränkt der Gesetzgeber die Verantwortlichkeit dann ein, wenn die verantwortliche Person im Zustand der Bewusstlosigkeit oder in einem die freie Willensbestimmung ausschließenden Zustand krankhafter Störung der Geistestätigkeit einem anderen Schaden zufügt.

Verantwortliche Person

Verantwortung existiert demnach auch ohne eine verantwortliche Person. Im strafrechtlichen und im zivilrechtlichen Sinne muss jedoch zur Klärung der Schuldfähigkeit und folgenden Haftungsfragen zunächst die Verantwortlichkeit und damit die Zuordnung zu einer natürlichen oder juristischen Person festgestellt werden. Mit der Feststellung der Verantwortlichkeit werden Fragen zur Fahrlässigkeit eines Handelns beantwortet.

Um Verantwortung zu tragen, muss eine grundsätzliche Freiheit des Handelns bestehen. Eine Person, die lediglich einen Auftrag erfüllt, kann nicht vollumfänglich frei handeln. Sie trägt trotzdem Verantwortung für ihr Handeln, wenn der Auftrag sittenwidrig ist, einen Straftatbestand darstellt oder z. B. eine unmittelbare Eigen- oder Fremdgefährdung bedeutet.

Neben der grundsätzlichen Entscheidungsfreiheit verlangt die Verantwortungsübernahme eine Absichtlichkeit und Bewusstheit der Handlung sowie eine Vorhersehbarkeit der Folgen von Handlungen bzw. Unterlassungen. Die Verantwortung tragende Person muss sich also der Folgen ihres Handelns bewusst sein. Soziologisch bedeutet dies, dass Verantwortung durch Verinnerlichung normativer Anforderungen entsteht, also die Fähigkeit verlangt, Pflichten zu erkennen und sie anzunehmen. Diese Voraussetzung gilt je nach (Verantwortungs-)Bereich in unterschiedlicher Weise bei (realen) Personen als vorgegeben bzw. erfüllt oder kann durch zusätzliche Qualifikationen und Befähigungen ergänzt werden, sodass eine fachliche Verantwortungsrolle übernommen werden kann.

Verantwortung meint also eine durch eine Aufgabe in einer Organisation bestehende Verpflichtung einer natürlichen oder juristischen Person gegenüber weiteren Rechts- oder Schutzgütern mit zumeist strafrechtlichen (Schuld) und zivilrechtlichen (Haftung) Folgen. Eine Gesamtverantwortung kann aufgeteilt werden z. B. in

- Organisationsverantwortung: Die Einrichtungen, Arbeitsmittel und Ausstattungen müssen so beschaffen sein, dass bei sach- und fachgerechter Nutzung keine Gefahr von ihnen ausgeht. Regeln, Dienstanweisungen oder Betriebsanweisungen informieren, unterweisen und schulen über den fachgerechten Gebrauch.
- Auswahlverantwortung: Die Verantwortung erstreckt sich auf die Auswahl von Personal oder Dienstleistern, jedoch nicht auf die Ausführung der Leistung. Die Auswahl erfolgt nach Eignung durch Nachweis der zur Ausführung der Arbeiten erforderlichen Qualifikation. Die Befähigung wird nach Einweisung überprüft. Die Auswahlverantwortung umfasst die Kontrolle der erforderlichen Qualifikation und der Überprüfung der Befähigung zur Durchführung der Aufgaben. Die Kontrolle der Qualifikation kann über einen Nachweis der Aus- bzw. Weiterbildung erfolgen. Die Befähigung kann durch Nachweis der für die Aufgabenstellung relevanten Erfahrung erfolgen, dabei sollten diese praktischen Erfahrungen nicht so lange zurückliegen, dass die erworbenen Kenntnisse veraltet sind.

- Delegationsverantwortung: Analog zur Auswahlverantwortung trägt der Delegierende die Verantwortung und ist zum Ersatz des Schadens verpflichtet, den der andere in Ausführung der Verrichtung einem Dritten widerrechtlich zufügt (§ 831 Abs. 1 BGB). Delegation verlangt keine durchgehende oder permanente Kontrolle, doch ist die Schlusskontrolle der ausgeführten Arbeiten auf jeden Fall notwendig und kann durch Zwischenkontrollen bei umfangreichen und komplexen Aufgaben ergänzt werden. Delegation verlangt darüber hinaus auch die Überprüfung der Eignung und der Zuverlässigkeit desjenigen, auf den die Verantwortung übertragen wird.
- Kontrollverantwortung: Die Verantwortung erschöpft sich nicht in der Auswahl, sondern verlangt auch die Kontrolle der Durchführung und meint auch Zwischenkontrollen wie bei der Leitung und Aufsicht, in der überprüft wird, ob die geplanten Abläufe wirksam und sicher sind. Außerdem muss geprüft werden, ob die beauftragten Personen geeignet sind.
- Fachverantwortung: Die fachliche Verantwortung verlangt Kenntnisse und Befähigungen fachkundig anzuwenden, mögliche Gefahren zu erkennen und im eigenen Fachgebiet richtig zu handeln.
- Ergebnisverantwortung: Eine Kontrolle der Durchführung einer Leitung und Aufsicht wird nicht verlangt, aber das Resultat des Handelns ist Verantwortungsgegenstand.

Die Übertragung muss nachvollziehbar für den Übertragenden und den Übernehmenden erfolgen. Bei der Übertragung von Verantwortung ist also die Schriftform vorzuziehen und ist z. B. bei der Unterweisung auch gesetzlich vorgeschrieben. Bei einer Delegation von Aufgaben bleiben die Auswahl- und Kontrollverantwortung erhalten.

Eignung

Die **Eignung** umfasst Kompetenzen zur Aufgabenerfüllung, die nicht nur fachlicher Natur sind, die weitere Befähigungen meinen, die für die Aufgabe bedeutend, aber nur schwer nachweisbar sind, wie der Umgang mit Kund:innen, Auftreten und Kommunikationskompetenz. Die beauftragte Person muss also tatsächlich in der Lage sein, die erforderliche Befähigung im konkreten Umfeld der Aufgabe anzuwenden (Performanz). Zuverlässigkeit ist erst durch eigene oder Erfahrungen Dritter in der Zusammenarbeit mit der Person einschätzbar. Auch bei qualifizierten, befähigten und geeigneten Personen kann aufgrund mangelnder Zuverlässigkeit eine Delegation ausgeschlossen werden. Daher ist zu berücksichtigen, ob die betreffende Person in der Vergangenheit solche und andere Aufgaben mit der nötigen Sorgfalt und Umsicht erledigt hat.

3.1 Erstellung

Baurecht

Die Verantwortung zur Erstellung eines Hygienekonzepts lässt sich mit dem Schutzziel Besuchende baurechtlich ableiten. Mit dem Schutzziel Beschäftigte und Beteiligte ist die Verpflichtung zur Erstellung eines Hygienekonzepts arbeitsrechtlich zu bewerten. Die Bestimmungen des Baurechts richten sich an den baurechtlichen Betreiber. In der Praxis muss zwischen Bauvorschriften und Betriebsvorschriften differenziert werden: Gerade bei Versammlungsstätten in kommunaler Hand ist häufig die Kommune (vertreten z.B. vom Hochbauamt) der Besitzer der Versammlungsstätte, während der Betrieb von einer kommunalen Zweckgesellschaft (meist einer GmbH) abgewickelt und von deren gesetzlichen Vertretern (bei einer GmbH den Geschäftsführern) vertreten wird. In diesem Fall richten sich die Bauvorschriften der MVStättVO an den Besitzer, aber die Betriebsvorschriften an den Betreiber. Der betriebliche Charakter eines Hygienekonzepts lässt die Einschätzung zu, dass die Erstellung des Hygienekonzepts zunächst in der Verantwortung des Betreibers liegt.

Betreiber

Der Betreiber ist gemäß § 43 Abs. 1 MVStättVO verpflichtet, ein Sicherheitskonzept aufzustellen. Demgemäß obliegt ihm auch als Teil der betrieblichen Verantwortung die Verpflichtung zur Erstellung eines Hygienekonzepts. Mit der Option zur Delegation der Verantwortung an einen Veranstalter übergibt der Betreiber die Verantwortung für das Hygienekonzept an die Veranstaltungsleitung, die im Auftrag des Veranstalters bzw. Betreibers handelt. Dies ergibt sich in Analogie zur Verantwortungsweitergabe gemäß § 38 Abs. 5 MVStättVO. Da mit der Erstellung des Hygienekonzepts in der Regel zahlreiche organisatorische Aufgaben verbunden sind, die geplant, umgesetzt und kontrolliert werden müssen, ist das Hygienekonzept eine veranstaltungsplanerische und ordnungsdienstliche Aufgabe und nicht lediglich Genehmigungsgrundlage. Hygienekonzepte müssen gelebt werden. Von der Verpflichtung der Veranstaltungsleitung unberührt bleibt die betriebliche Entscheidungsfreiheit, das Hygienekonzept vollständig oder in Teilen durch eine:n von ihm beauftragte:n Dritte:n erstellen zu lassen. Die Verantwortung für die Richtigkeit, Vollständigkeit und praktische Umsetzbarkeit der im Hygienekonzept entwickelten Maßnahmen bleibt bei der Veranstaltungsleitung als Vertreter:in der veranstaltenden Organisation. Falls sich die Veranstaltungsleitung auf die fachliche Kompetenz abhängiger Dritter oder externer Kräfte beruft, steht es ihr im Sinne der Verantwortung zu, die dort gemachten Angaben in ihrem Gesamtzusammenhang auf Plausibilität zu überprüfen. Die Delegationsverantwortung (Auswahlverschulden im Sinne des § 831 BGB) bleibt in jedem Fall beim Betreiber, da die Weitergabe der Letztverantwortung ausgeschlossen ist. Dies gilt unabhängig davon, wer Ersteller:in des Hygienekonzepts ist.

Die arbeitsrechtliche Einordnung des Hygienekonzepts adressiert eindeutig den Arbeitgeber als Verantwortliche:n. Gemäß § 2 Abs. 1 Corona-ArbSchV (SARS-CoV-2-Arbeitsschutzverordnung) vom 26. September 2022 hat der Arbeitgeber die Verpflichtung, in einem betrieblichen Hygienekonzept die erforderlichen Schutzmaßnahmen zum betrieblichen Infektionsschutz festzulegen und umzusetzen.

Damit ergeben sich bei Veranstaltungen unterschiedliche Adressat:innen, denn der Betreiber ist nicht zwingend der Arbeitgeber. In vielen Versammlungsstätten besteht ein Beschäftigungsverhältnis nur für einen kleinen Teil der an einer Veranstaltung Mitwirkenden. Der weitaus größere Teil gilt als Beteiligte. Die aktiv an der Umsetzung der Veranstaltung Mitwirkenden sind zu großen Teilen Beschäftigte von werkvertraglich beauftragten Dienstleistern wie beim Veranstaltungsordnungsdienst oder veranstaltungstechnischen Unternehmen und damit als Beteiligte kategorisiert. In diesem Fall gilt das Kooperationsgebot gemäß § 8 ArbSchG. Die Beteiligten sind demnach gleichermaßen verpflichtet, bei der Durchführung der Gesundheitsschutzbestimmungen zusammenzuarbeiten und für die Tätigkeiten erforderliche Maßnahmen umzusetzen bzw. deren Umsetzung zu kontrollieren. Eine gegenseitige Informationspflicht besteht ebenfalls. Da für eine Gefährdungsbeurteilung Kenntnisse der baulich-technischen Situation vor Ort notwendig sind wie z. B. die Einschätzung der Lüftungsanlage, aber auch eine Einschätzung der organisatorischen Abläufe wie z. B. die Kontakthäufigkeit und -dauer mit Besuchenden im Versammlungsraum oder mit anderen Gewerken in Sozialräumen, ist die Informationspflicht des Betreibers von besonderer Wichtigkeit. Die weiteren beteiligten Arbeitgeber haben die Verantwortung, die Beschäftigten über die mit den Arbeiten verbundenen Gefahren für Sicherheit und Gesundheit zu unterrichten und Maßnahmen zur Verhütung dieser Gefahren abzustimmen. Die Kontrollverantwortung über eine ordnungsgemäße und angemessene Unterweisung der Beschäftigten anderer Arbeitgeber hinsichtlich der Gefahren für ihre Gesundheit während ihrer Tätigkeit bleibt beim Betreiber. Dass sich die Maßnahmen des allgemeinen Infektionsschutzes mit denen des Arbeitsschutzes überschneiden, wird z. B. im Rahmenkonzept für kulturelle Veranstaltungen deutlich. Das Rahmenkonzept ist daher auch eine gemeinsame Bekanntmachung der Bayerischen Staatsministerien für Wissenschaft und Kunst und für Gesundheit und Pflege und weist ausdrücklich auf die wechselseitige Bezugnahme hin. Dort heißt es: „Für Beschäftigte im Sinne des Arbeitsschutzgesetzes gelten die Anforderungen des Arbeitsschutzrechts, insbesondere die der SARS-CoV-2-Arbeitsschutzverordnung (Corona-ArbSchV).“ (Rahmenkonzept, 2022)

Eine Aufteilung des Hygienekonzepts in Schutzmaßnahmen für Besuchende und Schutzmaßnahmen für Beschäftigte, also unmittelbar dem Arbeitsschutzrecht unterliegende Adressat:innen des Hygienekonzepts, und Beteiligte, mittelbar über die Kooperations- und Informationspflicht dem Arbeitsschutzrecht unterliegende Adressat:innen des Hygienekonzepts, erscheint schon hinsichtlich der unterschiedlichen rechtlichen Grundlagen sinnvoll.

Formerfordernis

In den Infektionsschutzverordnungen der Länder ist für ein Sicherheitskonzept kein explizites Formerfordernis formuliert. Da jedoch den zuständigen Gesundheitsbehörden das Hygienekonzept abhängig von den Vorgaben der zuständigen Behörde bzw. den geltenden Landesverordnungen vorab und unaufgefordert oder nur auf Verlangen vorzulegen ist, ergibt sich die Schriftform zwingend. Nicht zwingend erforderlich ist die physische Form. Ein veranstaltungsbezogenes Hygienekonzept kann elektronisch gespeichert vorliegen und erst bei Bedarf ausgedruckt werden. Grundsätzlich kann aber die zuständige Behörde davon ausgehen, dass der vom Betreiber beauftragten Veranstaltungsleitung das Hygienekonzept während der Veranstaltung schriftlich und in gedruckter Form vorliegt, sodass es ohne Zugriff auf ein elektronisches Endgerät eingesehen werden kann.

3.2 Maßnahmenplanung

Die Planung der Maßnahmen beruht auf einer Risikoanalyse. Risikoanalyse im Sinne des Infektionsschutzes meint die systematische Ermittlung und Bewertung von Gefährdungen für Beschäftigte, Beteiligte und Besuchende durch Ansteckung über direkten (Mensch zu Mensch) oder indirekten (Mensch über Träger zu Mensch) Kontakt. Daher sind bei einer Risikoanalyse nach fachkundiger Einschätzung und vorliegender Erfahrung die Tätigkeiten der Beschäftigten und Beteiligten sowie der Besuch der Veranstaltung durch die Besuchenden hinsichtlich Kontaktfrequenz, -dauer und -situation zu bewerten. Relevante Größen stellen hier die Expositionsintensität unter Einbeziehung der einzuhaltenden Abstände und der Lüftung, die Expositionsdauer und die Kontaktfrequenz dar. Die Risikoanalyse hat das Ziel, die notwendigen und geeigneten Schutzmaßnahmen für die Sicherheit und den Gesundheitsschutz der Beschäftigten und Beteiligten sowie für die Besuchenden festzulegen. Dabei sind zusätzlich zu einer Analyse des Normalbetriebs auch vorhersehbare Betriebsstörungen und Notfallsituationen zu berücksichtigen. Als Notfallsituationen im Sinne von Hygienekonzepten sind insbesondere der Umgang mit Verdachts- und Erkrankungsfällen meldepflichtiger Infektionen zu betrachten. Als Betriebsstörungen sind z.B. Verstöße gegen Maßnahmen des Hygienekonzepts durch Beschäftigte, Beteiligte und Besuchende zu verstehen sowie die kurzfristige Änderung von gesetzlichen Vorgaben. Eine Maßnahmenplanung mit definierten Verantwortlichkeiten und nachvollziehbaren

Verhaltensregeln bei Verstößen ist daher ebenso Teil eines Hygienekonzepts wie ein Risikomanagement bei kurzfristigen Änderungen.

Exkurs

FFP2-Masken (BfArM, 2022)

FFP-Masken sind Teil oder Gegenstand einer persönlichen Schutzausrüstung. Sie dienen auch dem Schutz der Maske tragenden Person vor Partikeln, Tröpfchen und Aerosolen. Die Masken sind vom Hersteller als Einwegprodukte vorgesehen. Sie sollten daher nach (längerem) Gebrauch gewechselt und entsorgt werden. Sie müssen dicht am Gesicht sitzen, um ihre Filterleistung entfalten zu können.

FFP2-Masken müssen Anforderungen von Gesetzen und technischen Normen einhalten. Dabei wird insbesondere die Filterleistung des Maskenmaterials anhand der europäischen Norm DIN EN 149:2009-08 mit Aerosolen getestet. FFP2-Masken müssen mindestens 94 % der Testaerosole filtern. Die Prüfnorm ist gemeinsam mit dem CE-Kennzeichen und der vierstelligen Kennnummer der Benannten Stelle auf der Oberfläche der FFP-Maske aufgedruckt. Das CE-Kennzeichen zeigt an, dass die FFP2-Masken ein Konformitätsbewertungsverfahren erfolgreich durchlaufen haben. Das CE-Kennzeichen trägt die vierstellige Nummer der beteiligten Stelle. Die Vorgaben der europäischen Norm DIN EN 149:2009-08 müssen hierfür erfüllt sein.

Die Masken sind so gestaltet, dass sie an den Rändern dicht am Gesicht anliegen. Zur Anpassung an die Nasenform ist über dem Nasenrücken ein Bügel angebracht, der von den Tragenden an die individuelle Nasenform angepasst werden muss. Das Anpassen des Bügels einer Maske an den Nasenrücken ist für die Wirksamkeit der FFP2-Masken relevant. Bagheri et al. (2021) haben experimentell gezeigt, dass bei FFP2-Masken, die mit doppelseitigem medizinischem Klebeband an die Nase fixiert und deren Nasenbügel angepasst wurden, die geringste Durchlässigkeit für Aerosole am Maskenrand messbar ist. Die Öffnung an der Nase und der Grad, wie weit sie gerade an dieser Stelle dicht sitzt, haben einen großen Einfluss auf die Wirksamkeit der Maßnahme.

Jedoch schützt eine FFP2-Maske selbst ohne Anpassen des Nasenbügels immer noch bedeutend besser als eine chirurgische Gesichtsmaske mit angepasstem Bügel. So weisen die getesteten chirurgischen Gesichtsmasken bei einem Partikeldurchmesser von 1 µm an den Rändern der Maske eine Durchlässigkeit für Aerosole von ca. 50 % auf, während mit gleicher Partikelgröße bei einer nicht angepassten FFP2-Maske die Durchlässigkeit nur ca. 30 % beträgt. Bei einer gut an das Gesicht angepassten FFP2-Maske kann die Durchlässigkeit auf rund 10 % reduziert werden (Bagheri et al., 2021).

Zur Orientierung wird in der DGUV-Regel 112-190 für eine FFP2-Maske ohne Ausatemventil eine Gebrauchsdauer von 75 Min. mit einer nachfolgenden Erholungsdauer von 30 Min. angegeben. Diese Angabe bezieht sich auf eine mittlere Arbeitsschwere, eine nicht störenden Raumtemperatur und gilt für Personen ohne gesundheitliche Einschränkungen. Wird nur leichte körperliche Arbeit verrichtet, können die Werte entsprechend angepasst werden (Anpassungsfaktor 1,5), wodurch sich eine Gebrauchsdauer von › 100 Min. für FFP2-Masken ohne Ausatemventil ergibt.

Verhalten – Verhältnis

Nach Art der Tätigkeit (Verhalten) und der Arbeitsumgebung (Verhältnis) ergeben sich aus Ermittlung, Bewertung und Beurteilung der Gefährdungen Belastungen für Beschäftigte und Beteiligte, die durch technische, organisatorische und personenbezogene Maßnahmen (TOP-Rangfolge) gemindert werden können. Schutzmaßnahmen sind mit dem Ziel zu planen, die technische, organisationsbezogene und personenbezogene Arbeitsumgebung fachgerecht zu verknüpfen, damit Gefährdungen bei allen von Beschäftigten durchzuführenden Tätigkeiten und dem dabei nach den betrieblichen Erfahrungen vorhersehbaren Verhalten vermieden oder minimiert werden. Technische Schutzmaßnahmen sollen so ausgewählt und umgesetzt werden, dass sie willensunabhängig, also ohne Zutun Dritter vor Ort, wirksam sind und eine sichere Durchführung der Tätigkeit über die geplante Arbeitsdauer hinweg gewährleisten. Durch organisatorische Schutzmaßnahmen kann sichergestellt werden, dass alle für die sichere Durchführung von Arbeiten erforderlichen Ressourcen rechtzeitig zur Verfügung stehen, Arbeitsabläufe sicher und fachgerecht geplant und durchgeführt sowie die Tätigkeit unter bestimmungsgemäßen Gebrauch der Arbeitsmittel und unter Verwendung der gegebenenfalls notwendigen persönlichen Schutzausrüstungen durchgeführt und überprüft werden. Personenbezogene Schutzmaßnahmen können begleitend zu technischen oder organisatorischen Schutzmaßnahmen festgelegt werden. Wenn technische oder organisatorische Schutzmaßnahmen in Ausnahmefällen nicht oder nur mit unverhältnismäßigem Aufwand angewendet werden können, dürfen personenbezogene Schutzmaßnahmen als alleinige Schutzmaßnahme angewendet werden (Kapitel 5.5.4 TRBS 1111). Die Vorgehensweise bei der Risikoanalyse ist aus der Technischen Richtlinie Betriebssicherheit (TRBS 1111) ableitbar:

Zur Vorbereitung der Maßnahmenplanung hat der Betreiber die notwendigen Informationen für die zu beurteilende Veranstaltung im Hinblick auf die aktuell gültigen rechtlichen Grundlagen zur Veranstaltungsart und zum Setting sowie die betroffenen Personengruppen zu beschaffen.

Informationen beschaffen:

- Zusammenstellung anwendbarer Gesetze und Verordnungen
- Auswahl der zu berücksichtigenden Leitfäden und Empfehlungen der Unfallkassen
- Beschreibung der Tätigkeiten und Abläufe unter Berücksichtigung aller Phasen der Veranstaltung
  - Aufbau
  - Einlass
  - Veranstaltung
  - Auslass
  - Abbau
- Sichtung bestehender Gefährdungsbeurteilungen und anderer Dokumente
- Informationen über die Lüftung in der Veranstaltungsstätte

- Festlegung der Betrachtungsgrenzen und gegebenenfalls Festlegung von Teilkonzepten

Gefährdungen ermitteln:

- Für jede Schutzzielgruppe
- Angemessenheit in Bezug zur Komplexität der Veranstaltung
- Alle Gefährdungsfaktoren erfassen
- Erkennbarkeit und Abgrenzung der Tätigkeit durch
  - Ortsbezug und
  - Zeitbezug (Veranstaltungsablauf)

Risiken analysieren:

- Berücksichtigung der Expositionsdauer und der Belastung (Intensität, Schadenshöhe, Stärke)
- Bewertung anhand gesicherter Daten wie z. B. Verordnungen, Vorschriften, Regelwerke, Branchenstandards, Stand der Technik
- Betriebserfahrungen
- Expert:innenmeinungen z. B. der bzw. des Hygienebeauftragten
- CO_2-Messergebnisse
- Prüfergebnisse, z. B. Testungen der Besuchenden

Schutzmaßnahmen festlegen:

- Technische Maßnahmen: Gewährleistung (willensunabhängig) einer sicheren Tätigkeit oder eines Besuchs einer Veranstaltung ohne eine Störung der Tätigkeiten oder des Besuchs durch die Maßnahme (Überprüfung Manipulationsanreiz), z. B.:
  - Temporäre oder dauerhafte trennende und nichttrennende Schutzeinrichtungen,
  - Einrichtung oder Steuerung automatischer Lüftungsanlagen,
  - Sperrung von Flächen bzw. Besuchendenplätzen,
  - Verhinderung von querendem Besuchsverkehr und Besuchendenstromsteuerung,

- Ausrüstung von Anlagen mit Mess-, Steuer- und Regelvorrichtungen sowie
- sicherheitsorientierte Anlagen und Steuerungen.

– Organisatorische Maßnahmen: Sicherstellung der erforderlichen Ressourcen zum Einsatzzeitpunkt, Planung der Arbeitsabläufe in allen Phasen der Veranstaltung, z. B.
  - Kontaktverfolgung,
  - Erteilung von Anweisungen und Bereitstellung von Betriebsanweisungen,
  - Anpassung der Einsatzzeiten,
  - Anpassung des Veranstaltungsablaufs,
  - Schutz bestimmter Personengruppen,
  - Verfahren der Zugangsberechtigung, Freigabeverfahren, Beauftragungen von Beschäftigten und Beteiligten,
  - Kommunikation gegenüber Besuchenden sowie
  - Kontrolle der Abläufe.

Personenbezogene Maßnahmen: Alleinige Schutzmaßnahme, wenn technische oder organisatorische Schutzmaßnahmen nicht oder nur mit unverhältnismäßigem Aufwand angewendet werden können, z. B.

– Mund-Nase-Bedeckung bzw. Mund-Nase-Schutz,
– Hust- und Nies-Etikette,
– Bereitstellung der gemäß Zugangsberechtigung erforderlichen Nachweise bzw. Testergebnisse,
– Kontaktminimierung und
– Abstand halten.

Als direkte:r Vorgesetzte:r ist die Technische Leitung verantwortlich für die Wahrnehmung und Durchsetzung der Arbeitgeberpflichten gegenüber direkten Beschäftigten und mittelbar auch gegenüber den Beteiligten. Als Beschäftigte gelten laut § 2 Abs. 2 ArbSchG (Arbeitsschutzgesetz) unter anderem Arbeitnehmer, die zu ihrer Berufsbildung Beschäftigten und arbeitnehmerähnliche Personen. Für den Veranstalter sind Beteiligte wie Schauspieler:innen, Musiker:innen oder

Künstler:innen als Beschäftigte im Sinne des Arbeitsschutzgesetzes zu betrachten, wenn sie in einem Dienstverhältnis mit dem Veranstalter stehen, also angestellt sind oder eine Tätigkeit insoweit unselbstständig ausführen, als von einem arbeitnehmerähnlichen Verhältnis ausgegangen werden kann. Selbstständig Beteiligte fallen damit zunächst nicht in den Anwendungsbereich des Arbeitsschutzes. Sie fallen jedoch in den Anwendungsbereich der Betriebssicherheitsverordnung, da sie in der Regel vom Veranstalter gestellte Arbeitsmittel verwenden, und sie fallen in den Anwendungsbereich der berufsgenossenschaftlichen Vorschriften (§ 1 DGUV V 1) sowie über den Ort in den Geltungsbereich der Unfallverhütungsvorschrift Veranstaltungs- und Produktionsstätten für szenische Darstellung (§ 1 DGUV V 17/18):

Schutzpflicht des Arbeitgebers

Obwohl die besondere Schutzpflicht des Arbeitgebers gegenüber den Beschäftigten für andere Beteiligte bei Veranstaltungen nicht vollständig gilt, lassen sich Informations- und Unterweisungspflichten für die Beteiligten aus der Betriebssicherheitsverordnung und den berufsgenossenschaftlichen Vorschriften ableiten. Die Garantenstellung des Arbeitgebers gilt damit sowohl gegenüber den Beschäftigten als auch gegenüber den Beteiligten. Als Garantenstellung wird eine rechtliche Handlungspflicht, hier die Schutzpflicht, verstanden, die unmittelbar umzusetzen ist, indem Personen benannt werden, die die Schutzpflicht ausführen.

„Verantwortlich für die Erfüllung [...] sind neben dem Arbeitgeber sein gesetzlicher Vertreter, das vertretungsberechtigte Organ einer juristischen Person, der vertretungsberechtigte Gesellschafter einer Personenhandelsgesellschaft, Personen, die mit der Leitung eines Unternehmens oder eines Betriebes beauftragt sind, im Rahmen der ihnen übertragenen Aufgaben und Befugnisse, sonstige nach Absatz 2 oder nach einer auf Grund dieses Gesetzes erlassenen Rechtsverordnung oder nach einer Unfallverhütungsvorschrift verpflichtete Personen im Rahmen ihrer Aufgaben und Befugnisse“ (§ 13 ArbSchG). Hier ist zunächst der Arbeitgeber als Garant genannt. Ebenso ist die Garantenstellung des Arbeitgebers auf eine durch eine Unfallverhütungsvorschrift berechtigte Person übertragbar, nach § 15 DGUV V 17/18 also auf Bühnen- und Studiofachkräfte. Zudem kann der Arbeitgeber die Schutzpflichten auf zuverlässige und fachkundige Personen übertragen, soweit sie schriftlich beauftragt werden (§ 13 Abs. 2 ArbSchG), wie auf Fachvorgesetzte oder eine:n Hygienebeauftragte:n.

Garantenstellung

Die Technische Leitung ist damit sowohl gemäß Arbeitsschutzgesetz als auch gemäß berufsgenossenschaftlichen Vorschriften in Garantenstellung gegenüber Beschäftigten und Beteiligten. Damit fallen auch die allgemeinen Arbeitgeberpflichten in den Verantwortungsbereich der Technischen Leitung:

- Grundlegend sind die Gefahren an der Quelle gemäß Stand der Technik zu bekämpfen. (§ 4 ArbSchG)
- Es muss eine wirksame Erste Hilfe durch eine ausreichende Anzahl von Ersthelfer:innen, Notfallplanung und Information an die Beschäftigten und Beteiligten gewährleistet werden. (§ 21.1 SGB VII)
- Die Geschäftsräume und die für den Geschäftsbetrieb bestimmten Vorrichtungen und Gerätschaften sind so einzurichten und zu unterhalten, auch der Geschäftsbetrieb und die Arbeitszeit ist so zu regeln, dass sie vor einer Gefährdung der Gesundheit schützen und der Aufrechterhaltung der guten Sitten und des Anstands dienen. (§ 62 HGB).
- Die Räume, Vorrichtungen oder Gerätschaften, die zur Verrichtung der Dienste notwendig sind, müssen so beschaffen sein und sind so einzurichten und zu unterhalten und Dienstleistungen, die unter der Anordnung oder Leitung vorzunehmen sind, so zu regeln, dass keine Gefahr für Leben und Gesundheit davon ausgeht. (§ 618 Abs. 1 BGB)
- Der Unternehmer:in hat die erforderlichen Maßnahmen zur Verhütung von Arbeitsunfällen, Berufskrankheiten und arbeitsbedingten Gesundheitsgefahren zu treffen. (§ 2. 1 DGUV V1)

3.3 Umsetzungskontrolle

Tätigkeits- und arbeitsplatzbezogen

Die Unterweisung zielt auf sicherheits- und gesundheitsgerechtes Verhalten im Sinne des Arbeitsschutzes sowie die kontinuierliche Verbesserung, indem die Verhältnisse bewertet und bedarfsgerecht angepasst werden. Die Verpflichtung zur Unterweisung ergibt sich aus § 12 Abs. 1 BetrSichV. Die Unterweisung wird hier als eine ausreichende und angemessene Information anhand der Gefährdungsbeurteilung beschrieben. Die Unterweisung stellt damit die Grundlage für die Umsetzungskontrolle dar. Gemäß Betriebsverfassungsgesetz hat der Arbeitgeber den Arbeitnehmer über dessen Aufgabe und Verantwortung sowie über die Art seiner Tätigkeit und ihre Einordnung in den Arbeitsablauf des Betriebs zu unterrichten (§ 81 BetrVG). An dieser Stelle ist also nicht ausdrücklich von Gefährdungen die Rede. In Bezug auf § 12 BetrSichV sind in Versammlungsstätten, in den Unternehmen der Veranstaltungsbranche, in den Veranstaltungs- und Produktionsstätten in Gebäuden und im Freien die Beurteilung der Arbeitsbedingungen (Gefährdungsbeurteilungen) und die sich daraus ergebenden Unterweisungen insoweit miteinander zu verzahnen, dass eine Beurteilung nicht ohne Unterweisung erfolgt und Teil der Dokumentation wird. Die bei der Beurteilung der Arbeitsbedingungen festgestellten Gefährdungen und die daraus abgeleiteten Maßnahmen werden dabei zum Unterweisungsinhalt gegenüber den Beschäftigten und Beteiligten. Dazu sind den zu unterweisenden Personen – z.B. Beschäftigten, selbstständigen Einzelunternehmern, Mitwirkenden – die Wirkungsweise der sicheren Technik, die mit organisatorischen Maßnahmen verfolgten Ziele und, falls notwendig, die richtige Verwendung der Persönlichen Schutzausrüstung (PSA) zu vermitteln. Die Unterweisung erfolgt tätigkeits- und arbeitsplatzbezogen. Durch häufig wechselnde Einsatzorte in großen Teilen der Veranstaltungsbranche sind bei tätigkeitsbezogenen Unterweisungen die jeweiligen lokalen Verhältnisse zu überprüfen, um eine dem Arbeitsplatz angemessene Gefährdungsbeurteilung vornehmen zu können.

Die Unterweisung soll:

- auf die Befähigung der zu Unterweisenden hin ausgerichtet (§ 7 ArbSchG) bzw. angepasst an deren körperlicher Eignung sein,
- für Sicherheitsfragen sensibilisieren und zur Umsetzung von Schutzmaßnahmen, auch wenn sie lästig sind, motivieren,
- wachrütteln bei wiederkehrenden Tätigkeiten und Arbeitsroutinen,
- Selbstverantwortung als eine Pflicht der Arbeitnehmer stärken,
- Transparenz schaffen, um personenabhängig ein sicheres Verhalten bei allen Tätigkeiten und an allen Arbeitsplätzen zu erreichen, und
- Prävention fördern durch eine vorausschauende, sicherheitsorientierte Planung von Abläufen.

Als Anforderungen an Unterweisungen gelten nach § 12 BetrSichV die ausreichende und angemessene Information zu den Tätigkeiten bzw. dem Arbeitsplatz anhand der Gefährdungsbeurteilung in einer für die Beschäftigten verständlichen Form und Sprache. Inhalte der Unterweisung lt. § 12 BetrSichV sind:

- Über vorhandene Gefährdungen bei der Verwendung von Arbeitsmitteln einschließlich damit verbundener Gefährdungen durch die Arbeitsumgebung, zu informieren.
- Erforderliche Schutzmaßnahmen und Verhaltensregelungen zu nennen.
- Maßnahmen bei Betriebsstörungen, bei Unfällen und zur Ersten Hilfe bei Notfällen aufzuführen.

Die Aufgaben der Technischen Leitung sind:

- Prüfung der Unterweisungspflichten tätigkeits- und arbeitsplatzbezogen bei Veranstaltungen und in Veranstaltungs- und Produktionsstätten
- Kontrolle und Aufsicht der Kenntnisnahme und der Dokumentation der Unterweisungen
- Leitung und/oder Erstellung von Unterweisungsunterlagen

- Planung der Umsetzung von Erst- und Wiederholungsunterweisung
- Definition der anlassbezogenen Unterweisungen
- Verantwortliche festlegen
- Koordination mit anderen Arbeitgebern (sofern erforderlich, siehe § 13 BetrSichV)
- Abläufe planen
- Schutzmaßnahmen festlegen
- Qualifikation der Beschäftigten sicherstellen
- Anweisungen erteilen und Beschäftigte unterweisen
- Informations- und Meldepflichten festlegen
- sich nach § 3 Abs. 7 Ziff. 3 BetrSichV von der Wirksamkeit der Maßnahmen überzeugen
- sicherstellen, dass die Beschäftigten ihren Mitwirkungspflichten nachkommen können
- Kontrollpflichten gestalten

Die Aufgaben können persönlich ausgeführt oder an Bühnen- und Studiofachkräfte delegiert werden. Hier heißt es in Kapitel 3.2 der DGUV I 215-312, dass Bühnen- und Studiofachkräfte u.a. die für die Produktion bzw. Veranstaltung erforderlichen Schutzmaßnahmen festzulegen und deren Umsetzung zu beaufsichtigen, also deren Durchführung und Wirksamkeit zu kontrollieren haben.

Befähigung

Eine Verantwortung lässt sich nur dann rechtswirksam auf eine:n Dritte:n übertragen, wenn diese:r die Fähigkeiten, Eignung und Zuverlässigkeit besitzt, die zur Erfüllung der übernommenen Verpflichtung erforderlich sind. Bei der Definition der Fähigkeiten kann man sich an den Begriff der zur Prüfung befähigten Person nach § 2 Abs. 6 BetrSichV (Betriebssicherheitsverordnung) anlehnen: „Zur Prüfung befähigte Person ist eine Person, die durch ihre Berufsausbildung, ihre Berufserfahrung und ihre zeitnahe berufliche Tätigkeit über die erforderlichen Kenntnisse zur Prüfung von Arbeitsmitteln verfügt." Es sind also drei Kriterien zu erfüllen:

- Die Person muss das, was sie tun soll, nachweisbar (z. B. durch ein Abschlusszeugnis oder ein Zertifikat) erlernt haben.
- Die Person sollte die dabei erworbenen Kenntnisse durch Praxistätigkeit ergänzt und vertieft haben.
- Die Praxistätigkeit darf nicht so lange zurückliegen, dass die erworbenen Kenntnisse als veraltet anzusehen sind.

Eignung

Neben fachlichen Fähigkeiten muss die betreffende Person tatsächlich in der Lage sein, diese Fähigkeiten im Kontext der konkreten Aufgabe anzuwenden – dies umfasst der Begriff der Eignung (Performanz). Im Sinne der Eignung sind daher fachliche Kenntnisse über die betreffende Veranstaltung bzw. Veranstaltungsstätte erforderlich, aber auch personale und soziale Kompetenzen wie Persönlichkeit und charakterliche Eigenschaften. Die Eignung umfasst körperliche, geistige und charakterliche Aspekte. Ist beispielsweise eine Person aufgrund von Persönlichkeitsmerkmalen wie ihrem Auftreten nicht in der Lage, sich gegenüber Beschäftigten oder Dritten im erforderlichen Maß durchzusetzen, ist eine Eignung nicht gegeben.

Zuverlässigkeit

Zuletzt ist die Zuverlässigkeit zu prüfen. An Personen, die aufgrund bisheriger Erfahrung nicht solche und andere Aufgaben mit der nötigen Sorgfalt und Umsicht erledigt haben, darf keine Verantwortung für die Prüfung übertragen werden.

3.4 Wirksamkeitskontrolle

Wirksamkeit der Maßnahmen meint das Erreichen der zuvor definierten Schutzziele durch Maßnahmen und während der Veranstaltungsdauer, also die dauerhafte Wirksamkeit. Jedoch lässt sich die Zielerreichung bezogen auf Infektionsschutz nicht unmittelbar und direkt messen, da der Infektionsort und -zeitpunkt nicht zweifelsfrei feststellbar ist. Zur Messung der Wirksamkeit der Maßnahmen des Infektionsschutzes sind daher Indikatoren und Kennzahlen heranzuziehen:

- Anzahl der Beschäftigten in Quarantäne
- Anzahl der Krankmeldungen von Beschäftigten aufgrund einer Ansteckung
- Anzahl und Häufigkeit der Warnmeldungen der Corona-Warn-App bei Besuchenden nach Besuch einer Veranstaltung
- Anzahl der Verstöße gegen Maßnahmen des Hygienekonzepts (siehe hierzu auch Akzeptanz der Maßnahmen)

Die Gefährdung bezieht sich im Zusammenhang mit Maßnahmen des Infektionsschutzes z. B. auf

- regelmäßige Stoßlüftung mit einer Bewertung der sich daraus ergebenden Temperaturschwankungen und Luftströmungen,
- Händedesinfektion mit einer Bewertung der Gefährdung durch dadurch verursachte Hautreizungen oder
- Mund-Nase-Schutz mit einer Bewertung der durch die Tragezeit hervorgerufenen Einschränkung besonders bei körperlicher Tätigkeit.

Neue Gefährdungen können einerseits aus der Umsetzung von Maßnahmen entstehen und andererseits gegenläufige Effekte bewirken, die sich aus widersprüchlichen Maßnahmen zu den gemeinsamen Schutzzielen der Besuchersicherheit ergeben, wie in der Tabelle 2 dargestellt. (Schütte et al., 2022).

Tabelle 2: Technische, organisatorische und personenbezogene Hygiene- und Sicherheitsmaßnahmen und mögliche gegenläufige Effekte (Schütte et al., 2022)

	Beispielhafte Hygienemaßnahme	**Beispielhafte Sicherheitsmaßnahme**	**(Möglicher) gegenläufiger Effekt**
Maßnahme (Einlass)			
Technisch	Bauliche Maßnahmen zur Trennung und Wahrung von Abständen für die Besuchenden	Bauliche Maßnahmen zur Besucherführung	Verlängerte Warteschlangen, die unkontrolliert bis in den Verkehrsraum reichen
Organisatorisch	Abstandsregeln	Einlasskontrolle (mit Körperkontakt)	Risikoabwägung zwischen der erleichterten Einschleusung gefährlicher Gegenstände und dem Infektionsschutz von Beschäftigten und Besuchenden
	Zusätzliche Prüfungen des Impfstatus (2G/3G)	Besucherführung im Einlassbereich	Verlängerte Warteschlangen, die unkontrolliert bis in den Verkehrsraum reichen
Personenbezogen	Persönliche Schutzausrüstung des Sicherheits- und Ordnungsdienstes	Kommunikation	Masken können Sprachverständlichkeit und die Kommunikationsrichtung behindern
	Persönliche Schutzausrüstung der Besuchenden	Identitätskontrolle	Masken behindern die Identitätsfeststellung von Besuchenden durch die Polizei

	Beispielhafte Hygienemaßnahme	Beispielhafte Sicherheitsmaßnahme	(Möglicher) gegenläufiger Effekt
Maßnahmen (Veranstaltung)			
Technisch	Bauliche Maßnahmen zur Abgrenzung auf dem Veranstaltungsgelände (Barrieren, Einbahnstraßensystem)	Geprüfte Flucht- und Rettungswege	Abgrenzungen können im Widerspruch zu den Flucht- und Rettungswegen stehen
	Zusätzliche Lüftung	Präventive Brandschutzmaßnahmen	Änderungen am Lüftungssystem können Folgen für den Brandschutz haben
Organisatorisch	Reduzierte Besucherkapazität	Besucherführung und -steuerung	Geringere kritische Personendichte
	Durchsetzung von Hygienemaßnahmen	Durchsetzung des Hausrechts (durch Sicherheits- und Ordnungsdienst im Namen des Betreibers)	Durchsetzung von Hygienemaßnahmen können zur Schwächung der Position und Legitimation des Sicherheitsdienstleisters führen
Personenbezogen	Akzeptanz von Hygienemaßnahmen bei Beschäftigten	Akzeptanz von Sicherheitsregeln bei Beschäftigten	Akzeptanz von Regeln bei den Besuchenden

Wirk-Prinzip-Prüfung

Um gegenläufige Effekte frühzeitig einzuschätzen, kann wie bei einer Wirk-Prinzip-Prüfung vorgegangen werden. Bei einer Wirk-Prinzip-Prüfung wird eine Anlage auf ihre Funktionsfähigkeit hin geprüft. Darüber hinaus werden Wirksamkeit und Betriebssicherheit einschließlich des bestimmungsgemäßen Zusammenwirkens von mehreren sicherheitstechnischen Anlagen während eines Störfalls oder Notfalls geprüft. Hieran angelehnt ist bei einer Wirksamkeitskontrolle das Wirk-Prinzip unter Beachtung konfligierender Schutzziele zu bewerten wie z.B. die uneingeschränkte Nutzung der Flucht- und Rettungswege bei möglichst nicht querendem Besuchendenverkehr oder die Sicherstellung der Barrierefreiheit einer Veranstaltung trotz baulicher Abtrennungen. Die Wirk-Prinzip-Prüfung im Kontext des Infektionsschutzes bezieht sich einerseits auf die Wirksamkeitsprüfung im Sinne der Funktionsfähigkeit zum Schutz vor einer Ansteckung und andererseits auf die gesamte Veranstaltung im Zusammenwirken der verschiedenen sicherheitsbezogenen Konzepte (siehe Abbildung 2).

Zur Vorbereitung eines kontinuierlichen Verbesserungsprozesses sind Art, Umfang und Ergebnis der Wirksamkeitskontrolle gemäß § 4 Abs. 5 BetrSichV als Teil des betrieblichen Gesundheitsmanagements zu dokumentieren. Die Betriebssicherheitsverordnung orientiert sich an der Verwendung von Arbeitsmitteln. Daher wird die Wirksamkeitskontrolle nur bei der erstmaligen Verwendung gefordert. Da jedoch bei Veranstaltungen von spezifischen Abläufen mit wechselnden Beteiligten an unterschiedlichen Standorten ausgegangen werden kann, ist bei geänderten Voraussetzungen die Wirksamkeit der Schutzmaßnahmen erneut zu kontrollieren. Die Wirksamkeit der Schutzmaßnahmen kann angenommen werden, wenn z. B.

- die vorhandenen technischen Schutzmaßnahmen funktionsfähig sind,
- die Informationen über Infektionsschutz- und Hygienemaßnahmen an den vorgesehenen Standorten gut sichtbar aushängen,
- erforderliche trennende Schutzeinrichtungen bei Arbeitsplätzen mit Besuchendenkontakt (Kasse, Garderobe, Gastronomie etc.) vorhanden sind,
- Grenzwerte der CO_2-Messung eingehalten werden,
- eine Lüftung den rechnerisch ermittelten Luftstrom erreicht,
- eine Überwachung der Besuchendenzahlen funktionsfähig ist,
- die Beschäftigten unterwiesen sind und erforderlichenfalls nach den Angaben in der Betriebsanleitung eingearbeitet sind,
- die notwendige persönliche Schutzausrüstung wie Mund-Nase-Bedeckung oder Handschuhe vorhanden ist oder
- die notwendigen Hilfsmittel wie Desinfektionsmittelspender an den vorgesehenen Standorten vorhanden und funktionsfähig sind.

Zufahrtsschutzkonzept
Angriffssicherheit
Physische Sicherung festgelegter Schutzziele (Besuchende)
Verkehrskonzept
Hygienekonzept
Arbeitssicherheit
Gesundheit und Sicherheit am Arbeitsplatz (Beschäftigte und mittelbar Beteiligte)
Gefährdungsbeurteilung
Sanitätsdienstkonzept
Sicherheitskonzept
Besuchersicherheit
Sichere und im Sinne der geplanten Ziele erfolgreiche Veranstaltung (Besuchende)
Sicherheits- und Ordnungsdienstkonzept
Betriebssicherheit
Bauliche Sicherheit und präventiver Brandschutz (Alle am Veranstaltungsort Anwesenden und Anrainer)
Brandschutzkonzept
Räumungskonzept
Konzept barrierefreie Räumung

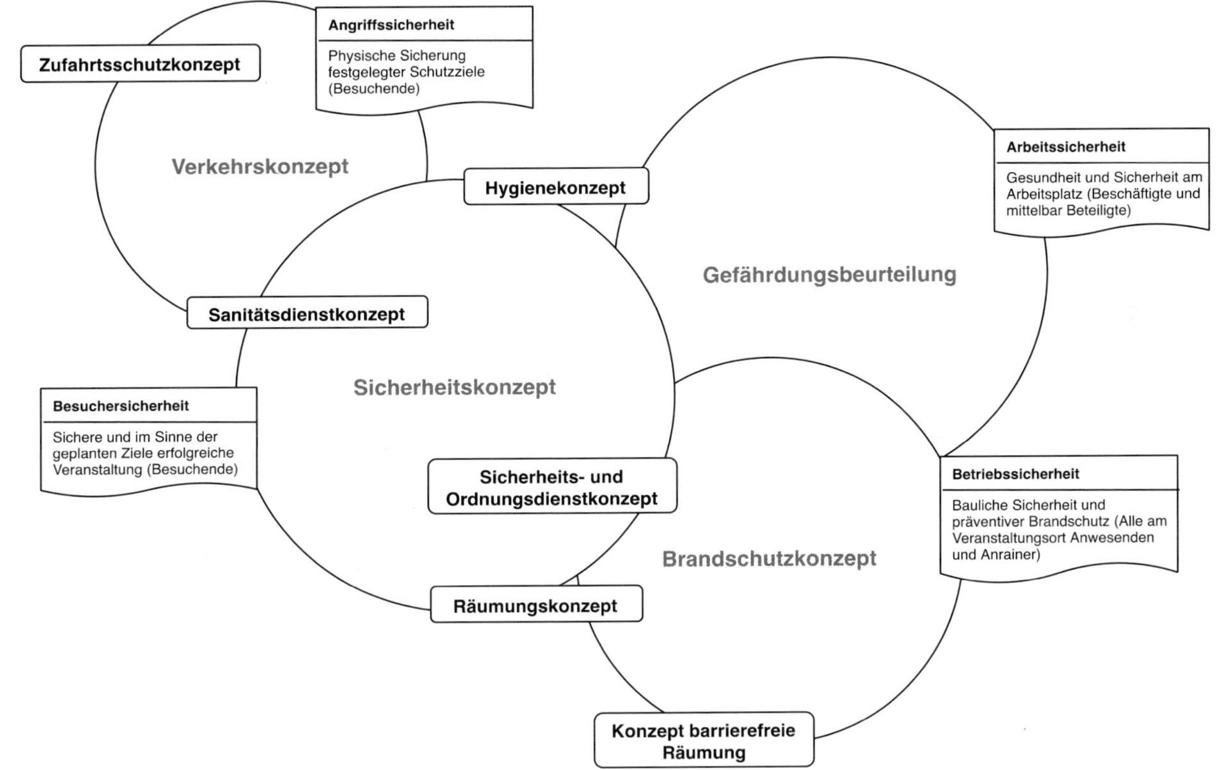

Quelle: Eigene Darstellung

Abbildung 2: Zusammenwirken der verschiedenen sicherheitsbezogenen Konzepte einer Veranstaltung.

Exkurs

Potsdamer Schlössernacht

In einem Teil des Schlossparks des Schloss Sanssouci in Potsdam hat am 20.08. und 21.08.2021 die traditionelle Potsdamer Schlössernacht stattgefunden. Am 20.08.2021 sind 9.000 Besuchende und am 21.08.2021 12.500 Besuchende gezählt worden. Die Open-Air-Veranstaltung ist an beiden Tagen im Rahmen einer Machbarkeitsstudie wissenschaftlich begleitet worden, indem Besuchende, Beschäftigte und Beteiligte in Stichproben nach einem zuvor definierten Plan unter Berücksichtigung des Veranstaltungsablaufs und der räumlichen Verteilung beobachtet wurden, um unter anderem folgende Forschungsfragen zu beantworten.

Werden Verstöße der Besuchenden gegen Maßnahmen des Hygienekonzepts durch Beschäftigte des Veranstalters oder dessen Dienstleistern durchgehend und konsequent angemahnt? Wie reagieren die Besuchenden darauf?

Ergebnisse:

Grundsätzlich haben sich die Beschäftigten an die Maßnahmen des Hygienekonzepts gehalten. Eine größere Anzahl an Verstößen konnte nur in den Bereichen festgestellt werden, bei denen die Maßnahmen selbst infrage zu stellen sind, wie die regelmäßige Desinfektion von Einmalhandschuhen am Einlass oder das Tragen einer Mund-Nase-Bedeckung trotz Spuckschutz.

Halten sich die Beschäftigten an die Maßnahmen des Hygienekonzepts? In welchen Situationen wird das Einhalten der Maßnahmen des Hygienekonzepts für die Beschäftigten unzumutbar, nicht oder nur schwer umsetzbar?

Ergebnisse:

Es konnte beobachtet werden, dass sich die Beschäftigten zum überwiegenden Teil an die Maßnahmen des Hygienekonzepts hielten. Verstöße waren nur vereinzelt feststellbar. Insbesondere in Relation zu den Besuchenden wurde eine geringe Anzahl von Verstößen beobachtet. Überproportional viele der beobachteten Verstöße fanden im Bereich Einlass statt. Dies ließ sich unter anderem mit der geringen Anzahl Beschäftigter im Vergleich zur Menge der Besuchenden und dem daraus resultierenden Arbeitspensum begründen. Im Bereich Catering wurden am zweiten Tag der Beobachtungsstudie und Veranstaltung nur ungefähr halb so viele Verstöße der Beschäftigten im Vergleich zum ersten Tag dokumentiert. Dies könnte ein Ausdruck der Learning Curve sein.

Halten sich die Beteiligten an die Maßnahmen?

Ergebnisse:

Die Beteiligten, insbesondere die Künstler:innen, bilden eine kritische Größe. Sie sind ein wesentlicher Besuchsanlass, sie stellen die Interaktion mit dem Publikum her und sie sind Mittler:innen von Infektionsschutz- und Hygienemaßnahmen. Die besonderen Regeln bei der Interaktion mit dem Publikum (Beziehung Beteiligte – Besuchende) sind nicht durchgehend eingehalten worden. Einige haben auf die Maßnahmen vor Showbeginn hingewiesen oder auch während der Shows diese angemahnt, andere nicht. Hier ist zu empfehlen, die Beteiligten auch zwischendrin auf die Hygieneregeln hinzuweisen und bei häufigeren Verstößen durch Beschäftigte aus den Bereichen Service bzw. Sicherheit zu ergänzen.

Werden Verstöße der Besuchenden gegen Maßnahmen des Hygienekonzepts durch Beschäftigte des Veranstalters oder dessen Dienstleister durchgehend und konsequent angemahnt?

Ergebnisse:

Verstöße der Besuchenden wurden gemäß den Beobachtungen der Studienassistent:innen nur in Einzelfällen von Beschäftigten angemahnt. Einzelne Kommentare der Studienassistent:innen zeigen, dass sie ohne Ermahnung der Besuchenden in der Nähe von Menschenansammlungen gestanden haben und nicht auf das Tragen einer Mund-Nase-Bedeckung hingewiesen haben. Hier ist eventuell eine präzisere Unterweisung der Beschäftigten oder bei Beschäftigten von Dienstleistern (Beteiligte) ein klareres Briefing der Teamleitungen und Teams notwendig.

3.5 Akzeptanz von Maßnahmen

Die Akzeptanz von Maßnahmen für Beschäftigte, Beteiligte und Besuchende wird von mehreren Faktoren beeinflusst:

Gesellschaftliche Akzeptanz: Personenbezogene Hygiene- oder Sicherheitsmaßnahmen sind in der Regel Ergebnisse von langwierigen gesellschaftlichen Verhandlungsprozessen. Mit Beginn der Corona-Pandemie waren der Lockdown oder Teil-Lockdown als erste Maßnahmen personenbezogen, ohne dass ein längerer gesellschaftlicher Diskurs stattfinden konnte. Mit der Wiederöffnung und der Ermöglichung von Veranstaltungen sind technische, organisatorische und personenbezogene Maßnahmen verpflichtend. Diese wurden aufgrund der dynamischen Entwicklung im Pandemiegeschehen zunächst ohne gesellschaftlichen Verhandlungsprozess durchgesetzt. Ihre dennoch relativ breite gesellschaftliche Akzeptanz beruht auf einer individuellen Risikoabwägung, die vom persönlichen Sicherheitsempfinden bzw. Unsicherheitsgefühl geleitet und durch das Verhalten des Umfelds beeinflusst ist. Die gesellschaftliche Akzeptanz von Sicherheitsmaßnahmen ist eine soziale und aufgrund der Veränderungsfähigkeit sozialer Systeme dynamische Größe. Die Akzeptanz von Sicherheitsmaßnahmen bei Veranstaltungen hat sich zwischen den Jahren 2020 und 2022 gewandelt. Mit der ersten Wiederöffnung von Veranstaltungsstätten wurden alle Maßnahmen durch Beschäftigte, Beteiligte und Besuchende akzeptiert. Allerdings erzeugte die wachsende Diskrepanz zwischen den Maßnahmen bei einer Veranstaltung und den Erfahrungen im Alltag ein Akzeptanzproblem hinsichtlich der Infektionsschutz- und Hygienemaßnahmen.

Vermittlung: Die nachvollziehbare und schlüssige Vermittlung ist beim Infektionsschutz im besonderen Maße von Bedeutung, da die Erreger nicht zu schmecken, nicht zu fühlen und nicht zu sehen sind. Auch die Ausscheider:innen sind nicht eindeutig zu erkennen, zu unterschiedlich waren die Krankheitsverläufe, ja häufig verlief Corona sogar asymptomatisch. Eine FFP2-Maske ist ein sichtbarer Schutz für die anderen. Medizinisches Händewaschen hingegen verlangt die Transferleistung, dass von der Virenlast auf den Händen eine Gefahr ausgeht. Gefahren, die nicht intuitiv erkennbar sind wie Feuer, hörbar sind wie Lärm oder fühlbar sind wie Hitze oder Kälte, verlangen Aufklärung und Vermittlung. Da die Vermittlungsaufgabe beim Infektionsschutz von Institutionen und Organisationen ausgeht – die Legislative, die durch Änderungen im Infektionsschutzgesetz die rechtliche Grundlage für Ad-hoc-Maßnahmen im Nachhinein auf Bundesebene geschaffen hat, die Verwaltung, die Verordnungen umzusetzen hat, Ordnungsamt und Polizei, die bei Verstößen gegen Gesetze und Verordnungen einschreiten, und die Organisation, die auf Grundlage bestehenden Rechts handelt – ist die Akzeptanz der zu vermittelnden Botschaften abhängig vom Vertrauen in die verschiedenen Organisationen. (Siehe hierzu auch Exkurs Potsdamer Schlössernacht.)

Gruppenverhalten: Individuen passen sich dem Verhalten individuell positiv bewerteter Gruppen an. Die individuelle Akzeptanz von personenbezogenen Hygienemaßnahmen ist daher von den Wertvorstellungen innerhalb der Gruppe abhängig. Das Gruppenverhalten ist in Krisensituationen von besonderer Bedeutung, da gerade dann Autoritäten infrage gestellt werden und sich neue Normen und neues Gedankengut in der Gruppe bilden können. Hier sind einzelne als Orientierung dienende Personen wie die Künstler:innen bei der Veranstaltung in besonderem Maße verhaltenswirksam und können ein akzeptierendes oder widersprechendes Verhalten der Besuchenden und damit eine höhere oder geringere Akzeptanz von Hygienemaßnahmen beeinflussen.

Sicherheitsempfinden: Die Akzeptanz von Hygienemaßnahmen ist abhängig vom Sicherheitsempfinden, da eine individuelle Abwägung zwischen dem gefühlten Risiko eines Verhaltens und dem eigenen Sicherheitsempfinden stattfindet. Das wahrgenommene Risiko ist keine absolute Größe, sondern wird durch Verzerrungen und Heuristiken bestimmt. (Siehe hierzu Exkurs Heuristiken.)

Exkurs

Heuristiken von Carolina Grafe

Da Individuen in Entscheidungssituationen zumeist keine konkreten Wahrscheinlichkeitsangaben respektive Algorithmen zur Berechnung von Wahrscheinlichkeiten zur Verfügung stehen, verletzt das Erleben und Beurteilen von Unsicherheiten oft die Regeln der Wahrscheinlichkeitstheorie und wird somit den intuitiven Wahrscheinlichkeitsurteilen zugeordnet. (Pfister et al., 2017) Als Erklärung für die Bildung derartiger Wahrscheinlichkeitsurteile setzte sich der Begriff Urteilsheuristik durch, da sie mithilfe von kognitiven Heuristiken, einfachen, bewährten Verfahren, mit deren Hilfe komplexe Probleme gelöst werden können (Faustregeln), gebildet werden. (Tversky & Kahneman, 1982) Durch das Verlassen auf eine begrenzte Anzahl heuristischer Prinzipien können Individuen so die komplexen Aufgaben der Wahrscheinlichkeitsbewertung und der Vorhersage von Werten auf einfachere Urteilsoperationen reduzieren. Durch diesen unmittelbaren und anstrengungslosen Urteilsprozess wird ein Gefühl von Richtigkeit und Wahrheit vermittelt. Die damit erzielten Lösungen sind zwar nicht zwingend korrekt, genügen jedoch zumeist für den pragmatischen Alltag. (Gilovich & Griffin, 2002) Somit sind Heuristiken im Allgemeinen recht nützlich, können teilweise jedoch auch zu schwerwiegenden und systematischen Fehlern führen.

Die Repräsentativitätsheuristik besagt, dass die subjektive Wahrscheinlichkeit für ein Ereignis als umso größer eingeschätzt wird, je repräsentativer (ähnlicher) das Ereignis für die Population oder Kategorie ist, zu der es gehört. (Tversky & Kahneman, 1982) Im Gegensatz zur Wahrscheinlichkeit sind Repräsentativität und Ähnlichkeit für Individuen kognitiv leicht zugänglich und daher schnell und mühelos zu beurteilen. Ferner korreliert Repräsentativität häufig mit Wahrscheinlichkeit, was allerdings oft überschätzt wird.

Laut der Verfügbarkeitsheuristik wird die subjektive Wahrscheinlichkeit für ein Ereignis als umso höher eingeschätzt, je leichter oder schneller man in der Lage ist, sich Beispiele für das Ereignis in Erinnerung zu rufen oder vorzustellen. (Schwarz et al., 1991) Dabei ist die Leichtigkeit (also Verfügbarkeit), sich etwas vorzustellen, weil es z.B. bereits in Filmen aufgetreten ist, wichtiger als die Menge der erinnerten Beispiele. Da Individuen üblicherweise Ereignisse, die häufig passieren, besser abspeichern und sich somit einfacher daran erinnern als an seltene, ist die Anwendung der Verfügbarkeitsheuristik im Allgemeinen sehr effizient. Unter bestimmten Bedingungen kann sie ebenfalls zu Verzerrungen, wie z.B. der Beeinflussung durch die Lebhaftigkeit und Anschaulichkeit der Darstellung (Flugzeugabsturz), Beeinflussung durch Präsenz der Ereignisse (Medien), Beeinflussung durch Ereignisverknüpfungen (Gleichzeitigkeit) oder Differenz zwischen der eigenen und der fremden Perspektive (persönlicher Bezug), führen. Die mediale Berichterstattung ist hier ein relevanter Einflussfaktor, der sich stark auf die erinnerten Ereignisse auswirkt und so das Urteilsvermögen hinsichtlich der Häufigkeit von Ereignissen beeinflusst.

Nach der Verankerungs- und Anpassungsheuristik setzen Individuen, wenn sie eine unbekannte quantitative Größe (z.B. eine Häufigkeit) einschätzen sollen, zunächst einen Ankerwert und adjustieren diesen dann nach oben oder unten und empfinden nachfolgende Erfahrungen darauf hin als weniger oder mehr wahrscheinlich. Dabei kann jede Wahrnehmung unbewusst als Anker herangezogen werden, da durch eine Reizvorgabe ein automatischer Vorgang ausgelöst wird, der zu einer selektiven Aktivierung von assoziierten Konzepten im Gedächtnis führt, welche die Schätzung beeinflussen. Bei für die Urteilsbildung irrelevanten Ankern kommt es auch bei dieser Heuristik zu Verzerrungen, wie z.B. der Fehleinschätzung von numerischen Größen, Verzerrungen der Erinnerung oder fehlerhaften und unzureichenden Vorstellungen. (Mussweiler et al., 2004)

Nachvollziehbarkeit: Die Nachvollziehbarkeit von Hygienemaßnahmen wird zwar durch die Vermittlung beeinflusst, geht aber über die vermittelbaren Inhalte hinaus. Hygienemaßnahmen müssen schlüssig und begründbar sein. Sind Maßnahmen für die Besuchenden nicht nachvollziehbar, weil sie z.B. im Widerspruch stehen zu Maßnahmen andernorts (z.B. unterschiedliche Gesetze und Verordnungen der Bundesländer), so besteht die Gefahr, dass diese nicht mehr akzeptiert werden.

Grad der Einschränkung: Die Akzeptanz von Hygienemaßnahmen hängt vom Grad der als Einschränkung empfundenen Wahrnehmung ab. Die wahrgenommene Einschränkung lässt sich über die Veranstaltungsart und die persönliche Belastung beschreiben. Der Kinobesuch könnte durch die Sperrung von Sitzen zwischen gebuchten Sitzplatzkontingenten kaum eingeschränkt sein, sondern ganz im Gegenteil könnte der leere Platz als Mehrwert empfunden werden. Ein Open-Air-Rockkonzert, bei dem die Besuchenden auf in Abstand von 1,50 m positionierten Einzelplätzen sitzen, weicht stark von der üblichen (bisherigen) Praxis, den Begleiterscheinungen und Erfahrungen ab und könnte daher als stark einschränkend wahrgenommen werden. Der Verzicht auf eine Pause bei einem Opernbesuch und die Verpflichtung, während der Spieldauer eine Mund-Nase-Bedeckung zu tragen, könnte als mittlere Einschränkung empfunden werden. In der Tendenz werden daher technische Maßnahmen, da sie in der Regel keine unmittelbar wahrnehmbare Einschränkung bedeuten, eher akzeptiert als organisatorische und diese wiederum eher als personenbezogene Maßnahmen. Siehe hierzu Exkurs zur Akzeptanz von Hygienemaßnahmen.

Exkurs

Ergebnisse einer Online-Umfrage zur Akzeptanz von Hygienemaßnahmen bei Veranstaltungen von Niklas Jentzsch

An der Onlinebefragung, die im Zeitraum vom 12.01. bis 26.02.2021 durchgeführt wurde, haben 528 Personen teilgenommen, von denen 446 (84,5 %) die Umfrage vollständig abgeschlossen haben. Die Befragung umfasste 26 Fragestellungen. Den Teilnehmenden wurden im Rahmen der Befragung 16 in dem Erhebungszeitraum übliche Hygienemaßnahmen angezeigt, aus denen sie jene auswählen sollten, die ihnen während der besuchten Veranstaltung aufgefallen sind. Desinfektionsmittelspender am Eingang, Mitarbeitende, die eine Mund-Nase-Bedeckung tragen, sowie vergrößerter Abstand zwischen den Sitzplätzen wurden von über 81,0 % der Besuchenden wahrgenommen. 63,9 % geben an, dass Desinfektionsmittel in den Sanitärräumen zur Verfügung standen. Der Verzicht auf Garderobendienst (37 %), bevorzugte kontaktlose Bezahlung (38,8 %), digitale Tickets (33,5 %) und Acrylglasscheiben an Verkaufsständen oder Kassen sind von 25,6 % der Befragten festgestellt worden.

Regelungen zur Tragepflicht einer Mund-Nase-Bedeckung geben die Besuchenden wie folgt an: 67,0 % haben mindestens eine Veranstaltung besucht, bei der eine Tragepflicht einer Alltagsmaske außerhalb des Sitzplatzes bestanden hat. 31,7 % geben an, dass bei ihrem Veranstaltungsbesuch die Tragepflicht auch am Sitzplatz bestand. Nur 2,2 % der Befragten erklären zu diesem Zeitpunkt, dass bei ihrer besuchten Veranstaltung eine FFP-2-Maskentragepflicht bestanden hat. Ein Verbot von Masken mit Auslassventilen beobachteten 3,5 % der Befragten.

Eine:n ausgewiesene:n Hygienebeauftragte:n haben nur 16,7 % der Personen erkannt. Außerdem wurde von 18,5 % ein personell verstärkter Ordnungsdienst wahrgenommen. Durch eine Lüftungsanlage erzeugte Geräusche haben nur 2,6 % der Befragten wahrgenommen. Anhand der in dieser Frage zur Auswahl gestellten Hygienemaßnahmen ist nachfolgend nach der Akzeptanz für diese Maßnahmen gefragt worden. Die mögliche Auswahl reichte von „akzeptiere ich gar nicht“ (1), „akzeptiere ich nur wenig“ (2), „stehe ich neutral gegenüber“ (3), „akzeptiere ich mit kleineren Einschränkungen“ (4) und „akzeptiere ich voll und ganz“ (5). Es stand außerdem das Feld „kann ich nicht beurteilen“ zur Auswahl.

Die Akzeptanzbewertungen werden in Akzeptanzniveaus zusammengefasst. Bezogen auf die gesamte Stichprobe lassen sich die Hygienemaßnahmen basierend auf dem Mittelwert in folgende Akzeptanzniveaus aufteilen: Maßnahmen, deren Akzeptanz im Mittel größer 4 bewertet wurden, werden besonders akzeptiert genannt, Mittelwerte größer 3 werden als akzeptiert verstanden, Mittelwerte größer 2 werden als mäßig akzeptiert zusammengefasst. Mittelwerte kleiner gleich 2 werden als gering akzeptiert berücksichtigt, Werte kleiner gleich 1 werden als gar nicht akzeptiert bewertet. Für die Gesamtheit aller Befragten bilden sich ausschließlich die Akzeptanzniveaus besonders akzeptiert (4) und akzeptiert (3) aus. Es gibt keine Maßnahmen, die in darunter liegende Niveaus fallen.

Besonders akzeptierte Hygienemaßnahmen bei Veranstaltungen laut der Ergebnisse der Befragung (Februar 2021)

- Verringerung der Besuchendenkapazitäten allgemein
- keine freie Sitzplatzwahl, ausschließlich fest vergebene Sitzplätze
- ausschließlich Sitzplätze
- Alltagsmaske überall auf dem Veranstaltungsgelände, außer am Sitzplatz
- Hinweise auf die Einhaltung des Abstandsgebots beim Einlass und auf Fluren durch Schilder und den Ordnungsdienst
- Bestuhlung mit 2 m Abstand zu fremden Haushalten
- Begrenzung der maximalen Gruppenanzahl (z. B. dürfen maximal sechs Personen zusammensitzen)
- vorgeschriebene Händedesinfektion am Eingang
- Fiebermessung am Eingang

- Veranstaltungsverweis von Personen mit Erkältungssymptomen
- Angabe von Kontaktdaten beim Eintritt oder schon beim Kauf der Eintrittskarten
- verzögerter Einlass durch Abstandhalten
- kein Garderobendienst
- Zuweisung von Einlasszeiten beim Ticketkauf (z. B. eine Hälfte der Zuschauer:innen kommt um 18 Uhr, die zweite Hälfte um 18:30 Uhr)
- zusätzliches Lüften durch Fenster und Türen (dadurch höherer Luftaustausch, niedrigere Temperaturen, Durchzug, Straßenlärm etc.)
- Installation von Acrylglasscheiben an Verkaufstresen
- erhöhte Anzahl von Mitarbeiter:innen im Ordnungsdienst
- ausschließlich digitale Tickets
- ausschließlich Kartenzahlung

Akzeptierte Hygienemaßnahmen bei Veranstaltungen laut der Ergebnisse der Befragung (Februar 2021):

- Alltagsmaske während der kompletten Veranstaltung
- ausschließlich FFP2-Masken während der kompletten Veranstaltung
- Verbot von Masken mit Auslassventilen
- kein Anprobieren von Kleidungsstücken und Schmuck (bei Märkten und Ausstellungen)
- kein Getränkeausschank
- kein Essensverkauf
- Warteschlange vor den Sanitärräumen durch verringerte Toilettenanzahl
- Geräusche durch Lüftungsanlage

Trotz des durchgehend hohen Akzeptanzniveaus bezüglich direkt benannter Maßnahmen aus der vorgegebenen Auswahl weisen die Befragungsergebnisse darauf hin, dass von einer allgemeinen Akzeptanz einschränkender Maßnahmen nicht ausgegangen werden kann. Die Angaben der Befragten auf die Frage, ob sie sich auch dann an vom Veranstalter vorgegebene Regeln halten würden, wenn sie diese persönlich nicht gut finden, sind nicht eindeutig. In einer stufenlosen Skala zwischen 0 für „Ich werde mich nicht an die Regeln halten“ und 100 für „Ich werde mich während der gesamten Veranstaltung vollständig an die Regeln halten“ liegt der Durchschnitt der Antworten bei 68,1, mit einer hohen Standardabweichung von 23,3.

Für das Unsicherheitsgefühl auf Veranstaltungen in Bezug auf Infektionsrisiken scheint die Sichtbarkeit der Maßnahmen von besonderer Bedeutung (hohe Akzeptanz für eine Liste von spezifischen Maßnahmen gegenüber schwächerer Akzeptanz bei der allgemeinen Frage nach Maßnahmen, die persönlich für nicht gut gefunden werden). So wird auch der allgemeine Schutz durch ein vom Veranstalter erarbeitetes Hygienekonzept im Durchschnitt nur mit 46,8 bewertet. Die Skala reicht von 0 für „Ich fühle mich sehr schlecht geschützt“ bis 100 für „Ich fühle mich sehr gut geschützt“. Hingegen bewerten die Befragten, die im Zeitraum vor der Umfrage eine Veranstaltung unter der Anwendung eines Hygienekonzepts besucht haben (N=227), den Schutz deutlich höher mit 79,2 von 100 (Skala angleichend an vorherige Fragestellung skaliert). Die sichtbaren und selbst angewandten Maßnahmen scheinen im Rückblick offenbar stärker akzeptiert zu werden. Ob sich gerade wegen des als gering empfundenen allgemeinen Schutzes etwas mehr als die Hälfte der Befragten bewusst gegen den Besuch einer Veranstaltung unter Anwendung eines Hygienekonzepts entschieden haben, ist jedoch nicht belegbar.

Insgesamt konnte die Online-Befragung nachweisen, dass im Befragungszeitraum eine hohe bis sehr hohe Akzeptanz aller zur Auswahl gestellten Hygienemaßnahmen bestand und sich die Befragten auf den besuchten Veranstaltungen sicher gefühlt hatten. Davon abweichend schätzten Personen, die keine Veranstaltung besucht hatten, das Schutzniveau durch die Hygienekonzepte als auffällig geringer ein.

3.6 Prüfung der Maßnahmen

Durch eine Prüfung soll festgestellt werden, inwieweit ein Prüfobjekt – hier also das Hygienekonzept – eine Forderung erfüllt. Als Prüfanforderungen für ein Hygienekonzept gilt die Funktionsfähigkeit der strukturierten Darstellung von technisch-baulichen, organisatorischen und personenbezogenen Maßnahmen zur Minderung des Infektionsrisikos übertragbarer Krankheiten beim Menschen und ihre Weiterverbreitung durch Aufenthalte bei einer Veranstaltung auf ein tolerierbares Maß. Dabei ist jedoch zu beachten, dass nicht die Anforderung der Minderung des Infektionsrisikos, sondern die strukturierte Darstellung der Maßnahmen geprüft wird. Die Wirksamkeit im Sinne eines geminderten Infektionsrisikos wird, wie im Kapitel 3.4 dargestellt, nur über indirekte Kenngrößen angenommen. Die zu beantwortende Prüfungsfrage lautet also, ob das zu prüfende Hygienekonzept eine strukturierte Darstellung der Maßnahmen enthält. Eine zweite Form der Prüfung wäre eine Prüfung der Kohärenz von geplanten Maßnahmen und deren Umsetzung vor Ort. Auch hier wird nicht die Wirksamkeit einer Maßnahme geprüft, sondern lediglich, ob eine im Konzept enthaltene Maßnahme auch auf der Veranstaltung so umgesetzt worden ist, denn weder geben das Infektionsschutzgesetz noch die allermeisten Infektionsschutzverordnungen der Länder detailliert Auskunft über Inhalt und erforderliche Maßnahmen eines Hygienekonzepts. Damit existiert auch nur eine schwache Rechtsgrundlage zur Bewertung der Inhalte eines Hygienekonzepts. Prüfungsanforderung ist somit nicht die Frage, welche Maßnahmen geplant sind oder ob diese Maßnahmen für das Schutzziel angemessen sind, sondern nur, ob überhaupt Maßnahmen genannt sind.

Prüfung

Die Prüfung des Hygienekonzepts einer Veranstaltung erfolgt durch die zuständige Gesundheitsbehörde der Kommune. Die Gesundheitsbehörden waren bis zur Corona-Pandemie kein relevanter Teil der Genehmigungspraxis einer Veranstaltung. Es besteht daher kein langjähriger gemeinsamer Erfahrungsaustausch wie mit anderen Behörden. Die Gesundheitsbehörden sahen sich mit Akzeptanzproblemen konfrontiert, da ihre Kompetenz bei der Bewertung der Risiken einer Veranstaltung durch die Veranstalter infrage gestellt wurde (Schönefeld et al., 2022). Das hat mehrere Ursachen:

- Die Gesundheitsbehörden sind ohne Bewertungsraster kaum fachlich fähig gewesen, ein Hygienekonzept für eine Veranstaltung zu beurteilen, und konnten daher nur das Vorhandensein eines Hygienekonzepts fordern. Dadurch ist kein Ermessensspielraum gegeben, sondern nur die Berücksichtigung des aktuellen Stands der Infektionsschutzverordnungen.
- Trotz kurzfristiger Personalaufstockung sind die Gesundheitsbehörden durch die Vielzahl der zusätzlichen Aufgaben wie Kontaktverfolgung, Sichtung und Kontrolle, Information und Kommunikation häufig nicht in der Lage gewesen, Prüfungen von Hygienekonzepten auf dem Papier und insbesondere nicht vor Ort vorzunehmen.
- Die Gesundheitsbehörden mussten auf Basis sich zum Teil täglich ändernder Gesetzesgrundlagen entscheiden. Die Mitwirkung oder Anhörung der lokalen Behörden erfolgte lediglich punktuell, sodass sie ebenso wie die Veranstalter auf Basis sich widersprechender und nur unzureichend kommunizierter Rechtsgrundlagen handeln mussten. Dies führte zu einer sehr restriktiven Auslegung, denn eine nicht genehmigte Veranstaltung kann auch nicht zum Vorwurf einer unnötigen Gefährdung von Besuchenden führen.

Diese Faktoren führten dazu, dass umfangreiche Hygienekonzepte mit dem Wissen erstellt wurden, dass die aufgeführten Maßnahmen nicht vollständig vor Ort umgesetzt werden und auch nicht in dieser Form umgesetzt werden können, da sie wenig praxistauglich sind. Ebenso wurden Maßnahmen im Hygienekonzept festgehalten mit dem Bewusstsein, dass eine Prüfung vor Ort durch die zuständige Gesundheitsbehörde nicht stattfinden wird. Auf diese Weise baute sich eine Legitimationsfassade auf (Schönefeld et al., 2022), in der Hygienekonzepte ausschließlich erstellt wurden, weil es verlangt war. Eine positive Haltung zur Sinnhaftigkeit von Infektionsschutz und Hygiene konnte insbesondere für diametral unterschiedlich eingesetzte Maßnahmen nicht entwickelt werden.

3.7 Anforderungen an Lüftung und Luftreinigung

Gunnar Grün

Die Übertragung von Covid-19 über die Luft stellt nach aktuellem Wissensstand einen wichtigen Übertragungsweg der Infektion dar. Die Coronaviren (SARS-CoV-2 Virus) werden dabei vor allem in Form von Aerosolen verbreitet, die sich wie Luft verhalten und mit der Raumluftströmung verteilt werden (Bouriba, 2020; Doremalen et al., 2020, Meselson, 2020; Morawska & Cao, 2020; Scheuch, 2020; Tang et al., 2020). Um das Infektionsrisiko in Aufenthaltsräumen zu senken, muss also die Konzentration an Aerosolen mit infektiösen Viren verringert werden. Dies geschieht zum einen durch weniger Personen in den Räumen und die Anwendung von persönlichen Schutzmaßnahmen – damit werden die Aerosolquellen reduziert. Andererseits muss die belastete Luft verdünnt werden: durch Austausch mit unbelasteter Luft, also durch Lüften, und durch Entfernung von Belastungen, also durch Reinigung. Unabhängig von der Verdünnung der potenziell infektiösen Aerosole muss eine für die Nutzung adäquate Luftqualität bereitgestellt werden – also ausreichend Sauerstoff aus der Außenluft verfügbar sein und Schadstoffe sowie Belastungen abgeführt werden (Verbrennungsprodukte, Dampf, Gerüche etc.).

Lüftung kann hierfür vorrangig durch raumlufttechnische (RLT-) Anlagen und alternativ auch organisatorisch durch sogenannte freie Lüftung, z.B. über Fenster, Türen oder Schächte, sichergestellt werden. Dabei ist zu beachten, dass unerwünschte Luftströme oder auch ein Umluftbetrieb von RLT-Anlagen Aerosole in der Raumluft ungünstig verteilen können, weshalb ein professionelles Raumluftkonzept mit einer durchdachten Planung der Lüftungsmaßnahmen wichtig ist. In modernen Veranstaltungsräumlichkeiten sind typischerweise RLT-Anlagen verbaut: in Sälen, aber auch anderen Aufenthaltsräumen wie Foyers. Die Erforderlichkeit von Lüftungsanlagen in Versammlungsstätten ist für Aufenthaltsräume mit mehr als 200 m^2 Grundfläche in der Muster-Versammlungsstättenverordnung (MVStättVO) definiert. Daneben dienen RLT-Anlagen dazu, den thermischen Komfort sicherzustellen, was insbesondere bei größeren Räumlichkeiten mit vielen Personen allein durch eine freie Lüftung in der Regel nicht möglich ist.

3.7.1 Raumlufttechnische Anlagen

Misch-lüftung

Raumlufttechnische Anlagen können nach ihrer Luftführung unterschieden werden: im Wesentlichen der Mischlüftung und der Verdrängungslüftung. Bei Letzterer werden zwei Luftführungsarten unterschieden, die Kolbenlüftung und die Quelllüftung (siehe Abbildung 3). Bei der Kolbenlüftung strömt die Luft von oben in den Raum, durchströmt den Raum „kolbenartig" entweder vertikal nach unten oder mit horizontaler Strömungsrichtung zu den Seiten des Raums, wo sie abgeführt wird. Im Raum befindliche Lasten werden dabei erfasst und abgeschieden. Bei der Quelllüftung wird die Luft dem Raum von unten zugeführt. Hierbei beträgt die Temperatur der zugeführten Luft etwa 2 bis 4 Kelvin weniger als die Raumluft, um sich über die gesamte Bodenfläche auszubreiten. Von im Raum befindlichen Wärmequellen (Personen, technische Ausstattung) wird die Zuluft erwärmt und steigt im Raum nach oben, wo sie abgeführt wird. Die Mischlüftung ist die allgemein am häufigsten eingesetzte Luftführungsart. Hierbei wird Luft in Form einzelner Strahlen in den Raum geführt. Im Unterschied zu den vorher beschriebenen Luftführungsarten vermischt sich die zugeführte Luft mit der Raumluft und sorgt dadurch für eine Verdünnung von in der Raumluft vorhandenen Lasten (Fritsche, 2020).

Quell-lüftung

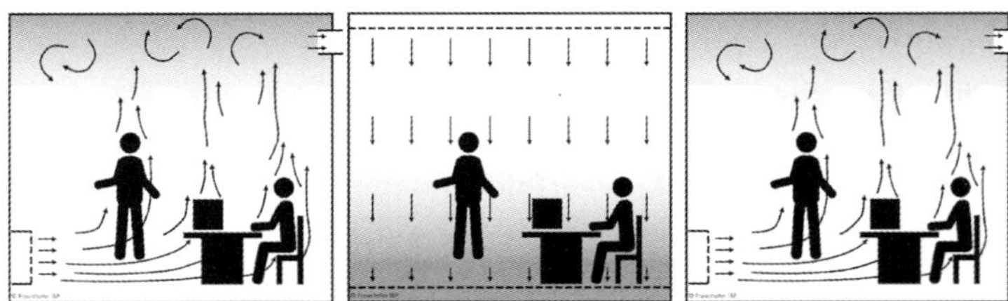

Quelle: Fraunhofer-Institut für Bauphysik IBP

Abbildung 3: Prinzip der Quelllüftung (links), Kolbenlüftung (mittig) und Mischlüftung (rechts).

Alle beschriebenen Arten der Luftführung können – entsprechende Reinheit der Zuluft vorausgesetzt – dazu beitragen, die Aerosolkonzentration (z. B. SARS-CoV-2) zu senken. Die Verdrängungslüftung bietet gegenüber der Mischlüftung den Vorteil, dass eine gleichmäßige Verteilung der Last im Raum durch Verdünnungseffekte vermieden wird. Sie wird häufig in Bereichen eingesetzt, die unabhängig von einer pandemischen Lage besondere Anforderungen an die Partikelkonzentration haben bzw. in denen hohe Wärmelasten abgeführt werden müssen, wie u. a. in Zuschauerräumen.

3.7.2 Raumluftreinigung

Ist eine Raumluftreinigung in Ergänzung zu regelmäßigem Lüften oder zu einer Lüftungsanlage mit ausreichend Außenluftzufuhr vorgesehen, sollte Folgendes berücksichtigt werden.

3.7.2.1 Erforderlicher Luftvolumenstrom

Betriebspunkt

Bei der Raumluftreinigung wird die Raumluft mittels eines für den Raum und die Belegungsdichte passend einzustellenden Luftvolumenstroms einer Reinigung zugeführt. Entsprechend kann der Luftvolumenstrom – teils in Stufen, teils stufenlos – an den Anlagen eingestellt werden. Für die jeweilige Anwendung wird ein bestimmter Volumenstrom definiert, mit dem die Geräte mindestens betrieben werden müssen – unabhängig davon, ob sie potenziell auch einen größeren Volumenstrom fördern können. Im Folgenden wird diese Einstellung als Betriebspunkt bezeichnet. Um ein Ansteckungsrisiko zu reduzieren, darf der Betriebspunkt in der praktischen Anwendung nicht unterschritten werden.

Für Räumlichkeiten in Nichtwohngebäuden mit Publikumsverkehr wurden Lüftungsraten typischerweise nach DIN EN 15251: 2012-12, ersetzt durch DIN EN 16798-1:2021-04 in Abhängigkeit der Personenbelegung und der Qualität der verwendeten Bauprodukte ausgelegt. Zur Erreichung einer Raumluftqualität (Indoor Air) entsprechend der Stufe IDA1 ist ein personenbezogener Volumenstrom von 54 m^3/h/Person an unkontaminierter Luft erforderlich. Angelehnt daran werden, um in pandemischer Lage einen ausreichenden Außenluftvolumenstrom zu erzielen, typischerweise Luftwechselraten von 4 bis 8 h^{-1} bzw. Luftvolumenströme von 40 bis 60 m^3/h pro Person angesetzt. Bei der Überprüfung der Effektivität wird häufig die Konzentration von CO_2 in der Raumluft als Marker herangezogen. Unter der Annahme einer Mischlüftung und einer gleichmäßigen Produktion von CO_2 als Stoffwechselprodukt der anwesenden Personen entspricht dies sodann einer Zielkonzentration von etwa 800 ppm.

3.7.2.2 Funktionsweisen der Raumluftreinigung

Um eine zur Lüftung mit Außenluft zusätzliche Verdünnung der potenziell infektiösen Aerosolkonzentration zu erreichen, kommen unter anderem sogenannte Luftreinigungsgeräte (mobil, zur Decken-/Wandmontage oder zum Einbau in Lüftungsanlagen) zum Einsatz. Diese basieren prinzipiell auf zwei Funktionsweisen:

- der Abscheidung von Partikeln (und damit potenziell auch von Viren) und
- der Inaktivierung des infektiösen Materials (also einer Zerstörung der Viren bzw. ihrer Mechanismen, Desinfektionstechnologien).

Beide Prinzipien können allein oder auch in Kombination wirksam sein und das Infektionsrisiko senken. Bei der Bewertung der Effizienz muss deutlich unterschieden werden, ob die angegebene Effizienz mit einer abscheidenden Wirkung oder einer Reduktion der Virulenz (potenziell infektiös) einhergeht. Die abscheidende Wirkung lässt keinerlei Rückschlüsse auf die potenzielle Infektiosität der verbleibenden bzw. abgeschiedenen Partikel zu. Das kann nur durch entsprechende mikrobielle Analyse im Labor erfolgen.

3.7.2.3 Abscheidende Technologien: Filter

Diffusion, Interzeption und Impaktion

Die Abscheidung von Partikeln – darunter auch Viren – geschieht typischerweise über Filter, zuweilen auch (teils unterstützend) durch elektrische Felder. Der Abscheidevorgang von Faserfiltern beruht auf dem Mechanismus, dass Aerosole beim Durchströmen des Filterelements an die Oberfläche der Fasern des Filtermediums gelangen und dort abgeschieden werden. Die Abscheidung der Aerosolpartikel erfolgt allgemein über drei unterschiedliche Mechanismen: Diffusion, Interzeption und Impaktion (lt. GaeF, 2021).

- Diffusion: Durch konvektive Diffusion werden kleine Partikel im Partikelgrößenbereich kleiner 0,1 µm zu einer zufälligen und unregelmäßigen Partikelbahn gelenkt. Treffen diese kleinsten Partikel aufgrund ihrer Bewegung dann auf Teile des Filters, so bleiben sie unmittelbar daran haften, werden also abgeschieden.
- Interzeption (Sperreffekt): Beim sogenannten Sperreffekt, auch Interzeption genannt, folgen die Partikel zwar der Stromlinie um das Filtermaterial, befinden sich aber aufgrund ihres Partikeldurchmessers so nah am Filtermedium, dass es hier durch die wirkende Adhäsion zur Abscheidung kommt. Besonders dominant ist dieser Effekt bei Partikeln im Größenbereich von 0,5–1 µm.
- Impaktion (Trägheitsabscheidung): Unter der Impaktion versteht man die Trägheitsabscheidung von Partikeln. Somit treffen sie direkt auf den Filter und werden abgeschieden. Dieser Mechanismus ist vor allem bei Partikeln mit einer Größe über 1 µm dominant.

Bei Filtern wird grundsätzlich zwischen Tiefen- und Oberflächenfiltration unterschieden. Bei der Oberflächenfiltration ist die mittlere Porengröße kleiner als die Partikelgröße, die abgeschieden werden soll, sodass die Partikel nicht in den Filter eindringen können. Durch eine Abreinigung der Partikel kann der Filter regeneriert werden. Dem steht die Tiefenfiltration gegenüber, bei der die Partikel in den Filter gelangen können und dort abgeschieden werden.

Die wesentliche technische Kenngröße für Luftfilter ist neben der Filterdruckdifferenz die Filterklasse nach DIN EN ISO 16890-1: 2017-08 bzw. in der Vergangenheit DIN EN 779: 2012-10 oder DIN EN 1822:2019-10. Allgemein erfolgt die Klassifizierung von Luftfiltern zum einen nach deren Funktionsprinzip und zum anderen nach der jeweiligen Abscheideleistung. Die Effizienz bzw. der Abscheidegrad ist bezüglich der Senkung der Virenbelastung letztlich in Kombination mit dem behandelten Luftvolumenstrom zu betrachten. Höhere Filterklassen sind offensichtlich effizienter, bewirken jedoch gleichzeitig durch höhere Druckverluste eine höhere notwendige Ventilatorleistung und damit potenziell höhere Geräuschpegel sowie einen größeren Energieverbrauch. Letztlich muss zwischen diesen Kriterien bei der Auswahl abgewogen werden.

Effizienz

Die Effizienz wird typischerweise für die sogenannte „most penetrating particle size“ angegeben, die unter Zugabe von standardisierten Prüfstäuben den Filter passiert. Hier wird ein Wirkungsgrad bzw. Abscheidegrad ermittelt, der gemäß DIN EN ISO 16890-1:2017-08 allgemein den „Anteil oder Prozentsatz einer Prüfverunreinigung, die von einem Filter abgeschieden wird”, angibt. Typischerweise liegt die am schwierigsten abzuscheidende Partikelgröße mit 100–300 nm etwas oberhalb der Größe von SarS-CoV-2-Viren (ca. 80–140 nm). Für Schwebstoffe werden Filterklassen/-gruppen nach DIN EN 1822-1:2019-10 sowie nach ISO 29463-1: 2017-09 wie in Tabelle 3 aufgeführt unterschieden.

Abscheidegrad

Tabelle 3: Filterklassen/-gruppen für Schwebstoffe

Filterklasse gemäß DIN EN 1822-1	Filtergruppe gemäß ISO 29463-1	Fraktionsabscheidegrad bei der MPPS
E10	–	≥ 85 %
E11	ISO 15 E	≥ 95 %
	ISO 20 E	≥ 99 %
E12	ISO 25 E	≥ 99,5 %
	ISO 30 E	≥ 99,90 %
H13	ISO 35 H	≥ 99,95 %
	ISO 40 H	≥ 99,99 %
H14	ISO 45 H	≥ 99,995 %
	ISO 50 U	≥ 99,999 %

Inaktivierende Technologien

Replikationsfähigkeit

Durch Behandlung des Luftstroms mit Technologien wie UVC-Bestrahlung, Ionisation bzw. Plasma oder Ozonzugabe kann die Virenhülle zerstört werden oder es können die darin enthaltenen Viren bezüglich ihrer Replikation inaktiviert werden. Nach Durchströmen der Inaktivierungsstrecke sind die Virenpartikel noch vorhanden, jedoch nicht mehr vermehrungsfähig. Im Gegensatz zu Filtern bestand bis Februar 2022 keine etablierte Normung für die Bestimmung der Effizienz solcher Geräte. Mittlerweile existiert DIN/TS 67506:2022-02 Entkeimung von Raumluft mit UV-Strahlung – UV-C-Sekundärluftgeräte. Letztlich muss ein Nachweis auf die Wirksamkeit der Inaktivierung und deren Effizienz im Betriebsbereich durch den Hersteller vorgelegt werden. Dieser Wirksamkeitsnachweis und Effizienztest muss an luftgetragenen Surrogatviren erfolgen und eine Aussage über die Replikationsfähigkeit der Viren nach der Luftbehandlung erlauben. Nachweisverfahren der Oberflächendesinfektion (z.B. nach DIN EN 14476:2019-10) sowie hinsichtlich des Vorhandenseins von Virusmaterial (z.B. PCR-Tests) sind hierfür nicht ausreichend.

luftgetragene Surrogatviren

Germizide Bestrahlung (UV-Licht)

UV-Licht ist in der Lage, das Wachstum von Mikroorganismen zu stoppen. Die Inaktivierung von Mikroorganismen findet dabei durch Photonenabsorption aus der UV-Strahlung (bei 260 nm) durch die Organismen statt. Durch die Absorption entstehen Verbindungen (sogenannte Pyrimidin-Dimere) zwischen benachbarten Thymin-Basen in der E-Mail. Diese Quervernetzungen blockieren die bakterielle DNA-Replikation und stoppen so die Vermehrung und den Stoffwechsel. Viren sind im Vergleich zu Bakterien keine Lebewesen, da sie weder einen Stoffwechsel noch eine interne Maschinerie zur Vermehrung besitzen. Sie nutzen ihren Wirtsorganismus zur Vermehrung. Wirkt UV-Strahlung auf Viren ein, kann ihr Genom jedoch stark geschädigt werden, was sich auf die Vermehrungsfähigkeit der Viren im Empfänger auswirken kann.

Strahlungsdosis

Mittlerweile ist die UV-Bestrahlung eine gängige Methode in der Lebensmittelproduktion, der Wasserentkeimung und der Dekontamination der Umgebungsluft in OP-Sälen. Ultraviolet germicidal irradiation (UVGI) wird in der Gebäudetechnik zur Dekontamination innerhalb von Luftschächten oder der oberen Raumluft (Upper-Room UVGI) verwendet. Integriert man UVGI in einen mobilen Raumluftreiniger, um die Dekontaminationsleistung zu erhöhen, müssen viele Parameter beachtet werden. Wichtig ist dabei vor allem die Strahlungsdosis, die auf die im Luftstrom des Lüfters vorbeigetragenen Mikroorganismen einwirkt. Die Dosis (in J/m^2) berechnet sich dabei aus der Intensität (in W/m^2) und der Expositionsdauer (in s). Die Expositionsdauer hängt dabei von der eingestellten Luftwechselrate des Lüfters ab.

Expositionsdauer

Bei der Verwendung von UV-Strahlung ist besondere Vorsicht geboten, da ultraviolettes Licht vom menschlichen Auge nicht wahrgenommen werden kann, jedoch ein hohes gesundheitliches Risiko darstellt. Die UV-Strahlung führt je nach Strahlungsdosis ebenso zu irreparablen Schäden in der menschlichen Haut und Hornhaut der Augen. Findet eine offene UV-Dekontamination statt, muss der direkte Einflussbereich der Strahlung außerhalb der anwesenden Personen sein, wie es bei der Upper-Room UVGI angewendet wird. Zusätzlich dürfen die

Grenzwerte für die jeweiligen Wellenlängen nicht überschritten werden, um das Gesundheitsrisiko zu vermindern. Wird die UV-Bestrahlung der Luft, ähnlich der Luftschachtdekontamination, innerhalb des Raumluftreinigers verwendet und tritt dabei keinerlei Strahlung aus, kann eine höhere Dosis verwendet werden. Der Betrieb der UV-Lampen mit hoher Intensität muss im Falle einer Öffnung des Geräts direkt eingestellt werden. Die fachgerechte Handhabung dieser Geräte, mögliche Risiken bei der Nutzung von UV-Strahlung sowie die Art der verbauten UV-Lampe sollten mit dem jeweiligen Gerätehersteller diskutiert werden.

Die hochenergetische kurzwellige UV-C-Strahlung (unterhalb von 240 nm) kann zudem Sauerstoffatome in der Luft anregen und zur Bildung von Ozon und weiteren reaktiven Sauerstoffverbindungen führen. Ozon ist ein bekanntes Reizgas, welches zu Augenreizungen (Tränenreiz), Atemwegsbeschwerden (Husten) und Kopfschmerzen führen kann. Um gesundheitliche Schäden zu vermeiden, sind die entsprechenden Grenzwerte für Ozon einzuhalten. Eine Ummantelung (Beschichtung) der UV-Lampen kann die hochenergetischen Wellenlängen des Spektrums absorbieren und somit eine Ozonproduktion verhindern. UV-Licht mit der Wellenlänge von 254 nm kann die Beschichtung passieren und löst selbst keine Ozonproduktion aus.

Ionisations- und Plasmatechnologie

Die Ionisation wird bereits zur Geruchsneutralisation sowie der Schadstoff-, Allergen- und Keimreduzierung angewendet. Mikroorganismen wie Bakterien, Schimmelpilze und Viren lassen sich durch Ionisation inaktivieren. Dieses Prinzip der Inaktivierung wird ebenso wie die UV-C-Technologie seit Jahren im Bereich der Luftreinigungsanlagen angewendet.

Die Ionisation wirkt auf Wassermoleküle in der Umgebungsluft und spaltet diese in positiv geladene H+-Ionen (Protonen) und negativ geladene OH=Ionen (Hydroxid-Ionen). Während des Betriebs entstehen zusätzlich reaktive Sauerstoffverbindungen wie Hydroxyl-Radikale und Superoxid-Anionen. Kommen die erzeugten reaktiven Sauerstoffverbindungen in Kontakt mit organischem Material, führen sie dort durch ladungs-ausgleichende Reaktionen zur Schädigung von DNA, Lipiden und

OH--Ionen (Hydroxid-Ionen)

H+-Ionen (Protonen)

Proteinen. Reaktionen mit Membranlipiden und Membranproteinen führen zu Veränderungen, die die Stabilität und Funktion von Membranen im Allgemeinen beeinträchtigen. Bei ausreichender Schädigung der Membrankomponenten können die Organismen aufplatzen und somit vollständig zerstört werden.

Früher gebräuchliche Ionisatoren, die den Koronaentladungsmechanismus verwendeten, hatten den großen Nachteil, dass sie Ozon erzeugten und so eine Gefahr für die Menschen in ihrer Umgebung darstellten. Zur Luftdesinfektion in genutzten Räumen bieten sich ausschließlich Technologien an, die kein schädliches Ozon erzeugen. Ionisatoren, die bipolare Ionisation verwenden, sind nicht in der Lage, Sauerstoffmoleküle anzuregen, und produzieren somit erwiesenermaßen kein Ozon.

Problematisch ist die Produktion der unerwünschten Nebenprodukte. Es muss sichergestellt werden, dass sich eventuelle Beiprodukte vor Nutzung der Räume vollständig abgebaut haben oder ihre Konzentration innerhalb der zulässigen Grenzwerte liegt. Der Anwendungsfall und die fachgerechte Handhabung dieser Geräte sowie die Produktion möglicher schädlicher Nebenprodukte sollte mit dem jeweiligen Gerätehersteller erörtert werden.

Ozon

Oxidationswirkung

Ozon ist ein instabiles, aus drei Sauerstoffatomen bestehendes Molekül mit der Summenformel O_3. Es ist als starkes Oxidationsmittel bekannt und zerfällt innerhalb kurzer Zeit zu dimerem Sauerstoff. Ozon ist wasserlöslich und wird seit 1906 zur Aufbereitung und Desinfektion von städtischem Trinkwasser angewandt. Seine Verwendung wurde später auf die Lebensmitteldesinfektion ausgeweitet. Ozon kann sowohl in Wasser gelöst als auch gasförmig eingesetzt werden und so sogar poröse Strukturen desinfizieren. Die Desinfektion durch Ozon findet durch Oxidation aller in Kontakt tretenden Oberflächen statt. Aufgrund der starken Oxidationswirkung von Ozon sind nur wenige Materialien ozonbeständig, darunter rostfreier Stahl, Glas und einige Kunststoffe. Mikroorganismen können mittels einer Ozonbehandlung effektiv inaktiviert werden. Das Ozon oxidiert Biomoleküle der essenziellen Strukturen außerhalb und innerhalb der Organismen. In erster Linie werden Membran- und Hüllproteine oxidiert; diffundiert das Ozon jedoch in den Organismus, kann es dort die Erbinformation durch Oxidation beschädigen.

Der Kontakt mit Ozon ist mit gesundheitlichen Risiken verbunden, daher wird der Einsatz von Ozon durch festgelegte Grenzwerte beschränkt. Die sachgemäße Bedienung von ozonproduzierenden Geräten sowie die bei der Behandlung vorherrschende Ozonkonzentration sollten mit dem entsprechenden Hersteller abgeklärt werden, um Gesundheitsrisiken zu minimieren.

3.7.2.4 Beiprodukte

flüchtige organische Stoffe

Bei Technologien der Inaktivierung entstehen typischerweise chemische Beiprodukte – sei es gezielt, z. B. durch die Erzeugung von Ozon (O_3), oder als Sekundärprodukt, z. B. durch die Weiterreaktion mit anderen Luftbestandteilen, insbesondere flüchtigen organischen Stoffen. Es muss daher bei Reinigungstechnologien zur Inaktivierung (wie UVC-Bestrahlung, Ionisation, Plasma, Ozon) ein Nachweis erbracht werden, dass keine gesundheitsschädlichen Reaktionsprodukte entstehen. Die Untersuchungen sollten durch ein Prüflaboratorium durchgeführt werden, welches gemäß DIN EN ISO/IEC 17025:2018-03 für die einschlägigen Prüfnormen akkreditiert wurde.

3.7.2.5 Geräuschemissionen

Bei der Förderung von Luft durch Ventilatoren entstehen Geräusche, typischerweise umso lauter, je größer der zu überwindende Widerstand im Gerät ist (der sogenannte Druckverlust) und je dichter der Betriebspunkt an der maximalen Förderleistung der Ventilatoren liegt. Diese Geräuschentwicklung (Schallemission) durch Geräte wird durch den A-bewerteten Schallleistungspegel charakterisiert. Für die Lärmbelastung für Personen im Raum bestehen Grenzwerte an den Hintergrund-Schalldruckpegel, u. a. aus den ASR A3.7 Technische Regeln für Arbeitsstätten – Lärm. Eine konkrete Berechnung für die Immissionswerte kann nicht im Allgemeinen vorgenommen werden, da sie von der spezifischen Einsatzumgebung abhängt. Zur Orientierung sollten jedoch folgende Anforderungen an den bewerteten Schallleistungspegel eines Geräts im Betriebspunkt (oder darüber) angelegt werden, um die Anforderungen an das Grundgeräusch nach ASR A3.7 durch einen Luftreiniger nicht zu überschreiten.

Tabelle 4: empfohlene bewertete Schallleistungspegel eines Raumluftreinigungsgeräts im Betriebspunkt

Raumgröße	bewerteter Schallleistungspegel
für kleine Räume (< ca. 50 m³)	$L_W < 38$ dB(A)
für mittlere Räume (< ca. 200 m³)	$L_W < 45$ dB(A)
für große Räume (> ca. 200 m³)	$L_W < 55$ dB(A) bei einem Gerät, $L_W < 50$ dB(A) bei mehreren Geräten

Die Luftschallemissionen von mobilen Luftreinigern sind nach DIN EN IEC 60704:2019-09 zu ermitteln. Diese Messungen sind bei allen elektrischen Geräten (einschließlich ihres Zubehörs oder ihrer Einzelteile) für den Hausgebrauch und ähnliche Verwendung für Netzbetrieb oder Batteriebetrieb üblich. Dort werden besondere Prüfbedingungen festgelegt, die für maschinenspezifische Messungen wichtig sind. Die akustisch zugelassenen Verfahren sind: ISO 3743-1:2010-10 (Hallraum Klasse 2), ISO 3743-2:2018-02 (Sonderhallraum), ISO 3744:2010-10 (Hüllfläche im Freifeldraum Klasse 2).

Neben dem Schallleistungspegel in dB(A) ist die psychoakustische Charakteristik der Geräusche ein wichtiges Kriterium: Bei der Beurteilung der Geräusche sollten Korrekturen nach DIN 45645-2:2012-09 berücksichtigt werden, insbesondere wenn die Geräusche wahrnehmbare tonale Anteile aufweisen. Dies führt zu Beurteilungspegeln.

3.7.3 Projektbeispiel Hy4HoGa: Lüftung und mobile Luftreiniger in Restaurants

Das Projekt »Hy4HoGa: Hygiene-Konzepte für Großraumbereiche in Hotel- und Gaststättenbetrieben« wurde mit Mitteln des Bayerischen Staatsministeriums für Wirtschaft, Landesentwicklung und Energie, der vbw – Vereinigung der Bayerischen Wirtschaft e. V. und dem Bayerische Hotel- und Gaststättenverband DEHOGA Bayern e. V. gefördert.

typische Hotels und Gaststätten

Um typische Hotel- oder Gaststättensituationen in einer Simulationsstudie nachzubilden, wurden zwei unterschiedlich große Geometrien erstellt. Ein Raum repräsentiert ein kleines Restaurant oder einen Frühstücksraum in einem Hotel mit einfacher rechteckiger Geometrie und ein anderer Raum ein mittelgroßes Restaurant (siehe Abbildung 4). Für die zwei beispielhaften Räumlichkeiten wurde im Rahmen einer Simulationsstudie der Einfluss folgender Maßnahmen zur Reduzierung der Ausbreitung von Viren über die Luft untersucht: unterschiedliche Außenluftvolumenströme, Luftreinigerpositionen, Fensterlüftung bei verschiedenen Außenklimata und unterschiedliche Luftführungsprinzipien.

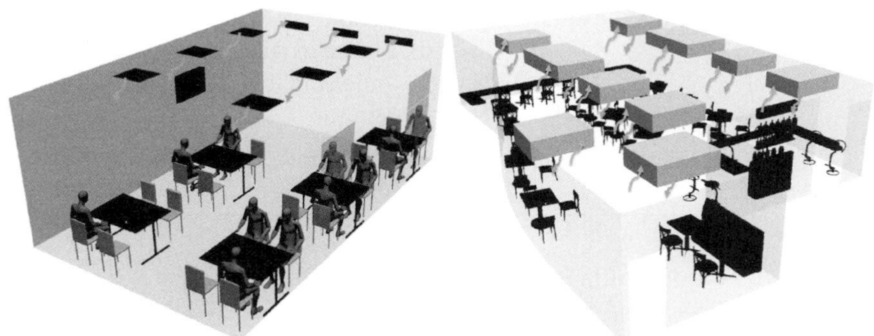

Quelle: Fraunhofer-Institut für Bauphysik IBP

Abbildung 4: Geometrie und Luftführung in der Ausganssituation des kleinen Restaurants (links) und des mittelgroßen Restaurants (rechts).

Im kleinen Restaurant wird die frische Außenluft durch die an der Decke befindlichen Auslässe in den Raum eingeblasen, während die verbrauchte Luft an einer Seitenwand abgesaugt wird. Im mittelgroßen Restaurant wird als Ausgangssituation eine Induktionslüftung angenommen, bei der die konditionierte Außenluft mit der Raumluft in den Auslässen vermischt und diese Luft in den Raum eingeblasen wird. Für den Außenluftvolumenstrom werden 10,08 m³/h pro m² als Mindestgröße verwendet. Die weiteren Randbedingungen sowie die Luftführung sind in Tabelle 5 zu finden.

Tabelle 5: Zusammenstellung der Randbedingungen der betrachteten Restaurants in der Ausgangssituation.

Parameter	Kleines Restaurant	Mittelgroßes Restaurant
Fläche	41 m²	158 m²
Höhe	3,1 m	3 m
Anzahl Personen	13 (ca. 3 m²/Person)	53 (ca. 3 m²/Person)
Raumtemperatur	22 °C im Winter und in der Übergangszeit, 26 °C im Sommer	
Wandeigenschaft	Nur eine Wand mit Fenstern (Außenwand). Die Oberflächentemperaturen der Innenwände sind identisch mit der Raumlufttemperatur.	
Heizung	Unter der Fensterbrüstung (Radiator)	Luftheizung

Indoor Environment Simulation Suite (IESS)

Ausbreitungsanalyse

Die Restaurants wurden beide mittels der Indoor Environment Simulation Suite (IESS) Modellbibliothek des Fraunhofer IBP zur vereinfachten Ausbreitungsanalyse geometrisch und physikalisch nachgebildet. Bei der Ausgangssituation wurde die Mindestanforderung an die Lüftung im Restaurant, wie in der Norm vorgegeben, berücksichtigt. Werden die Außenluftvolumenströme in Bezug zur Ausgangssituation um 22 % auf ein Niveau erhöht, sodass die CO_2-Konzentration im Raum bei etwa 1000 ppm bleibt, werden die Gäste während eines zweistündigen Aufenthalts mit einem Indexpatienten im kleinen Restaurant durchschnittlich um 14 % und im mittelgroßen Restaurant um 18 % weniger virenhaltige Atemluft inhalieren. Werden die Außenluftvolumenströme um 74 % erhöht, was während der Covid-19-Pandemie empfohlen wird, liegt die Reduzierung der Virenlast bei 35 % im kleinen bzw. 40 % im mittelgroßen Restaurant.

Luftreiniger

CADR (Clean Air Delivery Rate)

Allerdings kann nicht jedes Restaurant den Außenluftvolumenstrom nach diesen Anforderungen erhöhen. In solchen Fällen kann ein Luftreiniger oder Fensterlüftung eingesetzt werden. Bei gleicher CADR (Clean Air Delivery Rate) sind diese beiden Maßnahmen jedoch um 12 % weniger effizient als bei einer mechanischen Lüftung mit mehreren Zu- und Abluftauslässen. Daher sollte bei der Nutzung von Luftreinigungsgeräten oder bei der Fensterlüftung eine etwas größere CADR gewährleistet sein. Das bedeutet, dass in beiden beispielhaften Restaurants ein Luftreiniger im kleinen Restaurant (41 m^2) oder vier Luftreiniger im mittelgroßen (158 m^2) mit einem Luftvolumenstrom ab 350 m^3/h pro Gerät und mit einer Mindestreduktionsrate von 95 % diese Anforderung erfüllen können. Vorausgesetzt wurde dabei, dass das Restaurant ein mechanisches Lüftungssystem in Betrieb hat, welches die Mindestanforderung bereits erfüllt.

Fensterlüftung

Die Fensterlüftung kann diese Anforderung auch erfüllen, allerdings nur zu bestimmten Jahreszeiten. Die Simulationsergebnisse mit typischem Anteil der Fenster für die beiden Restaurants zeigt, dass die Fensterlüftung mit Kippstellung bei einer Außentemperatur um 10 °C die Anforderung erfüllen kann. Im Winter (–5 °C) senkt sich die Raumtemperatur trotz der kurzen Öffnungsdauer von 5 Min. zu sehr, sodass eine fünfminütige Stoßlüftung im Takt von 30 Min. bei vollständig geöffneten Fenstern nicht praktikabel ist. Die Personen im Raum würden die Raumtemperaturen als zu unbehaglich empfinden. Dagegen wird die Fensterlüftung im Sommer die erhöhte Anforderung sogar übererfüllen, jedoch nur, wenn der Temperaturunterschied zwischen innen und außen größer als 2 K oder wenn die Windgeschwindigkeit höher als 2,8 m/s ist, wie in dieser Studie angenommen. Dazu sollten die Fenster nicht gekippt, sondern vollständig geöffnet bleiben.

Bei gleicher CADR ist die durchschnittliche Virenkonzentration in Atmungshöhe im Raum abhängig von der Position eines Virenemitters, der Luftreinigungsgeräte und der Luftauslässe. Grundsätzlich gilt, dass je länger der Weg vom Virenemitter zum Luftreiniger oder zum nächsten Abluftauslass ist, desto höher ist die durchschnittliche Virenkonzentration im Raum. u.a., wenn der Virenemitter zufällig nah am Luftreiniger ist, werden die aerosolisierten Viren relativ schnell neutralisiert, bevor sie sich im Raum verteilen können. Da die Position des Indexpatienten allerdings nicht bekannt ist, sollten die Luftreiniger generell möglichst dezentral installiert sein. Die Luftströme im Raum sollten durch den Luftreiniger nicht zusätzlich durchgemischt werden, um die Verteilung der Aerosole nicht zu befördern.

Aus ähnlichen Gründen wie bei den Luftreinigungsgeräten sollte ein Restaurant möglichst mit mehreren Abluftauslässen versehen werden. Die Simulation mit halbierter Anzahl der Auslässe im mittelgroßen Restaurant zeigt eine 40-prozentige Erhöhung der Virenkonzentration bei gleichbleibender Außenluftvolumenstrommenge. Eine Erweiterung des Abluftstrangs um zusätzliche Luftauslässe wird entsprechend die Virenkonzentration im Restaurant effizient reduzieren.

3.7.4 Projektbeispiel CineCov: Lüftung und Luftreinigung in Kinosälen

Das Projekt »CineCoV: Raumlufthygiene und Einsatz von Luftreinigungstechnologien in Filmtheatern in der Covid-19-Pandemie« wurde mit Mitteln der Beauftragten der Bundesregierung für Kultur und Medien (BKM) gefördert.

typische Kinosäle

Im Projekt CineCov wurden typische Kinosäle unterschiedlicher Größe und Durchlüftung betrachtet: das Cincinnati in München mit einem großen Saal und Mischlüftung, das Neue Rex in München mit einer modernen und für Kinos mittlerweile typischen Quelllüftung, und der Trifthof in Weilheim mit einem kleinen Saal und einer Lüftung über Weitwurfdüsen. In diesen Sälen wurden Strömungsversuche mit Tracer-Gasen und künstlichen Aerosolen durchgeführt, um deren Ausbreitung im Saal für den Abgleich mit der Simulation zu ermitteln. Selbst in großen Sälen wie dem Cincinnati konnte eine hohe Luftwechselrate von größer 5 h^{-1} erzielt werden. Für den Saal im Neuen Rex mit Quellluftsystem wurde der für diese Lüftungsform große Vorteil der zügigen Abfuhr von belasteter Luft in Richtung Raumdecke aufgezeigt. Damit werden mögliche infektiöse Aerosole aus der Atemzone abgeführt, bevor sie sich im Saal ausbreiten. Diese Wirkung konnte auch an speziellen Tests mit beheizten Dummies im Vergleich mit einer atmenden Person gezeigt werden, sodass eine Durchlüftung eines Kinosaales von unten nach oben weiterhin empfohlen wird. Teilweise durch die Lüftung entstehende gerichtete Strömungen können diesen Effekt überlagern und bildeten sich im Wesentlichen bei den betrachteten gestuften Sälen entlang des Anstiegs aus.

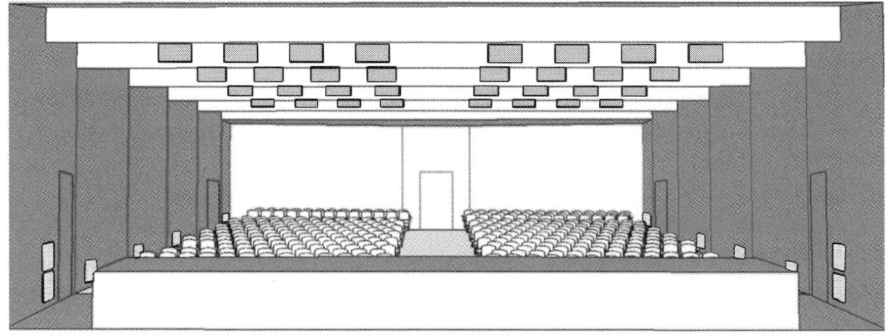

Quelle: Fraunhofer-Institut für Bauphysik IBP

Abbildung 5: 3D-Geometrie des Kinosaals im Cincinnati mit Zuluftgittern im Deckenbereich (schraffiert) und den seitlichen Abluftgittern an den Wänden (gerastert)

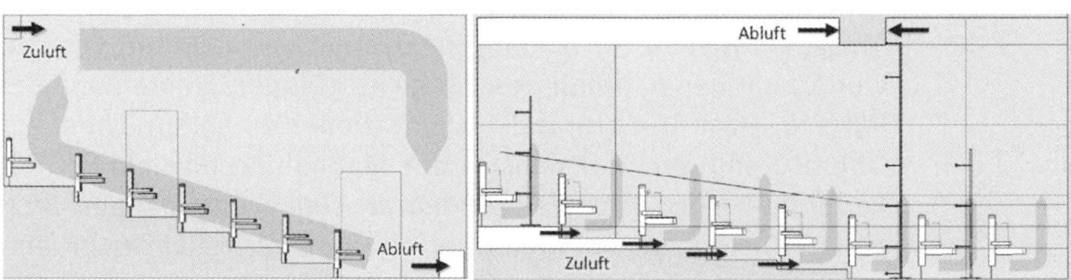

Quelle: Fraunhofer-Institut für Bauphysik IBP

Abbildung 6: Belüftungsschema vom Kinosaal im Trifthof Kinocenter Weilheim (links) und im Neuen Rex München (rechts) im Vertikalschnitt

raumgreifende Luftreinigungstechniken

Zusätzlich zu den herkömmlichen Maßnahmen können bei Bedarf zur weiteren Verringerung des Infektionsrisikos ergänzende raumgreifende Luftreinigungstechniken zum Einsatz kommen. Mittels Surrogatviren (Modellviren) wurde in den Sälen untersucht, ob bzw. wie viele infektiöse Aerosole im unmittelbaren Umfeld einer Virusquelle nachweisbar sind – mit und ohne solche Techniken. Bei (zentralen) Lüftungsanlagen wird die Luft über die Raumlufttechnik nach außen abtransportiert und frische Luft von außen den Räumen zugeführt. Bei mobilen Luftreinigungsgeräten, die im Einzelfall ergänzend zum Einsatz kommen, wird nur die Luft, die durch die Geräte hindurch gelangt, gereinigt. Daher wurden hier zwei Techniken getestet, welche innerhalb des Zuschauersaals wirken können, die also die noch im Raum befindliche Luft behandeln: die Verwendung von aktiven Sauerstoffkonvertern sowie von upper room UV-C-Geräten. Bei beiden wurde die Last an infektiösen Surrogatviren im Abstand von 1,3 m von der Virusquelle im Vergleich zu alleiniger Lüftung weiter gesenkt, und zwar um 90 bis 99 %. Übertragen auf ein Infektionsrisiko wird dieses um einen Faktor zwischen etwa 2,5 und 7,5 gesenkt.

Im Kinosaal des Cincinnati in München wurde die infektiöse Viruslast mit und ohne Verwendung von Luftdesinfektionsgeräten auf Basis der Cerafusion™-Technologie untersucht. Hierfür wurde der Kinosaal neben der Mischlüftung über die vorhandene Lüftungsanlage mit Geräten ausgestattet, welche über acht in der Saaldecke verteilte Düsen aktiven Sauerstoff und Ionen in den Saal einbrachten. Dabei wird unter anderem Ozon gebildet, wobei die Zudosierung so eingestellt wurde, dass im Mittel ein Niveau von 120 $\mu g/m^3$ Ozon in der Raumluft erreicht wurde, um der während des Versuchs gültigen Empfehlung der WHO für Ozon-Hintergrundkonzentrationen zu entsprechen. Zur Überprüfung der Wirksamkeit der Maßnahme hinsichtlich der Reduktion einer Viruslast wurden an einem ungünstigen Sitzplatz konstant Modellviren über ein Aerosol in den Raum eingebracht und in 1,3 m Entfernung Luftproben genommen. Im Vergleich zur Nullmessung konnte die Viruslast um > 99 % bei der ersten Probennahme reduziert werden, während bei der Referenzsituation ohne Raumluftreinigung keine Abnahme zu beobachten war. Damit konnte das mögliche Infektionsrisiko im direkten Umfeld der Virusquelle erfolgreich gesenkt werden.

Sehr sorgsam zu beobachten bleibt die Belastung der Raumluft mit Ozon – dessen Konzentration muss definitiv während eines Einsatzes einer solchen Technologie kontinuierlich überwacht werden, um Schwellwerte aus dem Gesundheitsschutz nicht zu überschreiten. Weiterführende Laboruntersuchungen zeigten, dass auch mit niederen Ozonkonzentrationen gearbeitet werden kann, die bei dem Langzeit-Zielwert der WHO von 60 $\mu g/m^3$ liegen und bei denen auch keine kritischen Beiprodukte beobachtet werden konnten. Ein solcher Einsatz unter steter sensorischer Überwachung muss sodann entsprechend im Hygienekonzept sowie bei der Inbetriebnahme dokumentiert werden.

Als zweite Technologie wurde in einem Kinosaal des Trifthof in Weilheim die infektiöse Viruslast mit und ohne Einsatz sogenannter upper room UV-C Geräte untersucht. Diese Geräte strahlen in den freien Luftraum unterhalb der Kinodecke UV-C-Licht ein, denn dieses inaktiviert bei ausreichender Dosis die ihm ausgesetzten Viren. Dabei wurde die Installation so ausgeführt, dass die Strahlungsbelastung im Sitzbereich mit maximal 1,55 mW/m^2 unterhalb des Grenzwerts für dauerhaften Aufenthalt lag. Daneben ist der Kinosaal mit einer Mischlüftung ausgestattet. Analog zur obigen Messung wurden Modellviren in den Saal eingebracht und Luftproben genommen. Im Vergleich zur Nullmessung konnte die Viruslast um $> 90\,\%$ bei der ersten Probennahme reduziert werden, während bei der Referenzsituation ohne Raumluftreinigung keine Abnahme zu beobachten war. Somit konnte auch mit dieser Technologie das mögliche Infektionsrisiko im Umfeld der Virusquelle erfolgreich gesenkt werden. Eine Produktion möglicherweise kritischer Beiprodukte oberhalb der vorgegebenen Richtwerte konnte nicht festgestellt werden. Letztlich erfolgt auch für diese Technologie eine entsprechende Dokumentation im Hygienekonzept und bei der Inbetriebnahme.

upper room UV-C Geräte

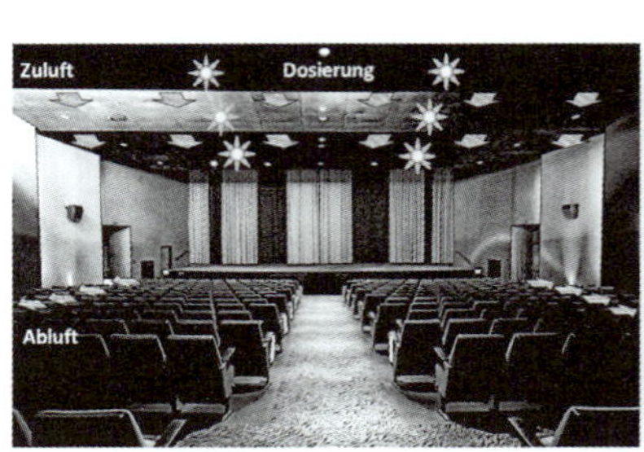

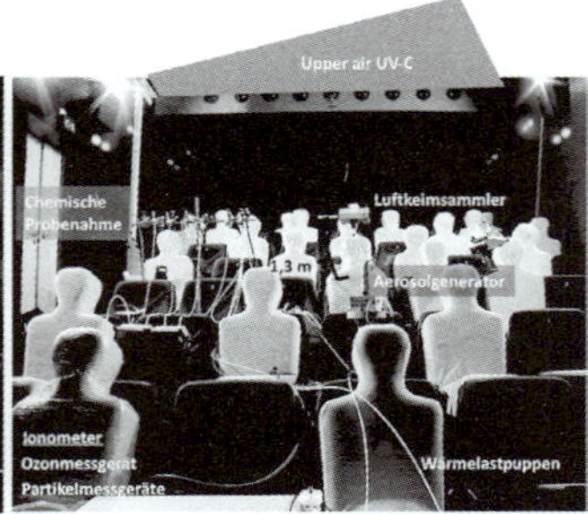

Quelle: Fraunhofer-Institut für Bauphysik IBP

Abbildung 7: Untersuchter Kinosaal des CINCINNATI, München, mit skizzierter Zu- und Abluftführung sowie Dosierstellen für die Raumluftreinigung auf Basis eines aktiven Sauerstoffkonverters in der Saaldecke (links) und Aufbau des Aerosolgenerator (Dosiergerät), Sensortechnik, Luftkeimsammler und chemischen Probenehmern im Kinosaal 4 des Kinocenters Trifthof ausgestattet mit temperierbaren Dummies (rechts).

Inbetriebnahmeprozedur

Hersteller solcher Technologien sollten stets einen Nachweis über die Wirksamkeit ihrer Technologie, die Einhaltung von Richtwerten bei der Produktion von Beiprodukten bzw. deren sensorische Überwachung sowie eine Inbetriebnahmeprozedur durch Fachpersonal und deren Dokumentation nachweisen. Betont sei dabei, dass die hier untersuchten raumumfassenden Reinigungstechnologien im Einzelfall (stets sehr hohe Raumbelegungen; sehr ungünstige Luftführungen in einzelnen Raumbereichen) als Ergänzung zu bestehenden raumlufthygienischen Konzepten gemäß Empfehlungen des Umweltbundesamtes (UBA) (UBA, 2021) und der Beauftragten der Bundesregierung für Kultur und Medien (BKM) (BKM, 2022) zu sehen sind. Sie sollen die dortigen Empfehlungen und Maßnahmen nicht ersetzen, sondern im Einzelfall wo nötig ergänzen.

3.8 Literatur

Beauftragte der Bundesregierung für Kultur und Medien. (2022). Handlungsempfehlungen für einheitliche Hygiene- und Lüftungsmaßnahmen von Kulturbetrieben unter Pandemiebedingungen und im Normalbetrieb. https://www.bundesregierung.de/resource/blob/973862/2010310/34553c35c661d2234ed3eb133d88dea7/2022-03-04-bkm-empfehlungen-hygiene-data.pdf?download=1

BfArM. (2022). Hinweise des BfArM zur Verwendung von Mund-Nasen-Bedeckungen, medizinischen Gesichtsmasken sowie partikelfiltrierenden Halbmasken (FFP-Masken). https://www.bfarm.de/SharedDocs/Risikoinformationen/Medizinprodukte/DE/schutzmasken.html

Bouriba, L. (2020). Turbulent Gas Clouds and Respiratory Pathogen Emissions. Potential Implications for Reducing Transmission of COVID-19. JAMA, 323(18): 1837–1838. https://doi.org/10.1001/jama.2020.4756

Doremalen, N. van, Bushmaker, T., Morris, D. H., Holbrook, M.G., Gamble, A., Williamson, B. N., Tamin, A., Harcourt, J. L., Thornburg, N. J., Gerber, S. I., Lloyd-Smith, J. O., Wit, E. de, & Munster, V. J. (2020). Aerosol and surface stability of SARS-CoV-2 as compared with SARS-CoV-1. N. Engl. J. Med. 382: 1564–1567. https://doi.org/10.1056/NEJMc2004973

Fritzsche, N. (2020). Taschenbuch für Lüftungsmonteure und -meister. VDE.

GAeF. (2021). Positionspapier der Gesellschaft für Aerosolforschung zum Verständnis der Rolle von Aerosolpartikeln beim SARS-CoV-2 Infektionsgeschehen. https://www.info.gaef.de/_files/ugd/fab12b_a5f114a183cf4f27ab8ac713e8a5b8ef.pdf

Gilovich, T., & Griffin, D. (2002). Introduction – Heuristics and Biases: Then and Now. In: T. Gilovich, D. Griffin, & D. Kahneman (Hrsg.), Heuristics and Biases. The Psychology of Intuitive Judgment (S. 1–18). Cambridge University Press.

Kahneman, D., & Tversky, A. (1982). Variants of uncertainty. In: D. Kahneman, P. Slovic, & A. Tversky (Hrsg.), Judgment under uncertainty: Heuristics and biases (S. 509–520). Cambridge University Press.

Meselson M. (2020). Droplets and Aerosols in the Transmission of SARS-CoV-2. N. Engl. J. Med, 382(21), 2063. https://doi.org/10.1056/NEJMc2009324

Morawska, L., & Cao, J. (2020). Airborne transmission of SARS-CoV-2: The world should face the reality. Environ Int, 139: 105730. Epub 2020, Apr 10. PMID: 32294574; PMCID: PMC7151430. https://doi.org/10.1016/j.envint.2020.105730

Mussweiler, T., Englich, B., & Strack, F. (2004). Anchoring effect. In: R. F. Pohl (Hrsg.), Cognitive Illusions. A Handbook on Fallaciesand Biases in Thinking, Judgment and Memory (S. 183–200). Psychology Press.

Pfister, H.-R., Jungermann, H., & Fischer, K. (2017). Die Psychologie der Entscheidung. Eine Einführung (4. Aufl.). Springer.

BayMBI. (2022). Bayerisches Ministerialblatt. Corona-Pandemie: Rahmenkonzept für kulturelle Veranstaltungen vom 7. März 2022. https://www.verkuendung-bayern.de/files/baymbl/2022/167/baymbl-2022-167.pdf

Scheuch, G. (2020). Breathing Is Enough: For the Spread of Influenza Virus and SARS-CoV-2 by Breathing Only. J Aerosol Med Pulm Drug Deliv. 2020 Aug; 33(4): 230–234. Epub 2020 Jun 17. PMID: 32552296; PMCID: PMC7406993. https://doi.org/10.1089/jamp.2020.1616

Schönefeld, M., Schütte, P. M., Schulte, Y., & Fiedrich, F. (2022). COVID-19 Governance in the Event Sector: A German Case Study. European Journal for Security Research. https://doi.org/10.1007/s41125-022-00088-6

Schütte, P. M., Schönefeld, M., Schulte, Y., & Fiedrich, F. (2022). What counts, safety and security or hygiene? Suggestions on the reopening of major events under pandemic conditions in Germany. International Journal of Event and Festival Management. https://doi.org/10.1108/IJEFM-04-2022-0032

Schwarz, N., Strack, F., Bless, H., Klumpp, G., Rittenauer-Schatka, H., & Simons, A. (1991). Ease of Retrieval as Information: Another Look at the Availability Heuristic. Journal of Personality and Social Psychology, 61 (2), S. 195–202. https://doi.org/10.1037/0022-3514.61.2.195

Tang, S., Mao, Y., Jones, R. M., Tan, Q., Ji, J. S., Li, N., Shen, J., Lv,Y., Pan, L., Ding, P., Wang, X., Wang, Y., Mac Intyre, C. R., & Shi, X. (2020). Aerosol transmission of SARS-CoV-2? Evidence, prevention and control. Environ Int, 144, 106039. https://doi.org/10.1016/j.envint.2020.106039

UBA. (2021). Eckpunkte zur Durchführung von Kulturveranstaltungen (Theater, Konzerthäuser, Kinos) unter Pandemiebedingungen. https://www.umweltbundesamt.de/sites/default/files/medien/421/dokumente/moriske_et._al._eckpunkte_zur_durchfuehrung_von_kulturveranstaltungen_-_theater_konzerthaeuser_kinos_-_unter_pandemiebedingungen_3.3.2021.pdf

4 Qualifikation von Hygienebeauftragten für Veranstaltungen

Die Benennung eines bzw. einer Hygienebeauftragten für Veranstaltungen bei der Planung und Umsetzung von Hygienekonzepten ist gesetzlich nicht verankert. Allerdings lässt sich die Stellung eines bzw. einer Hygienebeauftragten als verantwortliche Person für Infektionsschutz- und Hygienemaßnahmen einerseits aus der Verkehrssicherungspflicht und andererseits aus der Verantwortung bei der Erstellung eines Hygienekonzepts ableiten, denn im Hygienekonzept ist eine verantwortliche Person für die Durchführung der dort aufgeführten Maßnahmen zu benennen. Diese kann, muss aber nicht, identisch mit dem bzw. der Ersteller:in des Hygienekonzeptes sein. Das gilt auch in Bezug auf die Besuchenden als sich aus der Verkehrssicherungspflicht ergebende Verantwortung des Betreibers. Für die Beschäftigten und Beteiligten ist zur Kontrolle der Arbeitsschutzmaßnahmen vor Ort eine Aufsicht führende Person vom Unternehmer zu bestellen und zu unterweisen. Da dies allgemein für Gesundheit und Sicherheit am Arbeitsplatz gilt, ist die Rolle eines bzw. einer Hygienebeauftragten hier arbeitsschutzrechtlich ableitbar. Vor diesen Hintergründen lassen sich Anforderungen zur Ernennung von Hygienebeauftragten in zahlreichen Leitfäden und Empfehlungen der Berufsgenossenschaften, Verbände und auch Verwaltungen finden. Diese nehmen Bezug auf die gültigen gesetzlichen Grundlagen mit den darin zum Teil sehr ausführlich dargestellten Einschränkungen und Anforderungen.

4.1 Rolle

Bei der Planung und Umsetzung von Veranstaltungen wirken in der Regel eine größere Anzahl selbstständiger Unternehmen in unterschiedlichen Rollen, wie Betreiber oder Veranstalter, mit (DIN 15750:2013-04). Mit der Konzeptionierung und Planung kann der Veranstalter eine Agentur beauftragen. Ihr Fokus liegt auf der reinen Planung und Konzepterstellung sowie in der Beauftragung und Kontrolle von Aufgaben der Dienstleister. Seitens des Veranstalters, der Agentur oder des Betreibers werden bei einer Veranstaltung zumeist viele weitere Dienstleister beauftragt. Veranstalter, Betreiber oder Agentur treten in diesem Fall als Auftraggeber auf. Die Künstler:innen stellen häufig den Besuchsgrund und das Verbindungsglied zwischen der Veranstaltungsplanung und -organisation und den Besuchenden dar. Der Erfolg einer Veranstaltung hängt in hohem Maße von den Künstler:innen ab. Das Zusammenwirken der Akteure in der Planungs- und Umsetzungsphase weist viele Eigenschaften des Projektmanagements auf.

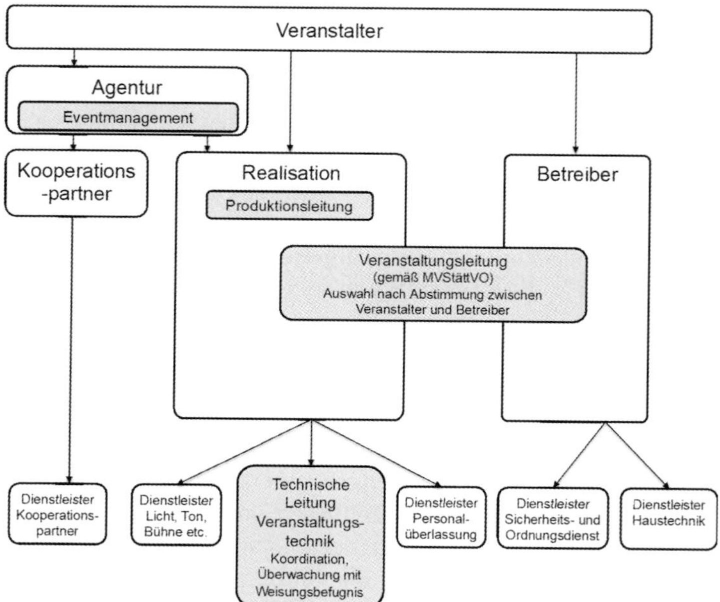

Quelle: Eigene Darstellung in Anlehnung an DIN 15750:2013-04

Abbildung 8: Vertragliche Beziehungen der Rollen und Akteure bei Veranstaltungen.

Eine genaue Abgrenzung der Rollen ist bei Durchführung einer Veranstaltung vor Ort nicht immer möglich. In Abhängigkeit von Veranstaltungsgröße, -art und -komplexität können die Aufgaben- und Verantwortungsbereiche auch von einer Person übernommen werden, die dann die Veranstaltungsleitung und damit die Verantwortung für die Veranstaltungssicherheit übernimmt. Die hier vorgestellten vier unterschiedlichen Rollen spiegeln jedoch die unterschiedlichen Interessen und Beziehungen der Akteure bei Veranstaltungen wider:

- Veranstaltungsleitung
- Produktionsleitung
- Technische Leitung
- Eventmanagement.

Als Rolle wird eine zeitlich begrenzte Funktion einer Person innerhalb der Planung und Organisation einer Veranstaltung verstanden. Die Rolle kann durch ihr Tätigkeitsfeld, ihre Befugnisse und ihren Verantwortungsbereich definiert werden. Akteure sind größere Organisationseinheiten, die wirtschaftlich selbstständig handeln und dadurch eigene Interessen vertreten.

Betreiber

Veranstalter

Der Veranstalter verantwortet eine Veranstaltung und trägt als solcher das wirtschaftliche Risiko. Die Musterversammlungsstättenverordnung unterscheidet zwischen Betreiber und Veranstalter (§ 38 MVStättV) dahingehend, dass der Betreiber für die Sicherheit der Veranstaltung und die Einhaltung der Vorschriften verantwortlich ist. „Der Betreiber ist jede natürliche oder juristische Person, die den Betrieb oder die Einrichtungen betreibt, besitzt oder der maßgebliche wirtschaftliche Verfügungsgewalt hinsichtlich des technischen Betriebs übertragen worden ist.“ (DIN 15750:2013-04) Der Betreiber kann diese Verantwortung an einen Veranstalter weitergeben, der in einer Versammlungsstätte eine Veranstaltung plant und durchführt; Veranstalter und Betreiber können jedoch auch identisch sein. Sind Veranstalter und Betreiber nicht identisch, trägt der Veranstalter die vom Betreiber übernommene Durchführungs- und Ergebnisverantwortung für die Veranstaltung (Klode, 2020). Agenturen konzipieren und planen im Namen und im Auftrag eines Veranstalters eine Veranstaltung. Sie können aber auch selbst als Veranstalter auftreten und andere Agenturen und Dienstleister beauftragen.

Dabei kommt ein Vertrag zwischen Dienstleister und Veranstalter zustande. Die Dienstleister erfüllen die durch die Agentur vorgegebenen Aufgaben für die Veranstaltung im Rahmen eines Werkvertrags. Häufig werden ausgelagerte Dienst-

Agentur

leistungen wie z. B. Hausverwaltung, Ordnerdienste oder Catering von den Agenturen direkt beauftragt und gesteuert. Dies erfolgt in der Regel in direkter Absprache mit den Dienstleistern der Location, die die Facility Services (Einlass, Garderobe oder Haustechnik) oder gastronomische Einrichtungen in eigener wirtschaftlicher Verantwortung oder im Namen und Auftrag des Betreibers führen. Dienstleister sind Anbieter von teilweise oder vollständig immateriellen Leistungen, die zum Zeitpunkt ihrer Erbringung verbraucht werden (Bruhn, 2011). Man kann in der Veranstaltungsbranche technische Dienstleistungen mit einem hohen Sachleistungsanteil und Veranstaltungsdienstleistungen wie Veranstaltungsmarketing mit einem geringeren Sachanteil unterscheiden. Dabei ist mit Sachanteil der Grad der Materialität des Leistungsergebnisses gemeint.

Veranstaltungsleitung

Technische Leitung

Die Rolle der Veranstaltungsleitung kann den Akteuren, dem Veranstalter bzw. Betreiber zugeordnet werden. In größeren Versammlungsstätten ist es üblich, dass es eine Veranstaltungsleitung des Veranstalters und einen Verantwortlichen des Betreibers gibt, meist in der Funktion der Technischen Leitung oder der Technischen Direktion des Hauses. Wohingegen die Rolle der Technischen Leitung für Veranstaltungstechnik in den Verantwortungsbereich des Veranstalters fällt. Technische Leitungen für Teilbereiche wie Videotechnik oder Licht können auch wieder bei externen Dienstleistungen auftreten. Die Rolle der Produktionsleitung kann sowohl im Verantwortungsbereich der Agentur als auch in den des Veranstalters fallen. Existiert ein eigenständiges Eventmanagement, wird diese Rolle bei der Agentur liegen, da die Agentur als Dienstleister und Interessenvertretung des Auftraggebers die Veranstaltung steuert.

Die Koordination der Maßnahmen des Arbeitsschutzes soll gemäß Empfehlung der Unfallversicherungsträger durch den Arbeitsschutzausschuss erfolgen. Die Vertretung der Beschäftigten, der betriebsärztliche Dienst und die Fachkraft für Arbeitssicherheit sind in die Maßnahmenplanung einzubeziehen. Es wird empfohlen, aus dem jeweiligen Tätigkeitsbereich zugehörige Beschäftigte hierzu auszuwählen und mit notwendigen Entscheidungsbefugnissen für den Verantwortungsbereich Hygiene auszustatten. Durch die zahlreichen Schnittstellen zu den Akteuren des Betrieblichen

Gesundheitsmanagements und der Umsetzung durch die technischen Bereiche ist die Rolle des bzw. der Hygienebeauftragten in festen Veranstaltungsstätten mit regelmäßigem Spielbetrieb auch dort verankert.

Bei temporären Veranstaltungen, die in der Regel von Agenturen im Namen und Auftrag eines Veranstalters konzipiert und die üblicherweise mit einem hohen Anteil von Beteiligten wie z.B. Soloselbstständigen oder Volunteers und mit Beschäftigten von Dienstleistern durchgeführt werden, liegt die Technische Leitung oft nicht beim Veranstalter, sondern bei der Technischen Fachplanung. Schon aus dem Grunde, dass die Anzahl der direkt bei der Agentur Beschäftigten vor Ort auch bei sehr großen Veranstaltungen überschaubar ist, liegt der Fokus des Hygienekonzepts in der Sicherheit der Besuchenden. Damit fällt der bzw. die Hygienebeauftragte bei temporären Veranstaltungen häufig in den Verantwortungsbereich der Veranstaltungsleitung.

Exkurs

Umsetzung der Maßnahmen in Theatern (Loris Berg)

Wie alle Bereiche der Veranstaltungswelt erfuhren auch Berliner Theater durch die Umsetzung von Infektionsschutzmaßnahmen während der SARS-CoV-2-Pandemie einen starken, nie erprobten Eingriff in ihre internen Abläufe.

Die Berliner Theaterlandschaft hat aktuell zehn Theater in öffentlicher Trägerschaft mit insgesamt 37 Spielstätten. In Berlin existieren keine Mehrspartenhäuser oder Musiktheater mit mehr als 600 Angestellten. Zwei der Musiktheater (Deutsche Oper Berlin und Staatsoper Unter den Linden) beschäftigen zwischen 500 und 600 Angestellte. Das dritte und kleinste Musiktheater Berlins ist die Komische Oper. Als große Schauspielhäuser (>200 Angestellte) gelten das Deutsche Theater, die Volksbühne Berlin und der Friedrichstadt-Palast. Das Berliner Ensemble und die Schaubühne werden zwar als Privattheater mit der Rechtsform gGmbH betrieben, sind aber zu wesentlichen Anteilen vom Land Berlin getragen. Neben diesen beiden halbprivaten Theatern gibt es gemäß Theaterstatistik (DBV, 2019) 17 weitere Privattheater, wobei in der Statistik nur ein Teil erfasst ist.

Im Rahmen seiner im Jahr 2021 abgeschlossenen Masterarbeit hat Loris Berg eine repräsentative Auswahl von Theatern in Berlin zur Umsetzbarkeit von Schutzmaßnahmen untersucht. Dabei wurden zwei kleine und große Privattheater interviewt, die aus Fördermitteln finanziert werden. Bei den Theatern der öffentlichen Hand wurden ein Musiktheater, zwei große und ein kleines Schauspielhaus sowie ein Kinder- und Jugendtheater befragt, womit bei den Schauspielhäusern mehr als die Hälfte der Gesamterhebungsmenge in die Untersuchung fallen. Die Interviews wurden im Zeitraum vom 11.01.2021 bis zum 04.02.2021 per Videokonferenz durchgeführt.

Von den Personen, die an der Befragung teilnahmen, haben drei die Stelle der Technischen Produktionsleitung, eine die Stelle der bzw. des persönlichen Referenten bzw. Referentin der Geschäftsführung, eine der Assistenz in der Technischen Verwaltung, eine die Position Theatermeister:in, zwei die Stelle der Stellvertretungen der Technischen Direktion und eine Person die Theaterleitung inne. Da für die Auswahl der Interviewpartner:innen entscheidend war, dass sie jeweils Ansprechpartner für die Planung und Umsetzung der Hygienemaßnahmen sind, zeigt sich schon durch ihre Position, welche Stellen in Theatern die Rolle des bzw. der Hygienebeauftragten eingenommen haben. Mit der Erstellung der Maßnahmenkataloge sind in den befragten Theatern meist die Technischen Abteilungen beauftragt worden. Dies ist nach Einschätzung eines Interviewpartners darin begründet, dass diese in die Umsetzung der Maßnahmen involviert sind und Erfahrung mit der Erstellung von Grundrissen haben.

Nachfolgend sind einzelne Ergebnisse der Interviews zusammengefasst:

- Die Planung der Schutzmaßnahmen wurde als zeitaufwendig eingeschätzt, da niemand aus den Theatern bislang Erfahrung mit der Erstellung von Hygienekonzepten hatte. Daher war völlig unklar, mit welchen Inhalten diese zu füllen sind. Vor allem zu Beginn der Pandemie war es schwierig, die notwendigen Informationen zu erlangen.

- Eine interviewte Person gab an, dass Informationen zwar gut verfügbar waren, aber ein großer Aufwand darin bestand, die relevanten Informationen herauszufiltern und zu spezifizieren. Aber nicht nur die Erstellung war aufwendig, auch die Abstimmung mit der Geschäftsführung und dem Betriebsrat erfordert Zeit. Das konnte von vielen Interviewpartner:innen bestätigt werden.
- Für ein kleines Privattheater waren die Planung der Laufwege und die Erstellung von Arbeitsplatzchecklisten besonders aufwendig. Die Checklisten sollten konkrete Arbeitsanweisungen für jede Situation vorgeben und wurden regelmäßig angepasst. Sie haben sich als hilfreiches Instrument und Orientierung für Mitarbeitende herausgestellt. Dabei war es wichtig, so wurde vom Interviewpartner betont, dass die Maßnahmen von Anfang an grundlegend erarbeitet werden, auch wenn dies zu Beginn einen großen Aufwand bedeutet.
- Die Erstellung von spezifischen Gefährdungsbeurteilungen stellte für viele Theater eine Herausforderung dar, da sich die bisher üblichen Schemata nicht für die aktuelle Situation eigneten und ergänzende Schemata, wie sie heute bestehen, noch nicht zusammengestellt und veröffentlicht waren. Ein Theater löste dieses Problem, indem es das Schadensausmaß einer Infektion mit SARS-CoV-2 mithilfe der Biostoffverordnung bestimmte.
- Die Arbeitsschutzunterweisungen stellten hingegen für viele Theater keinen Mehraufwand dar, da sie unabhängig vom Infektionsgeschehen durchgeführt werden mussten. Die Infektionsschutzmaßnahmen sind dabei lediglich ein zusätzliches Thema.
- Ein anderer Interviewpartner merkte an, dass die Unterweisung zwar problemlos war, die Häufigkeit sich aber verändert hatte und damit auch der Aufwand zur Erstellung der Inhalte und der Dokumentation der Unterweisungen gestiegen sei.

- Die interne Kommunikation in der Pandemie war in vielen öffentlichen Theatern schwierig. Als Gründe hierfür wurden angegeben, dass alle Beschäftigten informiert und sich abgeholt fühlen mussten, dass es schnell gehen müsse und die etablierten Strukturen des Arbeitsschutzes auf solch eine Extremsituation nicht ausgelegt seien. Zusätzlich wurde die digitale Kommunikation durch ein hohes durchschnittliches Alter des Personals erschwert.
- In allen Schauspielhäusern folgten die Unterweisungen der Aufbauorganisation. Dabei unterwies die Technische Direktion die Abteilungsleiter:innen, welche die Informationen an die Beschäftigten in den Abteilungen weiterleiteten. Dieses Modell wurde allgemein als funktionstüchtig bewertet. Bei einem Schauspielhaus wurden die Unterweisungen mithilfe eines externen Sicherheitsingenieurs durchgeführt. Ein anderes Schauspielhaus habe die Unterweisungen drei bis vier Mal wiederholen müssen, bis sie verstanden worden seien. Die Unterweisungen wurden in vielen Theatern in unterschiedlichen Formen zusätzlich schriftlich ausgehändigt.
- Technische Maßnahmen wie eine ausreichende Belüftung und eine Reduzierung der Sitzplätze auf 25 % bis 40 % waren vergleichsweise einfach umzusetzen – vor allem für öffentliche Häuser,
- Die Akzeptanz für die meisten Schutzmaßnahmen war nach anfänglichen Diskussionen im Sommer 2020 hoch. Die Maßnahmen wurden zum Teil begrüßt, als Beitrag zur Pandemiebekämpfung gesehen oder als Möglichkeit betrachtet, den Spielbetrieb aufrechtzuerhalten. Trotzdem gab es vereinzelte Akzeptanzprobleme, vor allem beim Tragen von Schutzmasken. Eine Erhöhung der Akzeptanz wurde durch widerspruchsfreie Maßnahmen, die Stückauswahl (bevorzugt kleine Besetzungen), die Einbindung der Akteure in die Festlegung der Maßnahmen und das Ernennen einer bzw. eines geeigneten Hygienebeauftragten für einzelne Stücke erreicht.

4.2 Aufgaben

Die Aufgaben von Hygienebeauftragten ergeben sich aus dem Hygienekonzept, denn der bzw. die Hygienebeauftragte soll die Einhaltung der darin genannten Regelungen sicherstellen. Dazu ist der kontinuierliche Abgleich der in den Hygienekonzepten aufgeführten Maßnahmen mit den länderspezifischen Gesetzen und Verordnungen sowie veranstaltungsspezifischen Vorschriften, Regeln und Empfehlungen erforderlich. Die veranstaltungsspezifischen Regelungen sind aus dem Veranstaltungsort (Indoor/Outdoor sowie Besonderheiten) und der Veranstaltungsart ableitbar. Unter anderem für folgende Veranstaltungsorte konnte auf spezifische Regelungen für Spielstätten verwiesen werden:

- Messehallen
- Fernsehstudios
- Kinos
- Theater
- Stadien
- Vergnügungsstätten
- Museen, Galerien
- Freizeitparks

Für folgende Veranstaltungsarten konnte auf spezifische Regelungen verwiesen werden:

- Schauspiel
- Musikspiel (Oper, Operette)
- Konzerte mit Orchesterbeteiligung
- Tanzdarbietungen
- Fernsehshows
- Sportveranstaltungen (Wettkämpfe, Turniere)
- Chorsingen
- Religiös-kultische Veranstaltungen
- Jahrmärkte

Veranstaltungen sind personendominant erstellte Dienstleistungsangebote mit begrenzter zeitlicher Nutzenstiftung und wirken als Live-Erlebnis während der Veranstaltungslaufzeit. Sie sind an ein Publikum gerichtet, geplant und an einem Veranstaltungsort konzentriert und werden in der Regel organisationsübergreifend durch unterschiedliche Gewerke erstellt. Die Aufgabe des bzw. der Hygienebeauftragten besteht daher darin, zu gewährleisten, dass die Hygieneregeln bei Dienstleistern und Lieferanten bekannt sind und Beteiligte wie Beschäftigte von Dienstleistern, die vor oder während der Veranstaltung vor Ort tätig sind, und Künstler:innen in das Hygienekonzept unterwiesen wurden. Ebenso ist zu gewährleisten, dass spezifische Hygienekonzepte z. B. beim Catering oder bei Fernsehaufzeichnungen für das Aufnahmeteam vorliegen, dort bekannt sind, sich ergänzen und auch umgesetzt werden. Der bzw. die Hygienebeauftragte muss somit das Zusammenwirken verschiedener Hygienekonzepte auch organisationsübergreifend koordinieren.

Aufsicht und Kontrolle

Gleichzeitig muss der bzw. die Hygienebeauftragte sicherstellen, dass die im Hygienekonzept aufgeführten Regelungen umgesetzt und während der gesamten Veranstaltungsdauer eingehalten werden. Hierfür ist Aufsicht und Kontrolle vor Ort erforderlich. Aufsichtspflicht ist im OWiG (Gesetz über Ordnungswidrigkeiten) beschrieben (§ 130 Abs. 1 OWiG): „Wer als Inhaber eines Betriebes oder Unternehmens vorsätzlich oder fahrlässig die Aufsichtsmaßnahmen unterlässt, die erforderlich sind, um in dem Betrieb oder Unternehmen Zuwiderhandlungen gegen Pflichten zu verhindern, die den Inhaber treffen und deren Verletzung mit Strafe oder Geldbuße bedroht ist, handelt ordnungswidrig, wenn eine solche Zuwiderhandlung begangen wird, die durch gehörige Aufsicht verhindert oder wesentlich erschwert worden wäre. Zu den erforderlichen Aufsichtsmaßnahmen gehören auch die Bestellung, sorgfältige Auswahl und Überwachung von Aufsichtspersonen." Die Aufsichtsmaßnahmen ergeben sich aus der Formulierung „Zuwiderhandlungen gegen Pflichten". Die Pflichten ergeben sich aus den betrieblich definierten Maßnahmen, die im Hygienekonzept strukturiert dargestellt werden. Bei wiederholten Verstößen durch Besuchende kann der bzw. die Hygienebeauftragte die Beschäftigten des Sicherheits- und Ordnungsdienstes bei der Durchsetzung des Hausrechts unterstützen. Bei Verstößen durch Beschäftigte oder Beteiligte muss der bzw. die Hygienebeauftragte auf die Beachtung der Regeln hinweisen, wiederholte Verstöße dokumentieren und gegebenenfalls Sanktionen in Rücksprache mit der Personalvertretung und den weisungsbefugten Fachvorgesetzten einleiten.

Infektionsfälle

Als Ansprechpartner vor Ort unterstützt der bzw. die Hygienebeauftragte die Veranstaltungsleitung, um Maßnahmen bei akuten Infektionsfällen einzuleiten. Diese Maßnahmen beinhalten die Information der zuständigen Gesundheitsbehörde, mögliche Information an Besuchende, Umsetzung eines Krisenplans, die Einleitung von Sofortmaßnahmen wie die Vorbereitung der Sperrung von Veranstaltungsbereichen und die Feststellung von Kontaktwegen zur Identifikation und möglichen Unterbindung von Infektionsketten.

Testroutinen

Der bzw. die Hygienebeauftragte nimmt erforderliche Testroutinen durch Prüfung der ausreichenden Unterweisung und Qualifikation der Beschäftigten sowie durch Kontrolle der ausreichenden Qualifikation der ausgewählten Unternehmen vor. Diese Auswahlverantwortung bei der Beauftragung von Dienstleistern meint die Verpflichtung, nicht nur die Qualifikation festzustellen und zu dokumentieren, sondern auch die Befähigung im Zweifelsfall vor Ort zu überprüfen, also den Nachweis der Qualifikation und die Prüfung der praktischen sich aus der Erfahrung des Personals und Plausibilität der Abläufe ergebenden Befähigung des Dienstleisters.

Exkurs

Hygienebeauftragter Volleyball Bundesliga (lt. VBL, 2022a)

„Aufgaben am Spieltag

- Koordination sämtlicher Hygiene-relevanter Aufgaben am Spieltag
- rechtzeitige Anwesenheit in der Spielhalle zur Kontrolle des Aufbaus aller Schutzmaßnahmen des Hygienekonzepts
- Überprüfung der Desinfektionsstationen in der Spielstätte auf ausreichende Befüllung und Funktionalität
- Kontrolle des Aufbaus und der Einhaltung der vorgegebenen Zonen, Laufwege und Beschilderungen in der Spielstätte
- Ansprechpartner zum Thema Hygiene für die Gastmannschaft und alle passiven und aktiven Beteiligten
- Einweisung der Ballholer und Wischer in Abstimmung mit der koordinierenden Person für das Courtpersonal; besonderes Augenmerk auf Hygienerichtlinien, da es sich um Minderjährige handeln kann
- falls gefordert: Ansprechpartner für die Einlasskontrolle an den Eingängen der aktiven und passiven Beteiligten in Bezug auf die Entscheidung über eine etwaige Zutrittsverweigerung bei begründetem Verdacht (in Absprache mit dem Hygienebeauftragten)
- ggf. Hinweis/Koordination von Direkt-Maßnahmen (Wegweisung zum nächsten Corona-Test-Zentrum; Hinweis auf Informationspflicht bei positiver Testung; ggf. Quarantäne-Maßnahmen vor Ort)
- bei begründetem Verdacht bei aktiven Beteiligten, anonymisierte Information der VBL-Notfall-Hotline, der Schiedsrichter (ggf. Supervisor), des Vereinsmanagements beider Vereine und des Heimspielkoordinators, die gemeinsam über etwaige Konsequenzen für die Spieltagsdurchführung sprechen

- falls gefordert: Ansprechpartner für die Einlasskontrolle der Zuschauer; idealerweise kein oder nur kurzer Aufenthalt am Zuschauer-Einlass, sondern fernmündliche Kommunikation mit einer Kontaktperson am Zuschauereingang
- falls gefordert: Koordination der Desinfektionsmaßnahmen auf der Spielfläche vor, während und nach dem Spiel (ggf. Mannschaftsbänke, Spielbälle, Schreibertisch, Spielanlage etc.)
- Koordination des Reinigungsteams in Bezug auf Hygienemaßnahmen
- ggf. Ansprechpartner für das NADA-Kontrollteam [Nationale Anti-Doping Agentur Deutschland – Anm. d. Hrsg.] in Bezug auf Hygieneaspekte."

Vor Veranstaltungsbeginn hat der bzw. die Hygienebeauftragte die Informationen und Hinweise für Beschäftigte und Beteiligte sowie für die Besuchenden zu überprüfen. Dabei ist in Augenschein zu nehmen, ob die Informationen vor Ort erkennbar und lesbar sind, ob sie aktuell sind und sie mit dem Hygienekonzept übereinstimmen.

Schnittstelle

Der bzw. die Hygienebeauftragte ist Schnittstelle zwischen den verschiedenen mit Sicherheitsaufgaben betrauten Organisationen und Rollen, um die Aufgaben und Maßnahmen vor Ort zu koordinieren. Er bzw. sie steht vor und zumindest zu Beginn der Veranstaltung in Kontakt zur Leitung des Sicherheits- und Ordnungsdienstes, mit der Veranstaltungsleitung, abhängig von der Rolle des bzw. der Hygienebeauftragten und der Veranstaltungsart auch mit der Technischen Leitung und dem Sanitätsdienst. Kommt der bzw. die Hygienebeauftragte nicht von der Organisation, die auch das Hygienekonzept erstellt hat, steht der bzw. die Hygienebeauftragte ebenfalls in Kontakt mit der bzw. dem Ersteller:in des Hygienekonzepts. Als verantwortliche Person gegenüber der zuständigen Gesundheitsbehörde ist nicht zuletzt der bzw. die Hygienebeauftragte in Kontakt mit dieser bei eventuellen Prüfungen vor Ort oder geforderten Änderungen und Anpassungen im Hygienekonzept.

Die Wirksamkeit der Maßnahmen ist durch den bzw. die Hygienebeauftragte:n zu prüfen und z. B. auf Basis von Checklisten und Prüfprotokollen zu dokumentieren. Die Grundlage der Dokumentation stellen die spezifischen Gefährdungsbeurteilungen dar, die bei sich wiederholenden Veranstaltungen bzw. bei Veranstaltungen vergleichbaren Settings fortgeschrieben werden können.

Zusammengefasst ergeben sich damit folgende Aufgaben:

- Rechtskonformität gewährleisten
- Einzelkonzepte vereinheitlichen
- Umsetzung der Maßnahmen im Hygienekonzept prüfen und sicherstellen
- Maßnahmen bei Infektionsfällen einleiten
- Eventuelle Testroutinen kontrollieren
- Informationen prüfen
- Hygieneaufgaben koordinieren
- Wirksamkeit bewerten und dokumentieren

Der Bundesverband Veranstaltungssicherheit hat im Jahr 2021 die Aufgaben eines bzw. einer Hygienebeauftragten sehr weit gefasst und betrachtet auch Planungsaufgaben, die letztendlich die Grundlage eines Hygienekonzepts bilden als Aufgabenbereich des bzw. der Hygienebeauftragten. (Lt. bvvs, 2021)

Vorbereitung und Planung:

- Recherche der aktuell gültigen Verordnungslage, der wissenschaftlichen Erkenntnislage
- Abgleich der Schutzziele aus Hygiene und Infektionsschutz mit den Anforderungen aus Veranstaltungs- und Sicherheitsplanung
- Erstellung und Abstimmung einer spezifischen Gefährdungsbeurteilung in Zusammenarbeit mit einer Fachkraft für Arbeitssicherheit und dem betriebsärztlichen Dienst
- Einbindung von Hygiene- und Infektionsschutzmaßnahmen in das Crowd Management

- Festlegung von Maßnahmen zur Umsetzung, Überwachung, Kontrolle und Dokumentation
- Definition von Verantwortlichkeiten und Unterweisung der Beteiligten
- Abstimmung mit den zuständigen Behörden
- Beratung bei der Auswahl geeigneter Dienstleister
- Übergabe an die für die Umsetzung verantwortliche Person (falls der bzw. die Ersteller:in nicht mit der Umsetzung beauftragt ist).

Personalidentität von Ersteller:in und Hygienebeauftragten

Eine Differenzierung in Planerstellung (Hygienekonzept) und Umsetzung (Hygienebeauftragten) wird als kritisch betrachtet, da „insbesondere bei Veranstaltungen mit komplexen Anforderungen an Hygiene und Infektionsschutz [...] im Rahmen der qualifizierten Aufgabenwahrnehmung beim Konzeptersteller auch eine entsprechende Erfahrung und Übung mit der konzeptionellen Arbeit gegeben sein [sollte].“ (bvvs, 2021). Die Personalidentität von Ersteller:in und Hygienebeauftragten ist keine zwingende Voraussetzung für eine qualitätsvolle Umsetzung eines Hygienekonzepts. Gerade in festen Versammlungsstätten wie Theatern sind häufig die Hygienekonzepte von Technischen Leitungen in Zusammenarbeit mit der Fachkraft für Arbeitssicherheit, den Personalvertretungen und dem Betriebsarzt bzw. der Betriebsärztin erstellt worden, sodass die Hygienebeauftragten auch oft direkt aus diesem Ausschuss gebildet und durch diesen ernannt wurden. Vom Veranstalter beauftragte Unternehmen erstellten bei Veranstaltungen wie Festivals, Bürgerfesten oder Jahrmärkten häufig die Hygienekonzepte und beschäftigen im Zuge dessen auch eigenes oder fremdes Personal als Hygienebeauftragte. Während also die Personalidentität von Ersteller:in und Hygienebeauftragten nicht gegeben sein muss, sollte entweder eine inhaltliche Verbindung zum Hygienekonzept oder eine organisationale Verbindung zu der Veranstaltung bzw. der Versammlungsstätte bestehen, um die Kontroll- und Koordinationsaufgaben vor Ort erfüllen zu können. Folgende Aufgaben vor Ort führt der Bundesverband Veranstaltungssicherheit auf: (lt. Qualifizierung von Hygienebeauftragten im Bereich von Veranstaltungen und Messen im Rahmen von Weiterbildungen, bvvs, 2021)

Umsetzung und Koordination:

- Einarbeitung des Personals in das Hygienekonzept
- Kontrolle und gegebenenfalls Koordination der Umsetzung
- Wirksamkeitskontrolle der Maßnahmen
- Anpassung der Maßnahmen an sich verändernde Rahmenbedingungen
- Unterstützung aller Beteiligter bei der Umsetzung
- Eingreifen bei Nichteinhaltung von Schutzmaßnahmen
- Gewährleistung der organisationsübergreifenden Zusammenarbeit

Exkurs

Schnittstellenmatrix

Die Auflistung aller Teilschnittstellen im Projektverlauf lässt sich am übersichtlichsten und verbindlich in einer Schnittstellen- oder Gewerkebeziehungsmatrix darstellen. Dabei werden nur Teilaufgaben oder -leistungen erfasst, die auf Ergebnissen und Zuarbeit anderer basieren und so in ihrer Abhängigkeit zueinander dargestellt. Eine Schnittstellenmatrix zeigt also die möglichen Abhängigkeiten. Sie lässt früh erkennen, in welcher Form die Gewerke zueinander in Verbindung stehen, und nennt auch die Berührungspunkte. Die einzelnen Elemente sollten immer ergebnisorientiert und präzise formuliert werden, denn Ziel ist es, Konfliktpotenzial frühzeitig zu erkennen, einen reibungslosen Übergang in die Nutzungsphase zu ermöglichen und frühzeitig Anforderungsänderungen zu erkennen. Bei komplexen Projekten mit verzahnten Arbeitsabläufen sollte die Formulierung so gewählt werden, dass es in jeder Zeile immer nur eine verantwortliche Person für diesen Teilbereich gibt. In der Zuarbeit und/oder Informationspflicht können mehrere Beteiligte benannt werden. Die Matrix dient als Grundlage für einen Schnittstellenkatalog, in dem nicht nur die Abhängigkeiten erfasst werden, sondern auch der Zeitpunkt der Leistungserbringung oder Leistungsparameter, um eine Qualitätsprüfung zu beschreiben.

4.3 Verantwortungsbereich

Der bzw. die Hygienebeauftragte verantwortet die Umsetzung der im Hygienekonzept genannten Maßnahmen und die Kommunikation mit Stakeholdern wie der Gesundheitsbehörde, dem Reinigungsservice, dem Catering oder dem Sicherheits- und Ordnungsdienst vor und während der Veranstaltung sowie beim Auslass. Er entscheidet im Rahmen der Wirksamkeitskontrolle und in Abstimmung mit dem Arbeitsschutzausschuss, dem betriebsärztlichen Dienst und der Fachkraft für Arbeitssicherheit über mögliche Anpassungen der Maßnahmen und ist für die Dokumentation der Ergebnisse und der Weiterführung eines Korrektur- und Maßnahmenplans verantwortlich, in dem die Prüfung der eingeleiteten Maßnahmen erfasst, ihre Wirksamkeit kontrolliert, Abweichungen festgestellt und Anpassungen dokumentiert werden. Die Verantwortung umfasst demnach zusammengefasst:

- Adaption und Implementierung der im Hygienekonzept festgelegten Maßnahmen
- Unterweisung und Schulung von Beschäftigten und Beteiligten
- Aufsicht und Prüfung der Umsetzung
- Informationspflicht an interne und externe Stakeholder und Rollen
- Wirksamkeitskontrolle
- Dokumentation

4.4 Qualifizierung und Fachkenntnisse

In den letzten zwei Jahren haben eine Reihe von Institutionen und Organisationen Qualifizierungs- und Weiterbildungsangebote zur bzw. zum Hygienebeauftragten für Veranstaltungen entwickelt und haben Lehrgänge mit unterschiedlichen Titeln und eigenen Zertifikaten angeboten. Aufgrund mangelnder Nachfrage seit Aufhebung der Maßnahmen sind die Angebote ausgesetzt oder vollständig vom Markt genommen worden. Als Eingangsqualifikation haben sich die meisten Anbieter an erfahrene Fachkundige gerichtet, wobei zum Teil die Fachkunde nachgewiesen werden sollte wie z. B.

- eine abgeschlossene Berufsausbildung und Berufserfahrung in Veranstaltungsstätten, Produktion, Messen oder Ausstellungen oder
- Sicherheitsbeauftragte, Fachkräfte für Arbeitssicherheit, Führungskräfte in der Veranstaltungsbranche und Verantwortliche für Veranstaltungstechnik nach § 39 MVStättVO.

Die Volleyball-Bundesliga setzte im Hygienekonzept für den Spielbetrieb in der Saison 2022/23 für das Profil des bzw. der Hygienebeauftragten eine medizinische Qualifikation als approbierter Arzt bzw. approbierte Ärztin in der 1. Bundeliga und mindestens die Qualifikation einer medizinischen Fachkraft wie Sanitäter:in oder Pflegefachkraft in der 2. Bundesliga voraus. (VBL, 2022b)

Als erforderliche Fachkenntnisse nennt das Hygienekonzept die

- Fähigkeit, das Muster-Hygienekonzept der Volleyball-Bundesliga auf die Gegebenheiten des eigenen Vereins anzupassen und fortlaufend auf Änderungserfordernisse zu überprüfen, und die
- Fähigkeit, medizinische bzw. hygienisch-relevante Sachverhalte an Personen aus dem Vereinsumfeld zu vermitteln.

Lehrplan

Der Begriff des Hygienebeauftragten für die Veranstaltungswirtschaft ist nicht geschützt und ein Lehrplan weder in einem Branchenstandard noch in anderen Verordnungen erfasst. Der Lehrplan ist daher nicht verbindlich. Die grundlegenden Lehrinhalte beruhen auf allgemeinen Hygieneregeln im Gesundheitsmanagement, in Gaststätten und im Hotelgewerbe. Ergänzt werden diese durch praktische Erfahrungen bei der Durchführung von Veranstaltungen unter Pandemiebedingungen. In die Lehrinhalte fließen zumeist Einführungen in Übertragungswege unterschiedlicher Erreger und Grundlagen der Mikrobiologie ebenso ein wie eine Einführung in die Krisenkommunikation, um auf die praktischen Herausforderungen von Hygienebeauftragten vorzubereiten. Daher werden zum Teil auch Kommunikationsregeln vermittelt. Auf Basis einer Recherche von Weiterbildungsangeboten unterschiedlicher privater Träger sind folgende Lehrinhalte üblich:

- Rechtliche Grundlagen
- Erkennen und Bewerten von Risiken
- Vermittlung von Kompetenz
- Grundlagen der Krisenkommunikation
- Verantwortung, Unterweisung und Anleitung
- Maßnahmen der Hygiene
- Desinfektion von Arbeitsflächen, medizinischen Geräten etc.
- Grundlagen des Arbeitsschutzes
- Grundlagen des Gesundheitsschutzes
- Grundlagen der Mikrobiologie, Infektiologie und Verfahren zur Prävention
- Erstellung eines Hygienekonzepts
- Umgang mit Gefährdungsbeurteilungen
- Abgleich mit anderen sicherheitsrelevanten Konzepten
- Klassifizierung und Bewertung von Veranstaltungen

Bundesverband Veranstaltungssicherheit (bvvs)

Nach Einschätzung des Bundesverbands Veranstaltungssicherheit sind folgende Inhalte für eine Weiterbildung zum Hygienebeauftragten relevant oder unverzichtbar (lt. bvvs, 2021):

- Rechtliche und weitere Grundlagen
  - Infektionsschutzgesetz
  - Haftung
  - Corona-Verordnungen der Länder
  - Beauftragung
  - EU-Lebensmittelrecht
  - Trinkwasserverordnung
  - Robert Koch-Institut, Gesundheits- und Ordnungsbehörden
- Infektiologie
  - Mikrobiologie
  - Infektionswege

Exkurs

Festival von Dennis Dockhorn

Auf zwei Festivals 2020 in Brandenburg mit jeweils etwa 1.000 Besuchenden wurde ein neues Team zur Umsetzung und Kontrolle der Infektionsschutz- und Hygienemaßnahmen eingesetzt. Das „Achtsamkeitsteam" bestand in Stoßzeiten aus acht Personen, wovon jeweils zwei an den zwei Bühnen stationiert waren und zwei bis vier Personen über das Gelände liefen, um die Einhaltung der Maßnahmen zu kontrollieren und auch als sichtbare Ansprechpersonen für die Besuchenden zu wirken. Bei einem weiteren Festival im selben Jahr und in vergleichbarer Größe bestand das „Hygieneteam" aus vier Personen, die durch Westen und Flaggen gekennzeichnet waren und die Aufgabe hatten, Maßnahmen zu kontrollieren und Gäste auf Verstöße hinzuweisen. Das Team wurde von einer Person aus dem Sicherheits- und Ordnungsdienst bei wiederholten Verstößen unterstützt. Alle drei Befragten sagten aus, dass es keine hygienebeauftragte Person vor Ort gab, die eine entsprechende Qualifikation vorweisen konnte. Als Grund wurde angegeben, dass der Befragte selbst aufgrund seiner Tätigkeit und der Zusammenarbeit mit dem Gesundheitsamt ausreichend qualifiziert gewesen sei, eine Qualifikation auf dem Papier jedoch nicht besaß und dies auch nicht verlangt wurde.-

- Hygiene
  - Reinigung
  - Desinfektion
  - Lebensmittelhygiene und HACCP
  - Personalhygiene

- Arbeitsschutz
  - Arbeitsschutz in Deutschland
  - Arbeiten in der Pandemie
  - DGUV-Vorschriften und Technische Regeln
  - SARS-CoV-2 Arbeitsschutzregel, spezifische Regeln der Berufsgenossenschaften, Gefahrstoffverordnung, Verordnung über Sicherheit und Gesundheitsschutz bei Tätigkeiten mit biologischen Arbeitsstoffen
- Vorgehen
  - Gefährdungsbeurteilung und Methodik
  - Erstellung Hygieneplan
  - Inhalte und Erstellung Hygienekonzept
  - Dokumentation
- Best Practice
  - Fehlerquellen bei Events
  - Arten der Tests (Antigen, PCR usw.) mit jeweiligen Eigenschaften
  - Tipps und Tricks in der Umsetzung
  - Veranstaltungsspezifische Besonderheiten
- Lösungen T-O-P
  - Technisch, z. B. Einlassschleusen, Abtrennungen, Luftreinigung
  - Organisatorisch, z. B. Testungen, Warteschlangen, Anstellbereiche
  - Personenbezogen, z. B. PSA, Händehygiene, Unterweisung
- Crowd Management in Bezug auf Pandemie und Maßnahmen
  - Psychologie und Soziologie
  - Lenkung und Information

4.5 Literatur

Bruhn, M. (2013). Qualitätsmanagement für Dienstleistungen (9. Aufl.). Springer.

bvvs. (2021). Qualifizierung von Hygienebeauftragten im Bereich von Veranstaltungen und Messen im Rahmen von Weiterbildungen. Situationsbeschreibung, Analyse und Handlungshilfe. https://bvvs.org/wp-content/uploads/2021/03/bvvs-AG-Hygienebeauftragter-Situation-Analyse-Ausblick-210224.pdf

DBV. (2019). Theaterstatistik 2017/2018 (ISBN 978-3-934431-22-5). DBV.

Klode, K. (2020). Muster-Versammlungsstättenverordnung (MVStättVO). Organisation und praktische Umsetzung (3. Aufl.). Beuth.

VBL. (2022a). Hygienekonzept für den Spielbetrieb, Anlage 1, Benennung Hygienebeauftragter. http://wiki-uploads.vbl-wiki.de/Corona-Ma%C3%9Fnahmen/Anlage%201_Vordruck-H_Hygienebeauftragter.pdf

VBL. (2022b). Hygienekonzept für den Spielbetrieb Saison 2022/23. http://wiki-uploads.vbl-wiki.de/Corona-Ma%C3%9Fnahmen/Hygienekonzept%20f%C3%BCr%20den%20Spielbetrieb_Saison%202022_23.pdf

5 Aufbau und Inhalt eines Hygienekonzepts

Infektionsschutzgesetz (IfSG)

Für Art, Umfang und Inhalt eines Hygienekonzepts existieren keine verbindlichen Regelungen. Allerdings können die grundsätzlichen Bestimmungen aus einer Reihe von Landesverordnungen, aber auch geltenden Vorschriften und Regelungen abgeleitet werden. Die Grundlage dazu bildet § 17 Abs. 4 Infektionsschutzgesetz (IfSG): „Die Landesregierungen werden ermächtigt, unter den nach § 16 sowie nach Absatz 1 maßgebenden Voraussetzungen durch Rechtsverordnung entsprechende Gebote und Verbote zur Verhütung übertragbarer Krankheiten zu erlassen. Sie können die Ermächtigung durch Rechtsverordnung auf andere Stellen übertragen." Spezifisch nennt § 28 a besondere Schutzmaßnahmen zur Verhinderung der Verbreitung der Coronavirus-Krankheit-2019 (COVID-19) bei epidemischer Lage von nationaler Tragweite. Dahingehend wird unter § 28a Abs. 1 Ziffer 5 die Erstellung und Anwendung eines Hygienekonzepts als verpflichtende Maßnahme für Betriebe, Einrichtungen oder Angebote mit Publikumsverkehr und somit auch für Veranstaltungsstätten genannt. Besondere Schutzmaßnahmen sind darüber hinaus die Untersagung oder Beschränkung von Veranstaltungen. Explizit wird hierzu in § 28a Abs. 1 Ziffer 6 bis 9 ausgeführt, dass für die Dauer der Feststellung einer epidemischen Lage von nationaler Tragweite als mögliche Maßnahmen eingeräumt werden:

„6. Untersagung oder Beschränkung von Freizeitveranstaltungen und ähnlichen Veranstaltungen,

7. Untersagung oder Beschränkung des Betriebs von Einrichtungen, die der Freizeitgestaltung zuzurechnen sind,

8. Untersagung oder Beschränkung von Kulturveranstaltungen oder des Betriebs von Kultureinrichtungen,

9. Untersagung oder Beschränkung von Sportveranstaltungen und der Sportausübung".

In der letzten Fassung (Inkrafttreten 01.10.2022, Gültigkeit bis 07.04.2023) der SARS-CoV-2-Arbeitsschutzverordnung wird als Grundlage eines betrieblichen Hygienekonzepts branchenübergreifend und ausschließlich mit dem Fokus auf Beschäftigte und Beteiligte eine Gefährdungsbeurteilung verlangt, in der folgende Maßnahmen insbesondere zu prüfen sind (§ 2 Abs. 2 Corona-ArbSchV):

1. die Einhaltung eines Mindestabstands von 1,5 m zwischen zwei Personen,

2. die Sicherstellung der Handhygiene,

3. die Einhaltung der Hust- und Niesetikette,

4. das infektionsschutzgerechte Lüften von Innenräumen,

5. die Verminderung von betriebsbedingten Personenkontakten,

6. das Angebot gegenüber Beschäftigten, geeignete Tätigkeiten in ihrer Wohnung auszuführen, wenn keine betriebsbedingten Gründe entgegenstehen,

7. das Angebot an Beschäftigte, die nicht ausschließlich von zu Hause arbeiten, zur Minderung des betrieblichen SARS-CoV-2-Infektionsrisikos sich regelmäßig kostenfrei durch In-vitro-Diagnostika zu testen. Diese Tests müssen für den direkten Erregernachweis des Coronavirus SARS-CoV-2 bestimmt und aufgrund ihrer CE-Kennzeichnung oder aufgrund einer gemäß § 11 Absatz 1 des Medizinproduktegesetzes erteilten Sonderzulassung verkehrsfähig sein.

Das Hygienerahmenkonzept der Senatsverwaltung für Kultur und Europa von März 2022 (lt. SenKE, 2022a) nennt als relevante Inhalte:

- Einhalten der AHA-L-Regel
- Gesichtsmasken
- Zugangsvoraussetzungen
- Lüftung

Das Konzept wurde im Mai 2022 durch eine verkürzte Handlungsempfehlung ersetzt (SenKE, 2022b).

In der Anlage zum „Konzeptpapier zur politischen Diskussion angesichts der aktuellen Situation der Veranstaltungswirtschaft in Zeiten mit erhöhter Infektionsgefahr“ des Bundesverbands Veranstaltungssicherheit (bvvs) und des Verbands für Medien- und Veranstaltungstechnik (VPLT) ergab der Vergleich zur Umsetzung von Corona-Verordnungen im Bereich der Veranstaltungen und Messen nach Bundesländern (VPLT, 2020), dass bereits im August 2020 in elf Bundesländern Hygienekonzepte gefordert wurden. Aus dem IfSG und in den länderspezifischen Infektionsschutzverordnungen präzisierten Maßnahmen, Ver- und Geboten ergibt sich, dass in Hygienekonzepten Maßnahmen mit folgenden Zielen festzulegen sind,

- den Einlass zu kontrollieren,
- die Infektionsketten zu erfassen,
- das Infektionsrisiko zu verringern,
- Hygieneregeln zu beschreiben,
- darzulegen, in welcher Form über diese Maßnahmen die Beschäftigten, Beteiligten und Besuchenden informiert werden,
- darzulegen, wie die Umsetzung der Maßnahmen kontrolliert wird.

Einlasskontrolle

a) Einlasskontrolle: Hinsichtlich der Einlasskontrolle ist im Infektionsschutz- und Hygienekonzept festzuhalten, in welcher Form der Einlass auf die zulässige Besuchendengruppe eingeschränkt wird. Welche Zertifikate zum Nachweis des Status (Geimpft, Genesen, Getestet) vorgelegt werden müssen und in welcher Form (analog, digital) diese als gültig betrachtet werden, wie die Kontrolle erfolgt und mit welchen Maßnahmen auf Störungen reagiert werden soll. Die technischen Maßnahmen wie z. B. Vereinzelungsanlagen oder ein räumlich getrennter Einlass sowie die organisatorischen Maßnahmen wie z. B. die Anzahl der Einlassschleusen und deren personelle Besetzung sind dahingehend anzupassen.

Eindämmung

b) Eindämmung möglicher Infektionsherde durch schnelle Feststellung der Infektionsketten: Dies verlangt eine möglichst über alle Phasen der Veranstaltung (Aufbau, Proben, Einlass, Durchführung, Auslass und den Abbau) lückenlose Erfassung der personenbezogenen Daten der Beschäftigten, Beteiligten und der Besuchenden. Als personenbezogene Angaben gelten gemäß § 2 Ziff. 16 des IfSG: Name und Vorname, Geschlecht, Geburtsdatum, Anschrift der Hauptwohnung oder des gewöhnlichen Aufenthaltsorts und, falls hiervon abweichend, die Anschrift des derzeitigen Aufenthaltsorts der betreffenden Person sowie, soweit vorliegend, die Telefonnummer und E-Mail-Adresse. In den Infektionsschutz- und SARS-CoV-2-Eindämmungsverordnungen der Länder ist die Erfassung der personenbezogenen Angaben unterschiedlich geregelt. Ihnen gemeinsam ist die Verpflichtung des Betreibers bzw. Veranstalters, die personenbezogenen Angaben zu erfassen, sie vier Wochen geschützt vor Einsichtnahme durch Dritte aufzubewahren (analoge Erfassung) bzw. zu speichern (digitale Erfassung) und nach vier Wochen zu vernichten bzw. zu löschen. Die Daten sind auf Verlangen der zuständigen Behörde auszuhändigen, wenn festgestellt wird, dass eine Person zum Zeitpunkt der Veranstaltung, des Besuchs oder der Inanspruchnahme der Dienstleistung krank, krankheitsverdächtig, ansteckungsverdächtig oder Ausscheider:in im Sinne des Infektionsschutzgesetzes war. Die Angaben dürfen ausschließlich zur infektionsschutzrechtlichen Kontaktnachverfolgung genutzt werden. Eine weitergehende Verwendung, z.B. für Promotion und Veranstaltungsankündigungen, bedarf der ausdrücklichen Genehmigung des Besuchenden. Die Landesverordnungen regeln unterschiedlich, welche Daten zur Kontaktnachverfolgung zu erfassen sind.

Verringerung des Infektionsrisikos

c) Verringerung des Infektionsrisikos: Das beinhaltet eine vollständige Darstellung aller technischen, organisatorischen und personenbezogenen Maßnahmen (TOP-Prinzip) vor, während und nach der Veranstaltung (Einlass, Veranstaltung, Ende) unter besonderer Berücksichtigung von Personenzahl und Personendichten. Hierzu sind die landesspezifischen Verordnungen zu beachten. Die Kommunen können diese Verordnungen um eigene Regelungen ergänzen.

d) Allgemeines Hygienekonzept: Das Hygienekonzept für Veranstaltungen beschreibt die Maßnahmen zur Reinigung bzw. Desinfektion von häufig genutzten Flächen, die Bereitstellung von Desinfektionsmöglichkeiten zur Nutzung durch die Besuchenden beim Einlass sowie Hygienemaßnahmen der Beschäftigten und Beteiligten, insbesondere im direkten Kontakt mit Peers sowie mit Besuchenden.

e) Kontrolle: Die Beauftragten der zuständigen Behörde und das Gesundheitsamt sind zur Durchführung von Ermittlungen und zur Überwachung der angeordneten Maßnahmen berechtigt. Ein Hygieneverantwortlicher (m, w, d) muss sicherstellen, dass sich die Beschäftigten, die Beteiligten und die Besuchenden an die festgelegten Maßnahmen halten, um einerseits die Fürsorgepflicht nicht zu verletzen und andererseits Ordnungsstrafen bzw. den Abbruch von Veranstaltungen nicht zu riskieren. Kontrolle

f) Information: Die konsequente Umsetzung der definierten Maßnahmen verlangt zum einen die Akzeptanz bei den Besuchenden sowie Beteiligten, was durch zielgruppenspezifische Ansprache unterstützt wird, und zum anderen, dass die Beschäftigten motiviert, befähigt und befugt sind, Maßnahmen durchzusetzen und bei Verstößen adäquat zu handeln (Winkelmann & Sakschewski, 2021). Information

5.1 Gliederung

Für die Gliederung von Hygienekonzepten sind unterschiedliche Umsetzungen möglich. Die Autoren der Projektstudie Erstellung von Hygienekonzepten für Großveranstaltungen unter Pandemiebedingungen, Version 1.3.2 (Amt Schenefeld 2021), differenzieren praxisorientiert die Maßnahmengruppen eines Hygienekonzepts:

- Maßnahmen zur Infektionserkennung
- Allgemeinen Infektionsschutz- und Hygienemaßnahmen (Umsetzung der A-H-A Regeln in einem konkreten Handlungsrahmen)
- Besondere Infektionsschutz- und Hygienemaßnahmen (primäre Infektionsschutz- und Hygienemaßnahmen und sekundäre, unterstützende Maßnahmen)
- Kommunikative Maßnahmen
- Maßnahmen zur Unterstützung der Regeleinhaltung (Belohnung vorbildhafter Regeleinhaltung und Maßnahmen zur Sanktionierung wiederholter Regelverstöße)

Das Expert:innengremium empfiehlt für den Betrieb von Kultureinrichtungen wie Theatern, Konzerthäusern und Kinos während der Pandemie die Erstellung eines individuellen Hygienekonzepts (Moriske et al., 2021). Das Hygienekonzept hilft, sich an spezifische Situationen und Anforderungen vor Ort anzupassen und diese zu dokumentieren. Es soll verschiedene Stufen für unterschiedliche Infektionsgeschehen berücksichtigen. Primärer Indikator ist hier zunächst die jeweilige regionale Inzidenz. Es werden aber weitere Indikatoren genannt wie z.B. die Belegung von Intensivstationen, die Inzidenz bei Risikopatienten oder der Anteil erfolgreicher Kontaktnachverfolgungen. Diese Konzepte sollten neben der Maskenpflicht mindestens folgende Punkte aufführen:

- Einhaltung des Mindestabstands in Ein- und Auslassbereichen und auf den Wegen durch das Gebäude hin zu den Sitzplätzen,
- Regeln für Veranstaltungspausen,
- Umgang mit Catering,
- Minimierung der Kontakte mit dem Personal,
- Kontaktnachverfolgung,
- Händehygiene,
- Maßnahmen für Sanitärbereiche,
- Konzepte für An- und Abreise sowie
- Compliancesicherung ggf. durch zusätzliches Personal.

Rahmenkonzept für kulturelle Veranstaltungen

Das Rahmenkonzept für Schutz- und Hygienekonzepte für kulturelle Veranstaltungen in Theatern, Konzert- und Opernhäusern und sonst dafür geeigneten Örtlichkeiten und für kulturelle Veranstaltungen im Freien einschließlich Freiluftkinos sowie filmische Veranstaltungen im Freien (Corona-Pandemie: Rahmenkonzept für kulturelle Veranstaltungen) legt für Bayern folgende Gliederung eines Hygienekonzepts fest (BayMBl 2022).

Hygienekonzepte müssen „insbesondere regeln,

- welche konkreten – ggf. regionalspezifischen – Zugangsbeschränkungen für jeweils welche Personen bzw. welchen Personenkreis nach der jeweils aktuellen Bayerischen Infektionsschutzmaßnahmenverordnung (BayIfSMV) gelten und wie die Zugangskontrolle mit entsprechenden Nachweisen gewährleistet wird;
- inwieweit eine Maskenpflicht gemäß der jeweiligen aktuellen BayIfSMV gilt;
- wie die nach der jeweils aktuellen BayIfSMV verpflichtenden oder empfohlenen Mindestabstände gewährleistet werden können;
- wie etwaige besondere Vorgaben für größere Veranstaltungen mit mehr als 1.000 Personen umgesetzt werden;
- wie die geschlossenen Räumlichkeiten im Rahmen eines Lüftungskonzepts bestmöglich gelüftet werden können; ein Lüftungskonzept stellt sicher, dass ein infektionsschutzgerechtes Lüften erfolgt und die Empfehlungen des Umweltbundesamtes sowie weiterer Bundesbehörden (z.B. Bundesanstalt für Arbeitsschutz und Arbeitsmedizin) und der einschlägigen Fachgesellschaften berücksichtigt werden;
- wie die Möglichkeiten zur Händehygiene umgesetzt werden können;
- wie und in welchen Intervallen die notwendige Reinigung der Kontaktflächen erfolgt und
- wie die Einhaltung arbeitsschutzrechtlicher Vorgaben insbesondere zur Maskenpflicht und zur Testung für Mitwirkende und Mitarbeiter sichergestellt werden."

Ein Hygienekonzept muss gemäß bayerischem Rahmenkonzept dazu für alle geschlossenen Räumlichkeiten zwingend ein Lüftungskonzept enthalten. Sicherzustellen sind hier die für ein infektionsschutzgerechtes Lüften notwendigen Luftwechselraten. In einem Reinigungskonzept sind die Reinigungsintervalle festzulegen und alle Maßnahmen zusammenfassend zu beschreiben.

CineCov-Hygiene-leitfaden

Der CineCov-Hygieneleitfaden für Filmtheater, erstellt von ASER (Institut für Arbeitsmedizin, Sicherheitstechnik und Ergonomie e. V.) in Zusammenarbeit mit dem Fraunhofer-Institut für Bauphysik (IBP) (ASER, 2022), führt nachfolgende Gliederungspunkte in dem Musterhygienekonzept für Filmtheater auf (lt. CineCov, 2022). Siehe hierzu ausführlich auch Kapitel 3.7.4.

- Verantwortliche Personen
- Änderungsverlauf
- Pandemiebezogene rechtliche Regelungen
- Zugangsvoraussetzungen
  - Nachweispflichten
  - Ausschlusskriterien
  - Information der Besuchenden zu Zugangsvoraussetzungen und weiteren Maßnahmen des Hygienekonzepts
  - Organisation der Zugangskontrolle und Information der Beschäftigten
- Technische Maßnahmen
  - Schutztrennwände
  - Raumlufttechnische (RLT) Anlagen
  - Freie Lüftung, also Lüftung ohne mechanische Lüftungsanlagen
  - CO_2-Monitoring
  - Sonstige technische Maßnahmen
  - Kinosaal-Simulator-Ergebnis (Mit dem CineCov-Lüftungssimulator können Kinobetreiber die vorhandenen oder geplanten Lüftungsbedingungen selbst eingeben und erhalten eine Einschätzung mit der zugehörigen Infektionsbelastung.)
- Organisatorische Maßnahmen
  - Sitzpläne im Kinosaal
  - Flächenplanung
  - Personenlenkung
  - Reinigungsmaßnahmen

- Personenbezogene Schutzmaßnahmen
  - Schutzmasken-Tragepflicht
  - Schutzmasken-Maßnahmen
  - Handhygiene
  - Desinfektionsmittelspender
- Kontaktpersonennachverfolgung und Verhalten im Infektionsfall

Ein Hygienekonzept ist grundsätzlich so strukturiert, dass einleitend der Anlass, also die Veranstaltung bzw. die Versammlungsstätte, beschrieben wird. Dabei ist zu den aktuell gültigen rechtlichen Grundlagen Bezug zu nehmen. In der dynamischen Situation einer epidemischen Lage ist es möglich, dass die gesetzlichen Grundlagen sich rasch ändern. Hier ist im Zweifelsfall tagesaktuell die Rechtsgültigkeit festzustellen und bei Bedarf unmittelbar vor Veranstaltungsbeginn zu überprüfen. Der oder die verantwortliche Person(en) sind zu benennen. Kern des Konzepts ist die Darlegung der Zugangsvoraussetzung und Ausschlusskriterien unter Einbeziehung der Identitätskontrolle sowie das Hygieneregime mit dem allgemeinen und spezifischen Teil von TOP-bezogenen Maßnahmen für Beschäftigte, Beteiligte und Besuchende. Das Konzept enthält abschließend die Informationskanäle und -medien sowie die Darlegung der Maßnahmenkontrolle.

- Erläuterung zum Hygienekonzept
  - Verantwortung
    - Erstellung mit Name, Position und Kontakt
    - Kontrolle mit Name, Position und Kontakt
  - Version mit Datum
  - Adressat, wie die zuständige Gesundheitsbehörde
  - Gegenstand
  - Grenzen der Betrachtung
    - Bezug zu anderen Konzepten und Bewertungen wie z. B. Sicherheitskonzept oder Gefährdungsbeurteilungen

    - Bezug zu anderen Hygienekonzepten wie z. B. Hygienekonzepte von Dienstleistern wie Reinigung, Catering
    - Zeitliche und räumliche Grenzen
- Beschreibung der Versammlungsstätte und/oder der Veranstaltung
  - Erwartete Besuchendenzahl
  - Indoor: Fläche, Versammlungsräume, Zugänge, Lüftung, Verkehrswege
  - Outdoor: Veranstaltungsfläche, Zugänge, Betriebsflächen, Verkehrswege
  - Veranstaltungsablauf inklusive Pausenregelungen
  - Gesamtdauer, Einlass- und Programmzeiten
  - Besonderheiten, z. B. Aktionen unter Einbeziehung von Besuchenden
  - Einschätzung zum möglichen Besuchendenverhalten unter Berücksichtigung soziodemografischer Informationen (Einflussfaktoren: Alter, Altersvarianz, soziale Bindungen, Involvement, Milieus, Alkohol- und Drogenkonsum) und in Bezugnahme auf das Setting
- Gesetzliche Grundlagen
  - Infektionsschutzgesetz, aktueller Stand länderspezifischer Infektionsschutz- bzw. Eindämmungsverordnungen
  - Technische Richtlinien und Empfehlungen
  - Informationen und Regeln der Unfallkassen
  - Branchenspezifische Handreichungen und Empfehlungen einschlägiger Verbände und Fachgesellschaften
- Zugangsvoraussetzung
  - Festlegung der Nachweispflichten
  - Information an die Besuchenden im Vorfeld
  - Information an die Besuchenden vor Ort
  - Umsetzung der Zugangskontrolle am Einlass

- Identitätsfeststellung
  - Form der Registrierung im Vorfeld
  - Form der Registrierung und Identitätsfeststellung vor Ort
  - Maßnahmen zur Sicherung der Zuordnung von Personen und zeitliche Berücksichtigung im Veranstaltungsablauf
  - Art der Dokumentation und Archivierung sowie Sicherstellung des Datenschutzes
- Allgemeines Hygienekonzept (Hygieneregime)
  - Festlegung der Bewegungs-, Betriebs- und Publikumsflächen
  - Definition von schwach, mittel und stark frequentierten Flächen
  - Festlegung der Reinigungsfrequenz und der Desinfektion von schwach, mittel und stark frequentierten Flächen
  - Beschreibung von Hygieneregeln im Catering unter Berücksichtigung der aktuellen berufsgenossenschaftlichen Informationen
  - Beschreibung von Hygieneregeln bei Proben und beim Aufbau, insbesondere unter Berücksichtigung der aktuellen berufsgenossenschaftlichen Informationen
  - Beschreibung von Hygieneregeln beim Einlass
- Technische Maßnahmen
  - Einhaltung Abstandsregeln
    - Einlass: Vereinzelung, baulicher Tröpfchenschutz zwischen Vereinzelungsanlagen, Tröpfchenschutz bei Information, Registrierung, Ticketing und Verkauf
    - Veranstaltung: Besuchendenplätze (Eventuelle Absperr- oder Separierungsmaßnahmen), Sanitäranlagen (Eventuelle Absperrmaßnahmen oder zusätzliche temporäre Sanitäranlagen), Einbahnstraßensystem (soweit möglich)
    - Ende: Vereinzelung, Schutz vor querendem Besuchendenverkehr zu parallelem Einlass oder anderen Versammlungsräumen
  - Bauliche Trennungen in Versammlungsräumen oder auf einem Veranstaltungsgelände

  - Besuchendenführung
  - Lüftung: Beschreibung der Lüftungsanlagen
- Organisatorische Maßnahmen
  - Kontrolle der Hygienemaßnahmen durch Hygienebeauftragte (m, w, d), Festlegung der Zeitabstände während der Veranstaltungsphasen
  - Planung der Risiko- und Krisenkommunikation
  - Personaleinsatzplanung zur dynamischen Besuchendenführung
  - Planung und Durchsetzung von Maßnahmen bei abweichendem bzw. unerwünschtem Besuchendenverhalten
  - Anpassung der Räumungskonzepte und der geleiteten Wegeführungen
- Personenbezogene Maßnahmen
  - Ein- und Unterweisung von Beschäftigten und Beteiligten
  - Ausgabe von FFP2-Masken an Beschäftigte und Beteiligte mit direktem Kontakt zu Besuchenden
  - Durchsetzung des Tragens von OP- oder FFP2-Masken bei Besuchenden und sich daraus ergebende Pausenregelungen
- Information und Kontrolle
  - Informationsvermittlung an die Besuchenden im Vorfeld und vor Ort
  - Informationsvermittlung und Erklärung der Infektionsschutz- und Hygienemaßnahmen vor Beginn der Veranstaltung zusätzlich über Ton, Bild
  - Vermittlung der Abstandsregel durch Bodengrafiken, falls möglich
  - Beachtung der Aufbewahrungsfristen personenbezogener Angaben unter Berücksichtigung der gesetzlichen Vorgaben
  - Dokumentation aller Unterweisungen, der durchgeführten Maßnahmen und gegebenenfalls der eingetretenen kritischen Ereignisse

5.2 Schutzziel

Zur Sicherheitsplanung einer Veranstaltung zählen die Planung und Kontrolle der Sicherheit der eingesetzten Veranstaltungstechnik, die Abschätzung und Bewertung der Gefährdungen für die Besuchenden sowie die Planung und Umsetzung von Maßnahmen für die Sicherheit der Beschäftigten und Beteiligten während des Aufbaus, bei Proben, während der Veranstaltung und beim Abbau. Sicherheitsplanung und Sicherheitsmanagement von Veranstaltungen beziehen drei verschiedene Gruppen als Schutzziele ein: Beschäftigte, Beteiligte und Besuchende. Beschäftigte stehen in einem befristeten oder unbefristeten, in einem entgeltlichen oder unentgeltlichen Dienstverhältnis zum Veranstalter oder Betreiber. Die Beschäftigten fallen unmittelbar in den Schutzbereich des Arbeitsrechts und zusammen mit den Beteiligten in den Schutzbereich der Unfallkassen und die Aufgabenfelder der Betriebssicherheit. Beteiligte sind als (Solo)-Selbstständige oder Beschäftigte von beauftragten Unternehmen und Nachunternehmern bei der Planung, der Umsetzung, dem Aufbau oder beim Abbau einer Veranstaltung tätig. Die Besuchenden sind diejenigen, die an einer Veranstaltung teilnehmen bzw. ihr beiwohnen und die in keiner dienst- oder werkvertraglichen Beziehung zum Veranstalter oder Betreiber stehen (Winkelmann & Sakschewski, 2021).

5.2.1 Beschäftigte

Wie-Beschäftigte

Die Beschäftigten sind nach § 2 Abs. 2 ArbSchG Arbeitnehmende, zu ihrer Berufsbildung Beschäftigte und arbeitnehmerähnliche Personen. Die Betriebssicherheitsverordnung erweitert den Kreis um Schüler:innen, Studierende und sonstige Personen, sofern sie Arbeitsmittel verwenden (§ 2 Abs. 4 BetrSichV). Zu der Gruppe der Beschäftigten zählen auch Ehrenamtliche bzw. Freiwillige (Volunteers), da über das Satzungsrecht der Unfallversicherungsträger diese Gruppe in den Arbeitsschutz und das betriebliche Gesundheitsmanagement eingebunden sind, da ehrenamtlich Tätige zwar als Versicherte vom Schutzbereich des Rechts der Unfallversicherung (SGB VII) erfasst werden, im Regelfall jedoch nicht in den Geltungsbereich des staatlichen Arbeitsschutzrechts einbezogen werden (DGUV 100-001, Kapitel 2.1). Ausdrücklich werden auch ehrenamtlich tätige Personen nach § 2 Abs. 1 Ziffer 12 SGB VII sowie nach § 2 Abs. 2 SGB VII, sogenannte Wie-Beschäftigte, als gesetzlich unfallversichert genannt. Als Wie-Beschäftigte im Sinne des Sozialgesetzbuchs gelten Beschäftigungsformen, bei der eine Tätigkeit ausgeübt wird, die einen wirtschaftlichen Wert hat. Sie muss einem Unternehmen dienen und auch dessen Willen entsprechen und dem Anschein nach mit einer Beschäftigung vergleichbar sein. Die Unfallverhütungsvorschriften nach § 1 Abs. 1 DGUV-Vorschrift 1 sind somit für sie als Versicherte gültig. Auch die Regelungen des Arbeitsschutzgesetzes sind über den engen Begriff der Beschäftigten auch auf die restlichen Versicherten ausgeweitet (§ 2 SGB VII Abs. 2). Hier werden auch Personengruppen ohne entgeltliches Dienstverhältnis einbezogen. Die besonderen Fürsorgepflichten des Arbeitgebers gelten also für alle Beschäftigten, unabhängig davon, ob sie gemäß Arbeitsschutzgesetz formal als Arbeitnehmende zu betrachten sind.

Im Sinne des Infektionsschutzes erfüllen die Beschäftigten eine Doppelfunktion. Sie sind gleichzeitig Ziel der geplanten Maßnahmen als auch Akteure bei der Umsetzung der Maßnahmen gegenüber Besuchenden und Beteiligten. Beschäftigte müssen deren Einhaltung kontrollieren und diese bei Verstößen durch Besuchende im Rahmen ihres dienstvertraglichen oder werkvertraglichen Auftrags (z.B. die Pflicht zum Tragen einer FFP2-Maske) sanktionieren.

5.2.2 Beteiligte

Künstler:innen

Die Beteiligten sind mittelbar Adressat:innen des Arbeitsschutzes. Beteiligte sind Beschäftigte eines beauftragten Nachunternehmers, deren Arbeitgeber verpflichtet sind, bei der Durchführung der Sicherheits- und Gesundheitsschutzbestimmungen zusammenzuarbeiten und sich nach Art der Tätigkeiten gegenseitig und ihre Beschäftigten über die mit den Arbeiten verbundenen Gefahren für Sicherheit und Gesundheit der Beschäftigten zu unterweisen. (§ 8 ArbSchG). Selbstständige wie darstellende Künstler:innen oder andere freischaffend an einer Veranstaltung Mitwirkende sind keine Beschäftigten im Sinne des Arbeitsschutzgesetzes (§ 2 Abs. 2 ArbSchG). Da sie jedoch sowohl eigenständig eingebrachte Arbeitsmittel wie z. B. Kostüme oder Requisiten einer artistischen Darstellung oder eigenes Werkzeug und PSA eines Riggers beim Aufbau als auch vom Veranstalter bzw. Betreiber gestellte Arbeitsmittel wie z. B. Hebebühne, Leiter oder Trapez verwenden, fallen auch selbstständig tätige Beteiligte unter den Schutz der Betriebssicherheitsverordnung (BetrSichVO). Daraus ergibt sich z. B. die Verpflichtung zur Erstellung einer Gefährdungsbeurteilung (§ 4 BetrSichVO), auch für die Beteiligten. Ein ebenso an der Tätigkeit und nicht am Beschäftigtenstatus orientierter Schutzumfang von Beschäftigten und Beteiligten lässt sich auch aus dem Anwendungsbereich der berufsgenossenschaftlichen Verhütungsvorschriften ableiten. Sie gelten für den bühnentechnischen und darstellerischen Bereich von Veranstaltungsstätten und den produktionstechnischen und darstellerischen Bereich von Produktionsstätten für Film, Fernsehen, Hörfunk und Fotografie (§ 1 DGUV V 17/18) und differenzieren die hier tätigen Personengruppen nicht weiter. Künstler:innen als wichtige Gruppe der Beteiligten nehmen als Vermittler eine besondere Rolle bei der Information der Besuchenden zu organisatorischen und personenbezogen Maßnahmen ein.

Neben den Künstler:innen können Beteiligte einer Veranstaltung sein:

- Produktionsleitung und Produktionsteam
- Beschäftigte der veranstaltungstechnischen Abteilungen
- Verantwortliche für Veranstaltungstechnik
- Projektleitungen und Beschäftigte anderer beteiligter Gewerke bzw. Nachunternehmer
- Beschäftigte im Rahmen veranstaltungstechnischer Leistungen beauftragter Unternehmen
- Leitung und Beschäftigte des Sicherheits- und Ordnungsdienstes
- Beschäftigte im Catering und bei anderen beauftragten Serviceleistungen
- Brandsicherheitswachdienst
- Sanitäts- und Rettungsdienst

5.2.3 Besuchende

Die Besuchenden haben einerseits ein Recht auf körperliche Unversehrtheit und andererseits ein Recht auf „freie[...] Entfaltung [ihrer] Persönlichkeit" (GG Art. 2 Abs. 1). Der Betreiber, also diejenige juristische oder natürliche Person, die dazu befugt und befähigt ist, den Betrieb zu leiten, ist gemäß Musterversammlungsstättenverordnung (MVStättVO) für die Sicherheit der Veranstaltung, damit auch für die Sicherheit der Besuchenden während der Veranstaltung, und die Einhaltung der Vorschriften (§ 38 Abs. 1 MVStättVO), so auch für die Einhaltung der aktuell geltenden Infektionsschutzverordnung, verantwortlich. Der Betreiber hat demnach vorzusorgen, dass Gesundheit und Leben der Besuchenden geschützt und nicht durch Art, Dauer oder Ort der Veranstaltung einem über ein tolerierbares Restrisiko hinausgehenden Risiko ausgesetzt werden. Dafür hat er die im vertretbaren Rahmen angemessenen Maßnahmen auf Basis des Stands der Technik umzusetzen. Den jeweiligen rechtlichen Rahmen bilden neben baurechtlichen Grundlagen die Hausordnungen für Veranstaltungsstätten und für temporär genutzte Veranstaltungsflächen. Es besteht also im Vergleich zur Gruppe der Beschäftigten keine direkte Weisungsbefugnis, aber eine mittelbare Kontrollbefugnis und Informationspflicht.

5.3 Maßnahmen

Als Schutzmaßnahmen können Tätigkeiten oder ein Set von aufeinander aufbauenden Tätigkeiten verstanden werden, um ein zuvor definiertes Schutzziel zu erreichen. Maßnahmen sind somit zielgebunden und sollen Gefährdungen beseitigen oder verringern und damit das Risiko eines Schadensfalls für Beschäftigte, Beteiligte und Besuchende minimieren. Es sind damit also nicht nur Maßnahmen nach Wortlaut des § 2 Abs. 1 ArbSchG zur Verhütung von arbeitsbedingten Gesundheitsgefahren einschließlich Maßnahmen der menschengerechten, d. h. bio-psycho-soziale Befindlichkeiten berücksichtigenden Gestaltung der Arbeit, sondern auch Maßnahmen zum Schutz von Besuchenden gemeint.

(E)STOP-Prinzip

Die Schutzmaßnahmen ergeben sich aus den Gefährdungsbeurteilungen bei einer Veranstaltung im Sinne des Arbeitsschutzes, aus der Risikoanalyse mit Blick auf die Besuchendensicherheit sowie aus den behördlichen Anordnungen. Als Risiko wird die durch Schadensausmaß und Eintrittswahrscheinlichkeit ausgedrückte quantifizierte Gefährdung betrachtet. Maßnahmen können daher präventiv sowohl die Eintrittswahrscheinlichkeit verringern als auch restriktiv das Schadensausmaß begrenzen. In vielen Fällen müssen zum Erreichen des definierten Schutzziels mehrere Schutzmaßnahmen umgesetzt werden. Dieses Bündel von Maßnahmen folgt dem TOP-Prinzip. Dieses ist aus dem Arbeitsschutz (§ 4 ArbSchG), der Maßnahmenhierarchie der Richtlinie für Arbeitsstätten (ASR V 3 Gefährdungsbeurteilung) oder der an der Nutzung von Arbeitsmitteln orientierten Betriebssicherheitsverordnung (§ 4 Abs. 2 BetrSichVO) bekannt. Das TOP-Prinzip besagt, dass technische Maßnahmen Vorrang vor den organisatorischen und den personenbezogenen Maßnahmen haben, wenn die Gefährdung sich nicht eliminieren bzw. die Gefährdungsquelle substituieren lässt, was insgesamt das (E)STOP-Prinzip (Eliminieren, Substituieren, technische, organisatorische und personenbezogene Maßnahmen) ergibt (DIN ISO 45001:2018-06).

5.3.1 Technik

Als technische Maßnahmen gelten alle technischen und baulichen Ausstattungen, Einrichtungen und Elemente, die das Infektionsrisiko verhindern oder senken sollen, insbesondere Änderungen und Ergänzungen in der Haustechnik, temporärer oder dauerhafter Ausschluss der Nutzung von Publikums- oder Bewegungsflächen oder Abstand sichernde Einbauten. Technische Schutzmaßnahmen wirken von der Aufbau- und Ablauforganisation unabhängig. Sie bedingen in der Regel eine Organisation und werden häufig von personenbezogenen Maßnahmen begleitet. Sie wirken jedoch zumindest kurz- bis mittelfristig auch ohne organisatorische Maßnahmen weiter.

5.3.2 Organisation

Organisatorische Maßnahmen haben zum Ziel, ein Risiko durch Definition von Abläufen und durch Zuordnung von Aufgaben- und Verantwortungsbereichen an externe Organisationen, interne Organisationseinheiten bzw. Personen sowie der Kommunikation der Verantwortlichkeiten innerhalb der Aufbauorganisation zu verringern bzw. zu vermeiden. Dabei unterstützen diese Maßnahmen die technischen Maßnahmen. Zu den organisatorischen Maßnahmen gehören insbesondere Regelungen, Festlegungen oder Praktiken wie Veranstaltungsorganisation, räumliche und zeitliche Trennung von Gefahrenquelle und Aktanten, Aufgaben der Beschäftigten, Kooperation der Dienstleistenden, Informationen für Besuchende und Beteiligte sowie die Einsatzplanung und die Arbeitszeitgestaltung der Beschäftigten.

5.3.3 Personenbezogene Maßnahmen

Personenbezogene Maßnahmen können von der Organisation gestellt, vermittelt und vorbereitet werden. Die Durchführung selbst, also z.B. die Verwendung, das Anlegen oder Tragen von Schutzausrüstung oder -kleidung, liegt jedoch im Verantwortungsbereich der gemäß Schutzziel definierten Zielgruppe, differenziert nach Beschäftigten, Beteiligten und Besuchenden. Die Kontrolle der Verpflichtungen zum Anwenden personenbezogener Maßnahmen ist Teil der Auswahl- und Kontrollverantwortung, die innerhalb einer Organisation geregelt ist. Von dieser Verantwortung unabhängig sind die arbeitgeber-, veranstalter- und behördenseitigen Kontrollpflichten.

5.4 Setting

Das Setting einer Veranstaltung verbindet räumliche Aspekte mit der Veranstaltungsform. Als Veranstaltungsform wird die Art der Veranstaltung, die Flächennutzung und die Gestalt einer Veranstaltung verstanden. Die Veranstaltungsart ist eine praxisorientierte, eingeführte Form der Unterscheidung. Sie bezieht sich auf Genre und Stil und unterteilt z.B. in Tanz- oder Sportveranstaltung, in Rock- oder Klassik-Konzert. Die Gestalt einer Veranstaltung beschreibt die räumliche Anordnung von Szenen-

und Publikumsfläche sowie die Bewegung der Besuchenden auf der Veranstaltungsfläche und in Beziehung zur Umgebung (Sakschewski & Paul, 2019). Damit werden bei der Gestalt die Nutzung und Flächenverteilung sowie die Orientierung der Besuchenden und der Grad ihrer Mobilität im Veranstaltungsablauf berücksichtigt. Die Gestalt einer Veranstaltung ist abhängig von der Infrastruktur, vom Veranstaltungsort und auch vom Veranstaltungsformat.

Unter Bezugnahme auf den Begriff der Gestalt bietet sich für die Einflussfaktoren Raum (Outdoor/Indoor) und der Besuchenden in der Veranstaltung der Begriff des Settings an. Bei dem Einflussfaktor „Setting“ fließen sowohl räumliche als auch verhaltensbezogene Merkmale ein. Räumlich wird in Veranstaltungen Outdoor und Indoor unterschieden. Verhaltensbezogen wird die erlaubte Bewegung der Besuchenden während der Veranstaltung berücksichtigt, da bei einer Veranstaltung mit Sitzplätzen die Einhaltung der Abstände zwischen den Besuchenden leichter zu kontrollieren ist als bei Veranstaltungen mit stehendem Publikum. Bei Veranstaltungen mit sich während der Veranstaltung bewegenden Besuchenden (Tanzveranstaltungen, Konzerte) ist das Einhalten der Abstände zwischen den Besuchenden mit erhöhtem Aufwand durch technische und organisatorische Maßnahmen verbunden und stellt höhere Anforderungen an das Verhalten und die Motivation der Besuchenden. Unter Einbeziehung der drei Status des aufgrund der Gestalt der Veranstaltung und der Art der Veranstaltung zu erwartenden Besuchendenverhaltens und der beiden räumlichen Ausprägungen Indoor und Outdoor ergibt sich für den Einflussfaktor Setting eine 2:3 Matrix (siehe Tabelle 6).

Tabelle 6: Matrix der Einflussfaktoren

Visitor / Room	**Sitting**	**Moving**	**Standing**
Indoor	R_{ISI}	R_{IM}	R_{IST}
Outdoor	R_{OSI}	R_{OM}	R_{OST}

Daraus ergibt sich ein dreidimensionales Modell zur Einordnung und Bewertung von Maßnahmen und Infektionsrisiken, das Hygieia-Modell (siehe Abbildung 9).

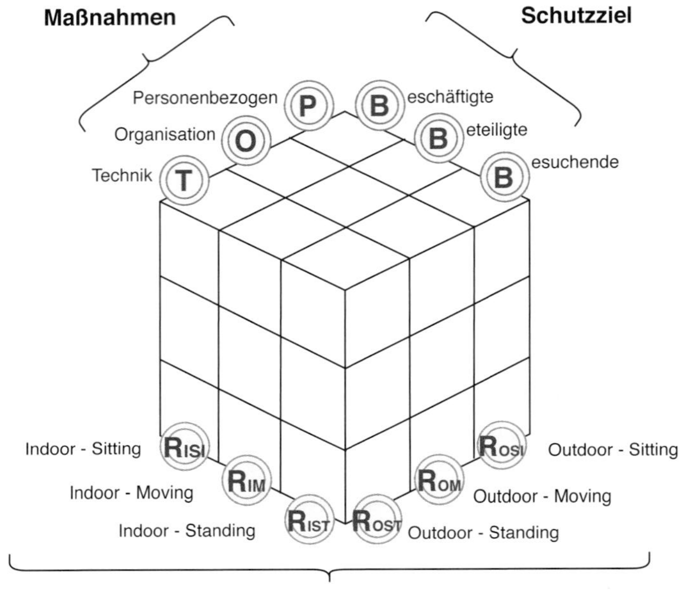

Quelle: Eigene Darstellung

Abbildung 9: Hygieia-Modell zur Einordnung und Bewertung von Infektionsrisiken und Maßnahmen

5.4.1 Raum

Indoor-Veranstaltungen finden in Gebäuden statt. Gebäude sind gemäß § 2 Abs. 2 MBO „... selbstständig benutzbare, überdeckte bauliche Anlagen, die von Menschen betreten werden können und geeignet oder bestimmt sind, dem Schutz von Menschen, Tieren oder Sachen zu dienen." Gebäude haben den Vorteil der Planungssicherheit durch die vorhandene Gebäudeinfrastruktur sowie der technischen Anlagen, um die Besuchenden sowie Beschäftigen und Beteiligten vor Gefährdungen zu schützen. Jedoch müssen aufgrund der erhöhten Infektionsgefahr durch Aerosole und Tröpfcheninfektion entsprechende Maßnahmen getroffen werden. Outdoor-Veranstaltungen werden im Freien durchgeführt. Aufgrund anderer Gegebenheiten wie Flächenkapazitäten, unerschöpflicher Frischluft etc. werden Outdoor-Veranstaltungen in den Infektionsschutzverordnungen anders bewertet als Indoor-Veranstaltungen.

Exkurs

Personenobergrenzen Indoor – Outdoor

Personenobergrenzen werden in den Infektionsschutzverordnungen der Länder regelmäßig ausgesprochen wie z. B gemäß § 9 Siebte Verordnung zur Änderung der Zweiten SARS-CoV-2-Infektionsschutzmaßnahmenverordnung des Landes Berlin vom 20.05.2021. Hier findet sich ein Verbot von Veranstaltungen im Freien mit mehr als 250 Personen und in geschlossenen Räumen mit mehr als 20 Personen. Gemäß § 9 Achte Verordnung zur Änderung der Zweiten SARS-CoV-2-Infektionsschutzmaßnahmenverordnung des Landes Berlin bestand elf Tage später, ab dem 01.06.2021, ein Verbot von Veranstaltungen im Freien mit mehr als 500 Personen, in geschlossenen Räumen mit mehr als 100 Personen und gemäß § 9 Dritte Verordnung über erforderliche Maßnahmen zum Schutz der Bevölkerung vor Infektionen mit dem Coronavirus SARS-CoV-2 sind wiederum zwei Wochen später seit dem 15.06.2021 Veranstaltungen im Freien mit mehr als 1.000 Personen und in geschlossenen Räumen mit mehr als 250 Personen verboten. Die Infektionsschutzverordnungen anderer Bundesländer führen vergleichbare Grenzwerte für Veranstaltungen an und unterscheiden ebenso zwischen Indoor und Outdoor. So galten im Sommer 2020 gemäß 7. SARS-CoV-2-Eindämmungsverordnung in Sachsen-Anhalt bis 29.08.2020 eine Obergrenze von maximal 50 Besuchenden, die danach auf maximal 500 und später auf bis zu 1.000 Besuchende im Freien angehoben wurde.

Ein häufig angesetzter Faktor im Verhältnis der Personenobergrenzen von Outdoor- und Indoor-Veranstaltungen beträgt 4:1, aber auch Relationen von 10:1, 2:1 oder 1:1 sind nachweisbar (Abbildung 10 und Abbildung 11) Dabei ist tendenziell bei einer Verschärfung der Maßnahmen aufgrund zunehmender Inzidenzzahlen ein höherer Faktor und bei einer Verminderung der Maßnahmen aufgrund abnehmender Inzidenzzahlen eine niedrigere Relation festzustellen. Die aufgeführten Grenzwerte sind lediglich Beispiele, denn allein im Sommer 2020 hat Nordrhein-Westfalen innerhalb von „15 Kalenderwochen insgesamt 45 Verordnungen, Bereinigungs- und Änderungsverordnungen erlassen, also im Schnitt drei pro Woche. Für Bayern lassen sich sogar im selben Zeitraum 81 Regelungsdokumente recherchieren, was fast einer Änderung pro Tag entspricht.“ (Behnke, 2020, S. 13) Dass eine Unterscheidung in Indoor- und Outdoor-Veranstaltungen zu verschiedenen Maßnahmen in Bezug auf Mund-Nase-Bedeckung, Abstandsregeln und weitere Hygienemaßnahmen, aber auch in Bezug auf Personenobergrenzen in den Infektionsschutzverordnungen der Länder sowie den Handlungsempfehlungen und Handreichungen der berufsgenossenschaftlichen Informationen führt, ist durch die Übertragungseigenschaften des Coronavirus SARS-CoV-2 erklärbar (Prather et al., 2020).

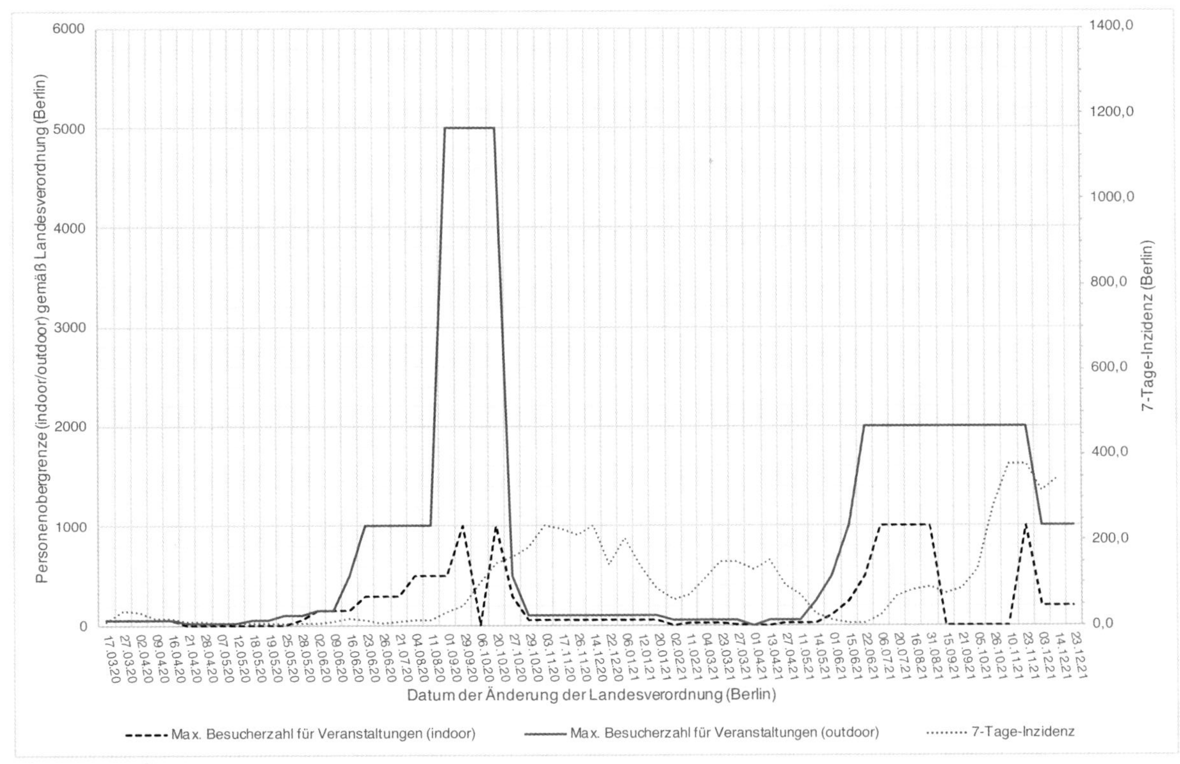

Quelle: Eigene Darstellung

Abbildung 10: Höchstzulässige Indoor- und Outdoor-Besuchendenanzahl (2020/21) gemäß Berliner Infektionsschutzverordnung in der jeweilig gültigen Fassung im Verhältnis zu den Inzidenzzahlen in Berlin

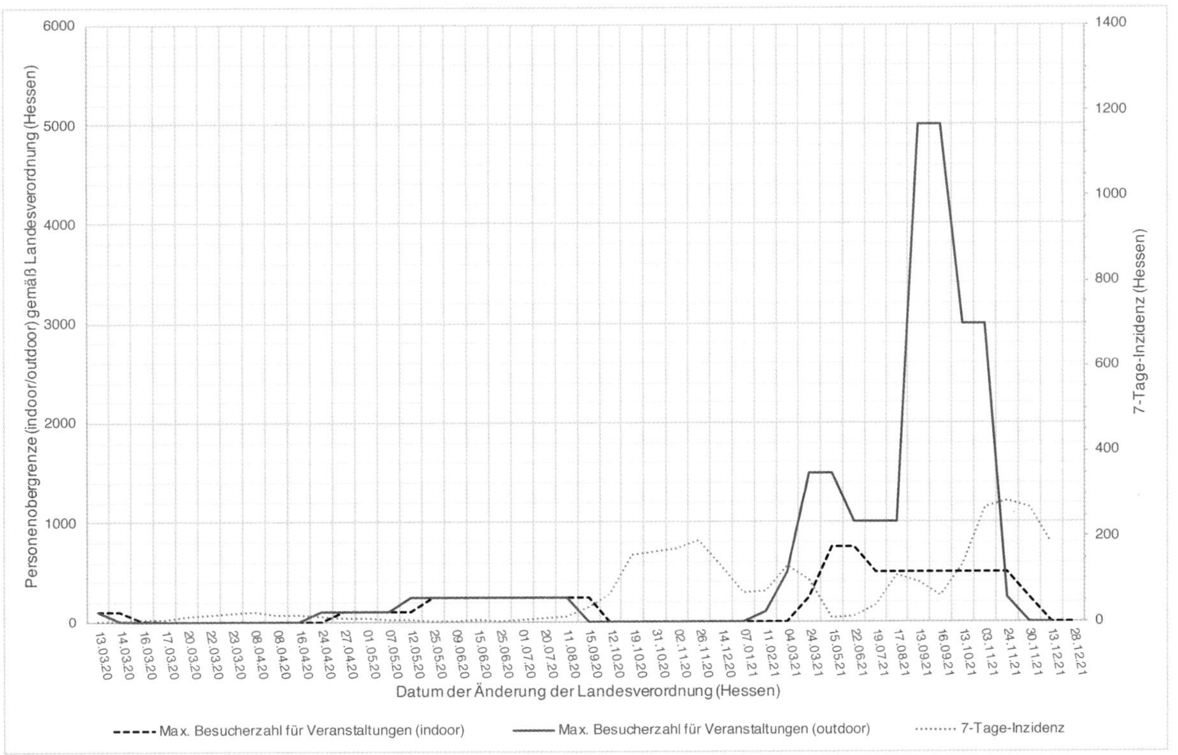

Quelle: Eigene Darstellung

Abbildung 11: Höchstzulässige Indoor- und Outdoor-Besuchendenanzahl (2020/21) gemäß Infektionsschutzverordnungen des Landes Hessen in der jeweilig gültigen Fassung im Verhältnis zu den Inzidenzzahlen in Hessen

5.4.2 Veranstaltungsformat

Tanzveranstaltungen werden in einigen Infektionsschutzverordnungen gesondert betrachtet, wie z. B. die ausdrückliche Nennung des Zutritts zu Tanzveranstaltungen im Freien auch für getestete Personen gemäß § 34 Ziff. 9 Fünfte Verordnung zur Änderung der Dritten SARS-CoV-2-Infektionsschutzmaßnahmenverordnung vom 31.08.2021 in Berlin. Häufig wird in diesem Zusammenhang auf den Begriff der Tanzlustbarkeit gemäß § 33b GewO (Gewerbeordnung) verwiesen. Die Tanzlustbarkeit beschreibt eine gewerbliche Veranstaltung, bei der sich die Besuchenden zu musikalischen Darbietungen bewegen. Diese Beschreibung ist nicht auf baulich dafür vorgesehene Räumlichkeiten wie Clubs und Diskotheken beschränkt, sondern „bezieht sich auch auf Konzerte u. a. gewerbliche Anlässe in geschlossenen Räumen, bei denen getanzt wird." (Hygienerahmenkonzept Berlin, 2022)

Tanzlustbarkeit

In den Infektionsschutzverordnungen der Länder wird aber nicht unbedingt zwischen Veranstaltungsformaten differenziert. Dies zeigt sich z. B. in § 20 Zweite SARS-CoV-2-Eindämmungsverordnung des Landes Brandenburg, in der unterschiedliche Orte mit sehr verschiedenen Veranstaltungsformaten und Besuchendengruppen wie „Gedenkstätten, Museen, Ausstellungshäusern, Galerien, Planetarien, Archiven, Freizeitparks, Tierparks, Wildgehegen, Zoologischen und Botanischen Gärten sowie Theatern, Konzert- und Opernhäusern, Kinos, Messen, Ausstellungen, Spielhallen, Spielbanken und Wettannahmestellen sowie Spaß- und Freizeitbädern, Freibädern, Saunen, Thermen und Wellnesszentren" gleichgesetzt werden. Ähnlich werden gemäß § 8 Coronaschutzverordnung des Landes Nordrhein-Westfalen alle Veranstaltungen wie „Konzerte und Aufführungen in Theatern, Opern- und Konzerthäusern, Kinos und anderen öffentlichen oder privaten (Kultur-)Einrichtungen sowie der Betrieb von Museen, Kunstausstellungen, Galerien, Schlössern, Burgen, Gedenkstätten und ähnlichen Einrichtungen" als gleichartig betrachtet. Auch unter § 29 Abs. 1 Vierte SARS-CoV-2-Infektionsschutzmaßnahmenverordnung des Landes Berlin werden „Kinos, Theater, Opernhäuser, Konzerthäuser und andere kulturelle Einrichtungen und Veranstaltungsstätten in öffentlicher und privater Trägerschaft" gleichgesetzt. Jedoch wird in § 29 Abs. 2 unterschieden gegenüber „Museen, Galerien und Gedenkstätten“, also Veranstaltungsformen, die grundsätzlich eine freie Bewegung auf der Fläche erlauben.

Als Gefährdungsquelle für eine Covid-19-Erkrankung gelten die Infektion durch Aerosole, die Tröpfcheninfektion und die Schmierinfektionen (RKI, 2021). Die Gefährdung durch Aerosole ist bei Indoor-Veranstaltungen höher als bei Outdoor-Veranstaltungen. Hier ergibt sich zwingend eine Unterscheidung durch den genutzten Raum, wie sich dies auch bei den Infektionsschutzverordnungen zeigt, wenn auch die höchstzulässigen Besuchendenzahlen Indoor und Outdoor sehr unterschiedlich bewertet wurden, wie der Exkurs Personenobergrenze Indoor – Outdoor zeigt. Bei nicht bestuhlten Veranstaltungen im Freien oder in Innenräumen besteht die erhöhte Gefährdung durch Tröpfcheninfektion aufgrund möglicher Situationen, in denen die Abstandsregeln nicht eingehalten werden können. Hierbei ist es ungleich schwieriger zu kommunizieren und zu kontrollieren, dass Besuchende die Abstände durch technische und organisatorische Maßnahmen während des gesamten Veranstaltungsverlaufs (inklusive Einlass und Auslass) einhalten und Beschäftigte dies kontrollieren. Veranstaltungen mit sich bewegenden Besuchenden wie Tanzveranstaltungen stellen hier eine Unterkategorie dar.

Die Maßnahmenbeschreibung macht den Hauptanteil eines Hygienekonzepts aus gemäß der untersuchten Hygienekonzepte von Veranstaltungen aus den Jahren 2020 und 2021. Sie umfasst im Mittel 68,9 % der untersuchten Hygienekonzepte. Dabei variiert der Umfang der Maßnahmenbeschreibung in den unterschiedlichen Settings. Im Setting R_{ISI} befassen sich durchschnittlich 1.883 Wörter und damit etwas weniger als zwei Drittel (65,5 %) des Gesamtumfangs der Hygienekonzepte mit Maßnahmen. Das letzte Drittel (34,5 %) dient der Veranstaltungsbeschreibung oder der Erörterung der allgemeinen Hygiene- und Abstandsregeln. Die Maßnahmenbeschreibungen bei Veranstaltungen, die der Kategorie R_{IST} zuzuordnen sind, umfassen im Mittel 1.136 Wörter bzw. 73,4 % des Gesamtumfangs der Maßnahmenbeschreibungen und umfassen damit acht Prozentpunkte mehr als im R_{ISI}-Setting. Der Anteil an Maßnahmenbeschreibungen an den Hygienekonzepten des Settings

R_{IM} hingegen umfasst im Durchschnitt 2.217 Wörter oder 67,8 % des Gesamtumfangs und liegt damit im Mittel zwischen den Werten der beiden anderen Indoor-Settings. Eine ähnliche Verteilung zeigt sich auch bei der Analyse der Kategorien nach dem TOP-Prinzip (siehe Tabelle 7).

Tabelle 7: Vergleich des Wortumfangs der Maßnahmen nach den Kategorien in den Indoor-Settings

Setting	R_{ISI}	R_{IST}	R_{IM}
Technische Maßnahmen:	Die technischen Maßnahmen machen im Mittel mit 123 Wörtern etwas mehr als ein Viertel (26,7 %) des Umfangs der Maßnahmenbeschreibungen aus.	Für die technischen Maßnahmen wurden lediglich 95 Wörter im Mittel identifiziert bzw. 8,4 % des Textumfangs.	Mit durchschnittlich 203 Wörtern haben die technischen Maßnahmen den geringsten Anteil (13,5 %).
Organisatorische Maßnahmen:	Die organisatorischen Maßnahmen haben mit durchschnittlich 852 Wörtern (69,3 %) den höchsten Anteil an den Maßnahmenbeschreibungen.	Die organisatorischen Maßnahmen haben mit gemittelt 953 Wörtern bei Weitem den höchsten Anteil (83,9 %).	Mit durchschnittlich 1.075 Wörtern (71,5 %) haben die organisatorischen Maßnahmen den größten Anteil am analysierten Gesamttext der Maßnahmenbeschreibungen.
Personenbezogene Maßnahmen:	Die personenbezogenen Maßnahmen werden im Mittel mit 254 Wörtern beschrieben bzw. umfassen 20,7 % des analysierten Texts zu den Maßnahmen.	Die personenbezogenen Maßnahmen haben mit lediglich 88 Wörtern im Durchschnitt im analysierten Gesamttext für Maßnahmen einen geringen Anteil (7,7 %).	Auf die personenbezogenen Maßnahmen entfallen im Mittel 225 Wörter (14,9 % des Gesamttexts zu den Maßnahmen).

Der Textumfang bei den Outdoor-Settings ist in allen Settings größer, was durch die temporären Infrastrukturen erklärbar ist. Die Verteilung zwischen Maßnahmen- und Veranstaltungsbeschreibung ist im Setting R_{OSI} und R_{OM} vergleichbar mit den Indoor-Varianten, im Setting R_{OST} jedoch sehr unterschiedlich. Hier machen die Maßnahmenbeschreibungen nur etwa die Hälfte des Gesamtumfangs aus. Der Gesamtumfang der untersuchten Hygienekonzepte im Setting R_{OSI} beträgt 1.050 Wörter im Durchschnitt je Konzept. Der Anteil, der sich mit Maßnahmen zur Verringerung des Infektionsrisikos befasst, beträgt mit 817 Wörtern etwas mehr als drei Viertel (77,7 %) des Gesamtumfangs und liegt damit höher als bei den untersuchten Indoor-Settings. Die Maßnahmenbeschreibungen bei Veranstaltungen, die der Kategorie R_{OST} zuzuordnen sind, umfassen im Mittel 4.564 Wörter. Der Anteil, der sich mit Maßnahmen zur Verringerung des Infektionsrisikos befasst, beträgt mit 2.604 Wörtern nur 57,0 % des Gesamtumfangs und ist damit um einiges geringer als bei den anderen untersuchten Settings. Der Wert liegt sogar 20 Prozentpunkte unter dem Setting R_{OSI}. Hier fallen die erforderlichen Beschreibungen der Veranstaltungen mit unterschiedlichen Features und Bühnen, wie bei Festivals üblich, ins Gewicht. Der Anteil der Maßnahmenbeschreibungen an den Hygienekonzepten des Settings R_{OM} umfasst im Durchschnitt 2.777 Wörter oder 60,9 % des Gesamtumfangs und ist damit vergleichbar mit dem Setting R_{OST} (siehe Tabelle 8).

Tabelle 8: Vergleich des Wortumfangs der Maßnahmen nach den Kategorien in den Outdoor-Settings

Setting	R_{OSI}	R_{OST}	R_{OM}
Technische Maßnahmen:	Die technischen Maßnahmen machen im Mittel mit 126 Wörtern 15,6 % des Umfangs der Maßnahmenbeschreibungen aus.	Für die technischen Maßnahmen werden 340 Wörter im Mittel identifiziert bzw. 13,0 % des Textumfangs der Maßnahmenbeschreibung.	Mit durchschnittlich 285 Wörtern haben die technischen Maßnahmen einen Anteil von 16,8 %.
Organisatorische Maßnahmen:	Die organisatorischen Maßnahmen haben mit durchschnittlich 584 Wörtern (71,5 %) den höchsten Anteil an den Maßnahmenbeschreibungen.	Die organisatorischen Maßnahmen haben mit gemittelt 1.940 Wörtern einen Anteil von etwa drei Viertel des Gesamtumfangs der Maßnahmenbeschreibungen (74,5 %).	Mit durchschnittlich 1.199 Wörtern (69,85 %) haben die organisatorischen Maßnahmen den größten Anteil am analysierten Gesamttext der Maßnahmenbeschreibungen.
Personenbezogene Maßnahmen:	Die personenbezogenen Maßnahmen werden im Mittel mit 106 Wörtern beschrieben. Das bedeutet einen Anteil von 12,9 % des analysierten Texts an den Maßnahmenbeschreibungen.	Die personenbezogenen Maßnahmen haben mit 324 Wörtern im Durchschnitt im analysierten Gesamttext für die Maßnahmenbeschreibungen einen Anteil von 12,5 %.	Auf die personenbezogenen Maßnahmen entfallen im Mittel 227 Wörter, das sind 13,4 % des Gesamttexts zu den Maßnahmenbeschreibungen.

Der Fokus der Maßnahmen bei den untersuchten Hygienekonzepten liegt somit eindeutig bei den organisatorischen Maßnahmen. Technische und personenbezogene Maßnahmen werden nur in einem wesentlich geringeren Umfang aufgeführt. Der Gesamttextumfang ist bei den Outdoor-Settings in der Regel größer als bei Hygienekonzepten zu Indoor-Settings. Beim Setting R_{OST}, also z. B. bei Festivals, ist er wesentlich größer. Der Anteil der Maßnahmenbeschreibung am Gesamtumfang verringert sich dadurch.

Die Hygienekonzepte orientieren sich primär am Schutzziel der Besuchenden. Sekundär werden auch die Beschäftigten berücksichtigt. Wenig Beachtung finden die Beteiligten. Diese werden gar nicht oder nur in einem sehr geringen Umfang berücksichtigt (siehe Tabelle 9).

Tabelle 9: Vergleich des Wortumfangs der Maßnahmen nach den Schutzzielen in den Indoor- und Outdoor-Settings

Schutzziel	**Maß-nahmen**	**Technisch**			**Organisatorisch**			**Personenbezogen**		
	Indoor-Setting	R_{ISI}	R_{IST}	R_{IM}	R_{ISI}	R_{IST}	R_{IM}	R_{ISI}	R_{IST}	R_{IM}
Beschäftigte		12,7 %	0,0 %	6,0 %	39,3 %	42,2 %	40,5 %	33,5	17,1 %	31,8 %
Beteiligte		2,9 %	0,0 %	0,0 %	8,7 %	7,0 %	0,0 %	9,2	0,0 %	0,0 %
Besuchende		84,4 %	100,0 %	94,0 %	52,0 %	50,8 %	59,5 %	57,3	82,9 %	68,2 %
Schutzziel	**Maß-nahmen**	**Technisch**			**Organisatorisch**			**Personenbezogen**		
	Outdoor-Setting	R_{OSI}	R_{OST}	R_{OM}	R_{OSI}	R_{OST}	R_{OM}	R_{OSI}	R_{OST}	R_{OM}
Beschäftigte		5,2 %	19,6 %	29,1 %	26,6 %	38,4 %	38,6 %	26,6 %	34,3 %	46,3 %
Beteiligte		3,7 %	1,8 %	7,1 %	2,7 %	10,3 %	4,9 %	2,7 %	10,2 %	9,8 %
Besuchende		91,1 %	78,6 %	63,8 %	70,7 %	51,3 %	56,5 %	70,7 %	55,5 %	43,9 %

5.5 Literatur

Amt Schenefeld. (2021). Projektstudie Erstellung von Hygienekonzepten für Großveranstaltungen unter Pandemiebedingungen. https://www.kommunalesicherheit.de/#studie

BayMBl. (2022). Bayerisches Ministerialblatt. Corona-Pandemie: Rahmenkonzept für kulturelle Veranstaltungen vom 7. März 2022. https://www.verkuendung-bayern.de/files/baymbl/2022/167/baymbl-2022-167.pdf

CineCov. (2022). CineCov-Hygieneleitfaden für Filmtheater mit Musterhygienekonzept, erstellt vom ASER in Kooperation mit IBP. https://www.cinecov.de/pdf_files/CineCov-Hygieneleitfaden-2022.pdf

Behnke, N. (2020). Föderalismus in der (Corona-)Krise. Föderale Funktionen, Kompetenzen und Entscheidungsprozesse. https://www.bpb.de/shop/zeitschriften/apuz/314343/foederalismus-in-der-corona-krise/

Moriske, H.-J., Bodenschatz, E., Exner, M., Franzke, U., Kriegel, M., Moritz, S., Müller, D., Paschereit, O., Schade, W., & Willich, S. (2021). Eckpunkte zur Durchführung von Kulturveranstaltungen (Theater, Konzerthäuser, Kinos) unter Pandemiebedingungen. https://www.umweltbundesamt.de/sites/default/files/medien/421/dokumente/moriske_et._al._eckpunkte_zur_durchfuehrung_von_kulturveranstaltungen_-_theater_konzerthaeuser_kinos_-_unter_pandemiebedingungen_3.3.2021.pdf

Prather, K. A., Wang, C. C., & Schooley, R. T. (2020). Reducing transmission of SARS-CoV-2. Science, 368, 1422–1424. https://doi.org/10.1126/science.abc6197

SenKE. (2022a). Hygienerahmenkonzept der Senatsverwaltung für Kultur und Europa. Auf der Grundlage der SARS-CoV-2-Infektionsschutzmaßnahmenverordnung in der geltenden Fassung. https://www.berlin.de/sen/kulteu/aktuelles/corona/20220205_4-hrkfebruar_final.pdf

SenKE. (2022b). Hygieneempfehlung der Senatsverwaltung für Kultur und Europa. Zum Schutz gegen das Coronavirus SARS-CoV-2. https://www.berlin.de/sen/kulteu/aktuelles/corona/20220401_hygieneempfehlungen_final.pdf

Winkelmann, C., & Sakschewski, T. (2021). Hygiene- und Infektionsschutz-Konzepte in der Veranstaltungsbranche. Umweltmedizin – Hygiene – Arbeitsmedizin, Band 26, Nr. 5. S. 56–65.

6 Handlungsempfehlungen

Die nachfolgenden Handlungsempfehlungen ergeben sich aus der Analyse von Infektionsschutz- und Hygienekonzepten für Veranstaltungen aus dem Zeitraum 2020 und 2021 aus insgesamt zehn Bundesländern. Die Konzepte wurden auf Basis einer semantischen Inhaltsanalyse nach den Kriterien Ort und Art der Maßnahmen sowie Schutzziele ausgewertet und mit den jeweils gültigen Rechtsnormen abgeglichen.

Zur Überwindung der Pandemie sind die Infektionsschutz- und Hygienekonzepte für die Veranstalter gemäß der landesspezifischen Infektionsschutzverordnungen verpflichtend und bilden insofern die Grundlage für die Durchführung von Veranstaltungen. Eine Vorlage bei oder Prüfung durch die zuständigen Gesundheitsämter bzw. Landesgesundheitsbehörden liegt im Ermessensspielraum der Behörde und ist in der Praxis u.a. abhängig von der Anzahl der zu erwartenden Besuchenden, der Inzidenzzahl, den Erfahrungen mit dem Veranstalter, der Veranstaltung und dem aktuellen Stand der Verordnungen. Nicht alle im Sample erfassten Konzepte von Veranstaltungen wurden zum ursprünglich geplanten Zeitpunkt durchgeführt. Sie wurden zum Teil aufgrund von Änderungen der Infektionsschutzverordnungen verschoben oder abgesagt.

Die Veranstaltungen sind nach dem Setting, also Veranstaltungsort und Veranstaltungsart im Hinblick auf die Besuchendenführung, unterteilt:

- Room-Indoor-Sitting (R_{ISI}): Veranstaltungen in geschlossenen Räumlichkeiten mit Bestuhlung und festgelegten Besuchendenplätzen
- Room-Indoor-Standing (R_{IST}): Veranstaltungen in geschlossenen Räumlichkeiten ohne Bestuhlung
- Room-Indoor-Moving (R_{IM}): Veranstaltungen mit sich bewegendem Publikum wie z.B. sogenannte Tanzlustbarkeiten nach § 33b GewO (Gewerbeordnung) in einem Gebäude
- Room-Outdoor-Sitting (R_{OSI}): bestuhlte Veranstaltungen im Freien

- Room-Outdoor-Standing (R_{OST}): Freiluftkonzerte und Festivals mit stehendem Publikum
- Room-Outdoor-Moving (R_{OM}): Veranstaltungen im Außenbereich mit sich im Veranstaltungsablauf bewegendem Publikum wie z. B. bei einem Straßenfest

6.1 Room-Indoor-Sitting (R_{ISI})

Bei Room-Indoor-Sitting (R_{ISI}) handelt es sich um Veranstaltungen, die in Gebäuden stattfinden und bei denen die Besuchenden auf fest zugewiesenen Plätzen sitzen. Die Bewegungsflächen beschränken sich auf Foyer, Garderobe sowie Sanitärbereiche, Treppenhaus bzw. weitere Gebäudeerschließungen und Gastronomie. Die Bewegungs- und Sozialflächen werden nur bei Einlass, Auslass und in Pausen begangen. In das Setting Room-Indoor-Sitting fallen in der Regel die Veranstaltungen in Veranstaltungsstätten wie Theater, Opernhäuser, Mehrzweckhallen und Konzerthäuser, aber auch Veranstaltungen in Kinos, Hochschulen, Tagungszentren oder Konferenzhotels fallen in dieses Setting. Typische Veranstaltungsformate des Settings R_{ISI} sind:

- Schauspiel
- Ballett
- Oper
- Konzertante Aufführungen so genannter ernster Musik
- Kabarett und Kleinkunst
- Artistische Darbietungen in Versammlungsstätten, die keine Fliegenden Bauten sind
- Lesungen
- Kongresse, Konferenzen
- Seminare

Nachfolgend werden die Maßnahmenempfehlungen getrennt nach Beschäftigten, Beteiligten und Besuchenden in diesem Setting skizziert. Zudem sind die Maßnahmen nach dem TOP-Prinzip strukturiert, d. h. in technische, organisatorische und personenbezogene Maßnahmen gegliedert.

6.1.1 R_{ISI} – Beschäftigte

6.1.1.1 Technische Maßnahmen mit dem Fokus auf R_{ISI} – Beschäftigte

Einlass

Ein erhöhtes Kontaktaufkommen zwischen Besuchenden und Beschäftigten findet im Einlassbereich statt. Erste Maßnahme hierbei ist die Installation von Acrylglas bzw. eines Spuckschutzes, um bei direktem Austausch zwischen Besuchenden und Beschäftigten eine Tröpfcheninfektion zu vermeiden. Mit dem Einsatz von Absperrgittern, Tensatoren oder Absperrbändern können eine Trennung geschaffen und direkte Kontakte vermieden werden. Im Kassen- und Einlassbereich sollten für Beschäftigte möglichst kontaktlose Desinfektionsmittelspender bereitgestellt werden. Sollte im Kassenbereich kein permanenter Luftaustausch möglich sein, so sind organisatorische Maßnahmen einzuplanen (siehe Kapitel 6.1.1.2).

Foyer

Im Foyer kann es während der Ein- und Auslassphase und in den Pausen zu einer hohen Personendichte kommen. Um den nötigen Sicherheitsabstand zwischen Personen zu gewährleisten, muss ein Wegeleitsystem, bei Bedarf unterstützt von Absperrgittern und Tensatoren, geschaffen werden. Je nach Anzahl der in den Räumen befindlichen Personen kann die Raumluftqualität erheblich und rapide abnehmen. Um die Aerosoldichte gering zu halten, muss ein Luftaustausch erfolgen. Hierbei kommt je nach Gebäudeinfrastruktur und Wetterlage der Einsatz von Belüftungsanlagen oder das dauerhafte Öffnen von Fenstern und Türen infrage.

Verkauf/Garderobe

Beschäftigte, die an der Garderobe und für den Verkauf von Speisen und Getränken zuständig sind, haben aufgrund des häufigen und direkten Kontakts zu Besuchenden ein höheres Infektionsrisiko. Zum Schutz vor Tröpfcheninfektion sollte über dem Verkaufstresen ein Spuckschutz aus transparenten Materialien wie Acrylglas installiert werden. Durch die Annahme und Ausgabe von Wechselgeld, Waren oder Pfand besteht eine weitere Übertragungsmöglichkeit. Es muss je Stand und an prominenter Stelle mindestens ein möglichst kontaktloser Desinfektionsmittelspender zur Verfügung stehen. Ein- und Ausgänge von Verkaufsständen sollten für Besuchende erkennbar gesperrt sein.

Versammlungsraum/Publikumsbereich

Veranstaltungstechnische Einrichtungen im Versammlungsraum, an denen während der Veranstaltung Beschäftigte tätig sind, müssen in einem Abstand von mindestens 1,5 m vom Aktionsradius der Beschäftigten zum nächstliegenden Besuchendenplatz aufgebaut sein.

Backstage/Gemeinschaftsräume

Bei Tätigkeiten im Backstagebereich und Aufenthalt der Beschäftigten in den Pausen- und Gemeinschaftsräumen sollte analog zu Besprechungsräumen gemäß Kapitel 5.4 der Arbeitsstättenrichtlinie ASR A3.6 in einem zeitlichen Abstand von mindestens 20 Min. mit einer Dauer von 3 bis 10 Min. stoßgelüftet werden. Während des Veranstaltungsbetriebs sollte die Belüftungsanlage eingeschaltet sein. Verkehrswege sollten möglichst kurz sein und mit Bodenmarkierungen die Bewegungsrichtung gekennzeichnet werden. In den Pausen- und Gemeinschaftsräumen sollten die Sitzmöglichkeiten so gestaltet sein, dass der Mindestabstand von 1,5 m eingehalten wird. An den Ein- und Ausgängen der Räumlichkeiten sollte jeweils ein Desinfektionsmittelspender bereitgestellt werden.

Produktionsräume/Werkstätten

In den Büro- und Produktionsräumen sowie Werkstatträumlichkeiten ist ein Mindestabstand von 1,5 m zu gewährleisten. Arbeitsplätze sind entsprechend anzuordnen. Sollte dies nicht möglich sein, müssen Kompensationsmaßnahmen getroffen werden wie z. B. die Aufstellung von Acrylglaswänden. Existieren keine raumlufttechnischen Anlagen, sind in einem zeitlichen Abstand von 60 Min. in Büroräumen und 20 Min. in Besprechungsräumen Stoßlüftungen mit einer Dauer von 3 bis 10 Min. vorzusehen. Belüftungsanlagen sollten während den Produktionszeiten eingeschaltet sein. In jeder Räumlichkeit sollte mindestens ein Desinfektionsmittelspender im Türbereich installiert werden. Verkehrswege sollten kurz sein und sich möglichst nicht kreuzen. Hierzu sollten Verkehrswege mit Bodenmarkierungen gekennzeichnet werden.

Bühnenbereich

Im Bühnenbereich sollten sich die Verkehrswege während der Auf- und Abbauphase möglichst nicht kreuzen. Diese sind entsprechend mit Bodenmarkierungen zu kennzeichnen. Aufgrund der hohen Anzahl von Kontaktflächen während der Produktionen sollte mindestens ein Desinfektionsmittelspender im Bühnenbereich installiert werden. Die Belüftungsanlage muss über die gesamte Dauer der Produktion in Betrieb sein. Lüftungsanlagen sind, soweit technisch möglich, ausschließlich mit Frischluft und ihrer Betriebsleistung zu betreiben. Bei Veranstaltungsräumen ohne Belüftungsanlage sollten Türen zumindest während der Auf- und Abbauzeiten dauerhaft geöffnet sein. Der Einsatz von Ventilatoren ist nicht zu empfehlen, da die Aerosole durch die Luftzirkulation weitergetragen werden können.

Sanitäranlagen

Sanitäranlagen, die ausschließlich für Beschäftigte (und ggf. für Beteiligte) gedacht sind, müssen entsprechend eindeutig mit Markierungen und Beschilderungen gekennzeichnet werden. Der Mindestabstand von 1,5 m muss in Sanitäranlagen gewährleistet sein. Zur Sicherstellung des Mindestabstands müssen bei Bedarf jedes zweite Urinal und jeder zweite Waschtisch gesperrt werden. Das Anbringen von Bodenmarkierungen an den Eingängen unterstützt die Einhaltung der Abstandsregelungen. Sanitäranlagen müssen während der Produktions- und Veranstaltungszeiten dauerhaft belüftet werden. Dabei können Fenster je nach Witterungsbedingung dauerhaft oder stoßluftartig geöffnet werden. Belüftungsanlagen sind, soweit technisch möglich, ausschließlich mit Frischluft und mit ihrer Betriebsleistung zu betreiben. Am Eingang empfiehlt sich das Installieren eines möglichst kontaktlosen Desinfektionsmittelspenders. Zusätzlich können Hinweisschilder die korrekte Händedesinfektion ausweisen.

6.1.1.2 Organisatorische Maßnahmen mit dem Fokus auf R_{ISI} – Beschäftigte

Einlass

Beschäftigte am Einlass müssen vor Veranstaltungsbeginn in den aktuell gültigen Verhaltens- und Hygieneregelungen unterwiesen werden. Der Einlass ist im Konzept separat zu den Maßnahmen wie Kontrolle über Einhaltung des Mindestabstands, der Maskenpflicht, Auflösung von Personenansammlungen und Kontrolle des Testnachweises, Impfstatus oder Bescheinigung über Genesenen-Status auszuarbeiten. Die Ticketkontrolle sowie die Kontrolle der Nachweise sollten möglichst kontaktlos mit Ticketscanner erfolgen. Bei Nutzung der Garderobe müssen wiederverwendbare Garderobennummern nach jeder Nutzung desinfiziert werden. Gegebenenfalls sind Einweg-Papiernummern zu verwenden.

Verkauf/Garderobe

Alle Beschäftigten in den Bereichen Catering und Merchandise bzw. an der Garderobe müssen regelmäßig in allen nötigen zusätzlichen Hygienemaßnahmen unterwiesen werden. Das regelmäßige Händewaschen und -desinfizieren muss eingeplant und koordiniert werden. Der Einsatz von Personal ist je nach vorhandenen Flächen gestaffelt zu planen. Spülvorgänge für benutzte Gläser und Geschirr sollten möglichst maschinell mit Temperaturen ab 60 Grad Celsius durchgeführt werden. Für die manuelle Reinigung sind entsprechend wirksame Spülmittel zu verwenden. Für den Transport und die Lagerung von Materialien muss eine geeignete Verpackung gewählt werden, um eine Kontamination zu vermeiden.

Produktionsräume/Werkstätten

Für die Produktion wird empfohlen, Dienstpläne im Sinne des Infektionsschutzes zu erstellen. Dabei sollten Beschäftigte in feste Teams eingeteilt werden, die so klein wie möglich und so groß wie nötig sind und deren Besetzung während der gesamten Produktionszeit unverändert bleibt. Die einzelnen Teams sollen möglichst keinen direkten Kontakt zueinander haben. Bei Auf- und Abbauarbeiten sind die einzelnen Teams möglichst zeitversetzt einzuplanen. Der Kontakt zwischen den Teams in den Sozial- und Gemeinschaftsräumen (Pausenräume, Sanitäreinrichtungen etc.) sollte vermieden werden. Beschäftigte sollten während der gesamten Arbeitszeit ein Kontakttagebuch führen. Grundsätzlich sind die allgemeinen Standards zur Hygiene mit den Abstandsregelungen anzuwenden. Arbeitsmittel und Material muss einzelnen Personen zugeordnet sein. PC-Arbeitsplätze sind möglichst nur personengebunden zu benutzen. Ist dies nicht möglich, muss eine Desinfektion der Handkontaktflächen an den Werkzeugen, Maschinen und verwendeten Materialien vor und nach dem Gebrauch stattfinden. Dies gilt ebenfalls vor jeder Übergabe von Arbeitsmitteln an eine andere Person.

Backstage/Gemeinschaftsräume

Alle Beschäftigten müssen regelmäßig in den allgemeinen Hygienemaßnahmen unterwiesen werden. Zudem sollten zum Selbstschutz der Beschäftigten Hinweise (maximale zulässige Personenzahl etc.) und Handlungsempfehlungen im Backstage und in den Gemeinschaftsräumen angebracht sein. Die Nutzung der Gemeinschaftsräume, vor allem der Pausenräume, sollte für die einzelnen Teams terminiert werden. Intensiv benutzte Oberflächen wie Türklinken, Tastaturflächen von Wasserspendern oder Ausgaben bei Selbstbedienungseinrichtungen sind in regelmäßigen Abständen zu reinigen. Grundsätzlich sind alle Ablageflächen und Böden in regelmäßigen Abständen mindestens vor Betriebsbeginn zu reinigen. Bei sichtbaren Anhaftungen ist die sofortige Reinigung notwendig. Die Sprühdesinfektion ist untersagt.

Testung

Alle Beschäftigten sollten vor Dienstbeginn einen Point-of-Care (PoC) Antigen-Schnelltest durchführen. Eine Testung von geboosterten und genesenen Beschäftigten ist ebenfalls empfohlen. Ist eine Testung vorgeschrieben, muss zum Arbeitsbeginn ein negatives Testergebnis, das maximal 24 Stunden alt sein darf, vorgewiesen werden. Bei regelmäßigen Testungen sollten zwischen den Testungen nicht mehr als 48 Stunden liegen. Der Zeitraum kann in Abhängigkeit von den Inzidenzen auf 24 Stunden verkürzt werden. Point-of-Care (PoC) Antigen-Schnelltests sollten für Beschäftigte kostenlos zur Verfügung stehen. Eine Selbsttestung sollte in Anwesenheit einer qualifizierten Person durchgeführt werden. Als qualifizierte Person gelten der bzw. die Hygienebeauftragte sowie hinreichend unterwiesene Personen.

Sanitäranlagen

Wenn eine Maskenpflicht besteht, müssen Kabinen, Urinale sowie Waschbecken nicht gesperrt werden. Das ermöglicht einen schnelleren Ablauf im Sanitärbereich. Sind dagegen Abstandsregeln einzuhalten, müssen ggf. jede zweite Kabine, jedes zweite Urinal und jeder zweite Waschtisch gesperrt werden. Allgemeine Hygienehinweise zur Nutzung der Sanitäranlagen müssen angebracht werden. Die Behälter (Waschlotion, Papierhandtücher, Desinfektionsmittel etc.) müssen bei Bedarf nachgefüllt werden, um Ablaufverzögerungen, Wege oder Nichteinhalten von Hygieneregeln zu vermeiden.

Kommunikation

Die Einweisungen von Beschäftigten in den jeweiligen Bereichen sollten in Präsenz in Teams kleiner Gruppengröße durchgeführt werden. Weitere erforderliche Absprachen sollten möglichst per E-Mail, Telefon oder Videokonferenz geführt werden. Bei Verdacht auf eine SARS-CoV-2-Infektion bzw. einem positiven Testergebnis muss der Beschäftigte dies unverzüglich seinem Vorgesetzten mitteilen, damit ggf. erforderliche betriebliche Maßnahmen zum Schutz der Beschäftigten ohne Verzögerungen eingeleitet werden können.

Reinigungs- und Hygieneplan

Für alle Bereiche in der Veranstaltungsstätte muss ein Reinigungs- und Hygieneplan vorliegen, in dem die Häufigkeit der Reinigung und die Art der Reinigungsmittel aufgeführt werden. Sind Beschäftigte für die Reinigung zuständig, haben sie bei Anschmutzungen unmittelbar zu reagieren. Reinigungspersonal ist bei allen Veranstaltungen anwesend und zeigt für alle Personengruppen erkennbare Präsenz. Von hoher Bedeutung ist eine einwandfreie Sauberkeit im gesamten Haus, insbesondere in den sanitären Anlagen. Der Einsatz von Flächendesinfektionsmittel ist nicht notwendig. Handelsübliche Reinigungsmittel, die Tenside enthalten, sind gemäß den Empfehlungen des Robert Koch-Instituts in nicht medizinischen Einrichtungen ausreichend. Ein starker Fokus liegt auf dem Auffüllen von Papierhandtüchern, Seife und Desinfektionsmittel, damit alle Personengruppen direkten Zugang dazu haben und keine unnötigen Wege zurücklegen müssen.

Hygienebeauftragte

Für jede Veranstaltung ist ein:e Hygienebeauftragte:r zu benennen und den Beschäftigten bekannt zu machen. Gemäß der branchenspezifischen Handlungshilfen der VBG für Bühnen und Studios zur Umsetzung des SARS-CoV-2-Arbeitsschutzstandards (2021) muss auch bei jeder Probe ein:e Hygienebeauftragte:r anwesend sein und die Einhaltung der Hygienemaßnahmen kontrollieren. Die Hygienebeauftragten müssen entsprechend unterwiesen werden. Sie müssen für ihre Aufgabe mit Weisungsbefugnissen ausgestattet sein.

6.1.1.3 Personenbezogene Maßnahmen mit dem Fokus auf R_{ISI} – Beschäftigte

Es ist zu empfehlen, dass alle Beschäftigten in geschlossenen Räumen je nach Inzidenz- sowie Rechtslage zum Tragen eines medizinischen Mund-Nase-Schutzes (MNS, OP-Maske) oder einer FFP-2-Atemschutzmaske (bzw. KN95 oder N95-Maske) angehalten werden. Während der Veranstaltungszeiten müssen Beschäftigte in den Zuschauerbereichen (Einlass, Foyer, Verkauf, Versammlungsraum etc.) eine Mund-Nase-Bedeckung tragen. Der Mindestabstand von 1,5 m ist von jedem Beschäftigten einzuhalten. Unmittelbar nach Betreten des Veranstaltungsgebäudes sollten Beschäftigte die Hände vorschriftsmäßig desinfizieren. Beschäftigte, die an der Kasse und im Verkauf eingeteilt sind und den Kontakt mit Besuchenden haben, sollten Einweghandschuhe tragen. Handschuhsaft durch Ansammlung von Feuchtigkeit im Handschuh ist durch Handschuhwechsel und Trocknung der Hände zu vermeiden. Die Hust- und Niesetiquette muss von allen Beschäftigten beachtet werden. Beschäftigte sollten dazu verpflichtet werden, in regelmäßigen Abständen vom Veranstaltenden bzw. Veranstaltungsbetrieb zur Verfügung gestellte Point-of-Care (PoC) Antigen-Schnelltests durchzuführen. Bei Auftreten von typischen SARS-CoV-2-Krankheitssymptomen wie Fieber, Husten, Schnupfen, Halsschmerzen unmittelbar vor oder während der Veranstaltung sind Beschäftigte dazu angehalten, ihre Vorgesetzten zu informieren und sich bei Bedarf in ärztliche Versorgung zu begeben. In diesem Fall haben Beschäftigte umgehend das Veranstaltungsgebäude zu verlassen und sich gemäß der gültigen Quarantäneregeln zu isolieren.

6.1.2 R_{ISI} – Beteiligte

6.1.2.1 Technische Maßnahmen mit dem Fokus auf R_{ISI} – Beteiligte

Einlass

Für Beteiligte von beauftragten Unternehmen, die für den Einlass zuständig sind, empfiehlt sich eine klare Trennung zu den Besuchenden durch den Einsatz von Absperrgittern, Tensatoren und gegebenenfalls Absperrbändern. Der Ein- und Ausgang für Künstler:innen muss von dem Besuchendeneingang getrennt sein. Bei der Zusammenarbeit mit unterschiedlichen Teams ist, soweit möglich, eine räumliche Trennung vorzusehen.

Backstage

Der Backstagebereich für Künstler:innen sollte von den Aufenthaltsräumen der Beschäftigten getrennt sein. Dabei können zudem Stellwände aufgestellt und Bodenmarkierungen sowie Beschilderungen angebracht werden. Während der Aufenthalts- und Veranstaltungszeiten muss ein dauerhafter Luftaustausch gewährleistet sein. Entsprechend den Empfehlungen der ASR A3.6 (2021) für Fensterlüftung sollte in einem zeitlichen Abstand von mindestens 20 Min. mit einer Dauer von 3 bis 10 Min. stoßgelüftet werden. Vorhandene Belüftungsanlagen sollten eingeschaltet werden. Im Backstagebereich sollte mindestens ein Desinfektionsmittelspender zur Verfügung stehen.

Probenbetrieb

Durch bewegungsaktive, singende, musikalische Darbietungen in den Proberäumen verändert sich die zulässige Zahl der anwesenden Personen in den Räumlichkeiten. Nach den Handlungshilfen zum SARS-CoV-2-Arbeitsschutzstandard für den Bereich Proben- und Vorstellungsbetrieb der VBG (2021) ist mindestens 20 m^2 Grundfläche pro Person als Orientierungswert zu gewährleisten. Proberäumlichkeiten müssen während der gesamten Nutzungsdauer belüftet werden. Lüftungsanlagen sind, soweit technisch möglich, ausschließlich mit Frischluft zu betreiben (kein Umluftbetrieb!). Für musikalische Proben bieten sich zum Einhalten der empfohlenen Abstände von mindestens 2 m das Anbringen von Bodenmarkierungen und eine feste Bestuhlung an. Für musikalische Proben von Sänger:innen, Chor und Bläser:innen ist ein zusätzlicher Raumbedarf durch Abstände von bis zu 4 m einzuplanen. In den Proberäumlichkeiten sollte mindestens ein möglichst kontaktloser Desinfektionsmittelspender an prominenter Stelle zur Verfügung stehen.

Verkauf

Beteiligte im Verkauf von Merchandise, Speisen und/oder Getränken haben ein erhöhtes Infektionsrisiko. Zum Schutz durch Tröpfcheninfektion können transparente Spuckschutze zum Einsatz kommen. Aufgrund der gemeinsam genutzten Kontaktflächen mit Besuchenden sollte mindestens ein möglichst kontaktloser Desinfektionsmittelspender an den Verkaufsständen bereitgestellt werden.

Bühnenbereich

Je nach künstlerischer Darbietung sollten die Abstände entsprechend der Empfehlungen der VBG (2021) am Boden markiert werden. Der Bühnenbereich muss während der Produktions- und Veranstaltungszeiten dauerhaft belüftet werden. Der Einsatz von Ventilatoren ist aufgrund der Luftzirkulation und Aerosolstreuung nicht empfohlen. An den Bühneneingängen empfiehlt sich das Installieren von möglichst kontaktlosen Desinfektionsmittelspendern.

Sanitäranlagen

Sanitäranlagen, die ausschließlich für Künstler:innen gedacht sind, müssen entsprechend eindeutig mit Markierungen und Beschilderungen gekennzeichnet werden. Der Mindestabstand von 1,5 m muss in Sanitäranlagen gewährleistet sein. Zur Sicherstellung des Mindestabstands muss bei Bedarf jedes zweite Urinal und jeder zweite Waschtisch gesperrt werden. Das Anbringen von Bodenmarkierungen an den Eingängen unterstützt die Einhaltung der Abstandsregelungen. Sanitäranlagen müssen während der Produktions- und Veranstaltungszeiten dauerhaft belüftet werden. Dabei können Fenster je nach Witterungsbedingung dauerhaft oder stoßluftartig geöffnet werden. Belüftungsanlagen sind, soweit technisch möglich, ausschließlich mit Frischluft zu betreiben. Am Eingang empfiehlt sich das Installieren eines möglichst kontaktlosen Desinfektionsmittelspenders. Zusätzlich können Hinweisschilder die korrekte Händedesinfektion ausweisen.

6.1.2.2 Organisatorische Maßnahmen mit dem Fokus auf R_{ISI} – Beteiligte

Einlass

Beteiligte von Sicherheitsdiensten müssen nachweislich vor Veranstaltungsbeginn in die aktuell gültigen Verhaltens- und Hygieneregelungen eingewiesen werden. Falls eine Gepäck- und Taschenkontrolle erforderlich ist, sind ausreichend große Flächen mit gesonderten Vereinzelungsanlagen vorzusehen, sodass der Mindestabstand einhaltbar ist.

Verkauf

Beteiligte der Cateringdienstleister müssen regelmäßig in allen nötigen zusätzlichen Hygienemaßnahmen unterwiesen werden. Das regelmäßige Händewaschen und -desinfizieren muss eingeplant und kann kontrolliert werden. Der Einsatz von Personal ist je nach vorhandenen Flächen gestaffelt zu planen. Die Spülvorgänge für benutzte Gläser und Geschirr sollten maschinell mit Temperaturen ab 60 Grad Celsius erfolgen. Für die manuelle Reinigung sind entsprechend wirksame Spülmittel zu verwenden. Für Transport und Lagerung von Materialien muss eine geeignete Verpackung gewählt werden, um eine Kontamination zu vermeiden.

Probenbetrieb/Bühnenbetrieb

Künstler:innen mit Verdachtssymptomen dürfen nicht an den Proben teilnehmen oder die Räume betreten. Das Betreten der Räumlichkeiten ist nur für Personen erlaubt, die negativ getestet, vollständig geimpft oder genesen sind. Zur Kontaktnachverfolgung sollten sich alle Künstler:innen beim Betreten und Verlassen der Probenräume in eine Liste mit korrekten personenbezogenen Daten eintragen. In jeder Probenräumlichkeit sollten Hinweise zu Abstandsregelungen für Probebetrieb nach VBG SARS-CoV-2 Arbeitsschutzstandard (2021) aushängen.

Backstage/Gemeinschaftsräume

Alle Beteiligten müssen in den allgemeinen Hygienemaßnahmen unterwiesen werden. Zudem sollten Hinweise (maximale zulässige Personenzahl etc.) und Handlungsempfehlungen im Backstage und in den Gemeinschaftsräumen aushängen.

Die Nutzung der Gemeinschaftsräume, vor allem der Pausenräume, sollte für die einzelnen Teams gestaffelt werden. Intensiv benutzte Oberflächen wie Türklinken, Tastaturflächen von Wasserspendern oder Ausgaben bei Selbstbedienungseinrichtungen sind in regelmäßigen Abständen mindestens einmal am Tag zu reinigen. Bei sichtbaren Anhaftungen ist die sofortige Reinigung notwendig. Die Sprühdesinfektion ist untersagt.

Testung

Die Beteiligten sollten vor Betreten des Veranstaltungsgeländes einen Point-of-Care (PoC) Antigen-Schnelltest durchführen. Eine Testung von geboosterten und genesenen Beteiligten ist in der Regel nicht erforderlich, aber empfohlen. Ist ein Test vorgeschrieben, muss vor Betreten des Veranstaltungsgeländes ein negatives Testergebnis, das maximal 48 Stunden alt sein darf, vorgewiesen werden. Bei regelmäßigen Testungen sollten zwischen den Testungen nicht mehr als 48 Stunden liegen. Der Zeitraum kann in Abhängigkeit von den Inzidenzen auf 24 Stunden verkürzt werden. Antigen-Schnelltests sollten für die Beteiligten kostenlos zur Verfügung stehen. Eine Selbsttestung sollte in Anwesenheit einer qualifizierten Person durchgeführt werden. Als qualifizierte Person gilt der Hygienebeauftragte der Veranstaltung sowie hinreichend unterwiesene Personen des Veranstalters oder des Unternehmens. Eine zuverlässige Teststelle in unmittelbarer Nähe sollte benannt oder durch den Veranstalter selbst organisiert werden.

Sanitäranlagen

Wenn eine Maskenpflicht besteht, sind Abstandsregelungen irrelevant. In diesem Fall müssen Kabinen, Urinale sowie Waschbecken nicht gesperrt werden. Das ermöglicht einen schnelleren Ablauf im Sanitärbereich. Sind dagegen Abstandsregeln einzuhalten, müssen ggf. jede zweite Kabine, jedes zweite Urinal und jeder zweite Waschtisch gesperrt werden. Allgemeine Hygienehinweise zur Nutzung der Sanitäranlagen müssen angebracht werden. Die Behälter (Waschlotion, Papierhandtücher, Desinfektionsmittel etc.) müssen bei Bedarf nachgefüllt werden, um Ablaufverzögerungen, Wege oder Nichteinhalten von Hygieneregeln zu vermeiden.

Kommunikation

Einweisungen von Beteiligten in die Infektionsschutz- und Hygienekonzeption sollten in Präsenz und in kleinen Teams durchgeführt werden. Bei Verdacht auf eine Coronavirus-SARS-CoV-2-Infektion bzw. einem positiven Testergebnis muss der/die Beteiligte dies unverzüglich der Teamleitung, dem Tourmanagement bzw. der Produktionsleitung mitteilen, damit ggf. erforderliche betriebliche Maßnahmen unverzüglich eingeleitet werden können. Ist aufgrund der Testergebnisse die Durchführung der Veranstaltung gefährdet, ist die Veranstaltungsleitung unmittelbar einzubeziehen, die gegebenenfalls den Koordinierungskreis einberufen muss.

6.1.2.3 Personenbezogene Maßnahmen mit dem Fokus auf R_{ISI} – Beteiligte

Es ist zu empfehlen, dass alle Beschäftigten in geschlossenen Räumen je nach Inzidenz- sowie Rechtslage zum Tragen einer medizinischen Mund-Nase-Bedeckung (OP-Maske) oder einer FFP-2-Atemschutzmaske (bzw. KN95 oder N95-Maske) aufgefordert werden. Während der Veranstaltungszeiten müssen Beteiligte in den Zuschauerbereichen (Einlass, Foyer, Verkauf, Versammlungsraum etc.) eine Mund-Nase-Bedeckung tragen. Ausgenommen sind hiervon Künstler:innen bei den künstlerischen Darbietungen. Der Mindestabstand von 1,5 m ist von jedem Beteiligten umzusetzen. Unmittelbar nach Betreten des Veranstaltungsgebäudes sollten Beteiligte dazu angehalten werden, die Hände zu desinfizieren. Verkaufs- und Sicherheitspersonal, das Kontakt mit Beschäftigten und Besuchenden hat, ist das Tragen von Einweghandschuhen zu empfehlen. Handschuhsaft durch Ansammlung von Feuchtigkeit im Handschuh ist durch Handschuhwechsel und Trocknung der Hände zu vermeiden. Die Hust- und Niesetiquette muss von allen Beteiligten beachtet werden. Bei Auftreten von typischen SARS-CoV-2-Krankheitssymptomen wie Fieber, Husten, Schnupfen, Halsschmerzen sind Beteiligte dazu angehalten, ihre Auftraggeber zu informieren und sich in ärztliche Versorgung zu begeben. In diesem Fall haben Beteiligte umgehend das Veranstaltungsgebäude zu verlassen und sich gemäß der gültigen Quarantäneregeln zu isolieren.

6.1.3 R_{ISI} – Besuchende

6.1.3.1 Technische Maßnahmen mit dem Fokus auf R_{ISI} – Besuchende

Einlass

Während der Einlassphase kann es zu einer hohen Personendichte kommen. Um dabei Infektionsrisiken zu verringern, erfolgt der Einlass mit Abstandsregelung durch Markierungen am Boden oder per Beschilderung. Ein- und Ausgänge müssen voneinander getrennt sein. Dabei können Absperrgitter, Tensatoren und Absperrband eingesetzt werden. Weiterhin kann die Personendichte durch Vereinzelungsanlagen und kontaktlose Registrierung sowie kontaktlose Ticketkontrolle reduziert werden. Am Eingang sollten mindestens ein möglichst kontaktloser Desinfektionsmittelspender und Hinweisschilder mit Informationen zu Hygienemaßnahmen aufgestellt werden. Je nach baulicher Beschaffenheit des Einlassbereichs ist ein Luftaustausch vorteilhaft, um die Infektionsrisiken durch Aerosole zu minimieren. Dabei können die Türen und Fenster je nach Witterungsbedingung dauerhaft oder stoßluftartig geöffnet werden. Wenn eine Belüftungsanlage vorhanden ist, sollte diese durchgehend während der Einlassphase betrieben werden.

Foyer

Um ein hohes Besuchendenaufkommen in den Aufenthaltsräumlichkeiten zu vermeiden, muss eine Einbahnwegeleitung erfolgen. Hierbei werden die Ein- und Ausgänge sowie der Aufenthaltsbereich mit Tensatoren, Absperrgittern etc. getrennt. Durch Bodenmarkierungen kann die Wegeleitung gekennzeichnet werden. Um die Aerosoldichte gering zu halten, muss ein Luftaustausch erfolgen. Hierbei kann je nach Gebäudeinfrastruktur der Einsatz von Belüftungsanlagen oder das dauerhafte Öffnen von Fenstern und Türen behilflich sein. Im Foyer sollte an jedem Einlass zum Versammlungsraum ein möglichst kontaktloser Desinfektionsmittelspender bereitstehen.

Verkauf

Für die Einhaltung des Mindestabstands an den Verkaufsständen müssen Bodenmarkierungen angebracht werden. Zudem sollte der Kund:innenstrom in Einbahnwegeleitung mit Tensatoren, Absperrgittern etc. gelenkt werden. An den Verkaufsständen sollten mindestens ein Desinfektionsmittelspender und Hygienehinweise angebracht werden.

Versammlungsraum

Die Bestuhlung muss so befestigt sein, dass kein Verschieben und Entnehmen der Stühle durch Besuchende möglich ist. Nicht zu belegende Sitzplätze werden gesperrt. Gesperrte Plätze werden mit gut sichtbaren Absperrbändern arretiert, sodass die Sitzflächen für die Nutzung blockiert sind. Während der Veranstaltung sollte im Versammlungsraum ein ständiger Luftaustausch durch eine Belüftungsanlage gewährleistet werden. Lüftungsanlagen sind, soweit technisch möglich, ausschließlich mit Frischluft und entsprechend ihrer Betriebsleistung zu betreiben. Ein- und Ausgänge sollten separat mit Bodenmarkierungen und Beschilderung gekennzeichnet werden.

Sanitäranlagen

Der Mindestabstand von 1,5 m muss in Sanitäranlagen gewährleistet sein. Falls notwendig, sind jedes zweite Urinal und jeder zweite Waschtisch zu sperren. Das Anbringen von Bodenmarkierungen an den Eingängen unterstützt die Einhaltung der Abstandsregelungen. Sanitäranlagen müssen während der Veranstaltung dauerhaft belüftet werden. Dabei werden Fenster je nach Witterungsbedingung dauerhaft oder stoßluftartig geöffnet. Belüftungsanlagen sind, soweit technisch möglich, ausschließlich mit Frischluft und entsprechend ihrer Betriebsleistung zu betreiben. Zusätzlich können Hinweisschilder die korrekte Händedesinfektion ausweisen.

6.1.3.2 Organisatorische Maßnahmen mit dem Fokus auf R_{ISI} – Besuchende

Einlass

Der Ticketverkauf für die Veranstaltung sollte möglichst digital erfolgen. Anreize zum Onlinevorverkauf können Vergünstigungen der Onlinetickets sein. Zum Gewährleisten kreuzungsfreier Besuchendenströme sowie zum Vermeiden von Ansammlungen von Besuchenden können die Einlasszeiten für Besuchende gestaffelt werden. Dafür können Veranstaltungstickets mit unterschiedlichen Einlasszeiten ausgegeben werden. Je nach Zugangsregelung müssen Daten der Besuchenden zur Kontaktnachverfolgung registriert werden. Die Abfrage der persönlichen Daten der Besuchenden zur Kontaktnachverfolgung kann beim Ticketkauf, durch die Nutzung digitaler Anwendungen oder den Eintrag in Listen erfolgen. Bei der Datenerhebung während des Ticketkaufs müssen Besuchende gemäß der DSGVO in die Datenerhebung und Datenübermittlung einwilligen. Die Anwesenheitsdokumentation ist nach Ende der Veranstaltung geschützt vor Einsichtnahme durch Dritte vier Wochen aufzubewahren; dies gilt nicht, wenn digitale Anwendungen genutzt werden, die eine solche Aufbewahrung durch den Veranstaltenden nicht zulassen. Nach Ablauf von vier Wochen sind die Daten unwiderruflich zu löschen. Anwesenheitslisten müssen mindestens folgende Angaben beinhalten: Vor- und Familiennamen, vollständige Anschrift, E-Mail-Adresse und Telefonnummer. Das Nutzen einer digitalen Anwendung zur Anwesenheitsdokumentation wie z.B. durch Corona-Warn-App oder andere Anwendungen ist zu empfehlen. Die Verantwortlichen haben sicherzustellen, dass die digitalen Anwendungen ordnungsgemäß genutzt werden.

Testung

Je nach aktuell gültiger Infektionsschutzverordnung sind als Zugangsvoraussetzung entsprechende Nachweise vorzulegen. Für den sicheren Veranstaltungsbetrieb ist eine Testung der Besuchenden empfehlenswert. Dabei kommt das 3G-, 2G- bzw. 2G+-Modell infrage. Das 3G-Modell ermöglicht Ungeimpften, an der Veranstaltung mit einem tagesaktuellen Point-of-Care (PoC) Antigen-Schnelltest oder einem PCR-Test teilzunehmen. Der Point-of-Care (PoC) Antigen-Schnelltest sollte nicht älter als 24 Stunden sein, der PCR-Test nicht älter als 48 Stunden. Geimpfte und Genesene sind mit den entsprechenden Nachweisen von der Testpflicht befreit. Beim 2G-Modell haben nur Geimpfte und Genesene mit entsprechenden Nachweisen Zutritt. Da eine Impfung oder Genesung nicht vollständig vor einer Infektion mit dem SARS-CoV-2-Virus schützt, kann eine Zugangsregelung mit dem 2G+-Modell in Abhängigkeit von den Inzidenzzahlen empfohlen sein. In dem Fall haben nur Geimpfte und Genesene Zugang, die zusätzlich einen negativen Antigen-Schnelltest vorlegen, der nicht älter als 24 Stunden ist. Die Testung sollte durch eine anerkannte Teststelle erfolgen. Die

Bescheinigung über das negative Testergebnis eines aktuellen Antigen-Schnelltests oder eines PCR-Tests muss mindestens das Datum und die Uhrzeit der Durchführung des Tests, den Namen des Tests sowie Herstellers, den Namen der getesteten Person und die Stelle enthalten, die den Test durchgeführt bzw. beaufsichtigt hat. Impf- und Genesenennachweise müssen digital mindestens mit einem QR-Code oder über die Corona-Warn-App oder die CovPass-App verifizierbar sein. Alle Nachweise müssen mit einem QR-Code-Scanner auf ihre Echtheit überprüft werden.

Kommunikation

Besuchende sind vor der Veranstaltung über alle verfügbaren Kommunikationswege hinsichtlich der aktuell geltenden Rahmenbedingungen und daraus resultierender Maßnahmen zu informieren. Dies betrifft insbesondere Zugangsregelungen, um einen reibungslosen Einlass zu gewährleisten. Vor Ort werden Besuchende mit Aushängen über die notwendigen Maßnahmen informiert. Diese beinhalten die Abstandsregelungen, eine eventuelle Maskenpflicht und weitere Hygieneregeln in den öffentlich zugänglichen Bereichen. Zudem ist das Kommunizieren wichtiger Informationen mit Durchsagen über die Beschallungsanlage möglich.

Verkauf

Um den Verkauf von Speisen und Getränken sowie von Merchandise zu beschleunigen, ist das Angebot mit gut lesbaren Schildern zu versehen. Nach Möglichkeit sollte eine bargeldlose Bezahlung eingerichtet werden. Ausgelegte Speise- und Getränkekarten sollten so gestaltet werden, dass diese nach Benutzung feucht abwischbar sind. Speisen sollten vorportioniert und verschlossen angeboten werden.

Versammlungsraum

Die zulässige Anzahl an Personen wird durch die genaue Anordnung der Bestuhlung im Raum und auf Basis der erforderlichen Abstände festgelegt. Für die Besuchenden werden feste Sitzplätze mit Nummern ausgewiesen. Familien, Lebensgemeinschaften oder Personen, die gemeinsam in einem Haushalt leben, können nebeneinandersitzen, soweit dies organisatorisch durch ein Buchungssystem umsetzbar ist. Auf die Einhaltung des Mindestabstands und Beibehaltung des Platzes über die gesamte Veranstaltungsdauer ist vor Veranstaltungsbeginn hinzuweisen.

Sanitäranlagen

Wenn eine Maskenpflicht besteht, sind Abstandsregelungen irrelevant. In diesem Fall müssen Kabinen, Urinale sowie Waschbecken nicht gesperrt werden. Das ermöglicht einen schnelleren Ablauf im Sanitärbereich. Sind dagegen Abstandsregeln einzuhalten, müssen ggf. jede zweite Kabine, jedes zweite Urinal und jeder zweite Waschtisch gesperrt werden. Allgemeine Hygienehinweise zur Nutzung der Sanitäranlagen müssen angebracht werden. Die Behälter (Waschlotion, Papierhandtücher, Desinfektionsmittel etc.) müssen bei Bedarf nachgefüllt werden, um Ablaufverzögerungen, Wege oder Nichteinhalten von Hygieneregeln zu vermeiden.

6.1.3.3 Personenbezogene Maßnahmen mit dem Fokus auf R_{ISI} – Besuchende

Es wird empfohlen, dass alle Besuchenden am Einlass, in den Aufenthaltsräumlichkeiten, Sanitärbereichen und Verkehrswegen eine Mund-Nase-Bedeckung tragen. An den Sitzplätzen kann die Mund-Nase-Bedeckung abgenommen werden. Lediglich Kinder bis zum vollendeten sechsten Lebensjahr sind von der Maskenpflicht ausgenommen. Besuchende, die ärztlich attestiert oder aufgrund ihres Alters keine medizinische oder FFP2-Maske tragen können bzw. müssen, setzen andere insbesondere dann einem erhöhten Infektionsrisiko aus, wenn sie nicht getestet und nicht vollständig geimpft sind. Vom Besuch einer Veranstaltung wird deshalb abgeraten. Der Mindestabstand von 1,5 m ist einzuhalten. Die Pflicht zur Einhaltung des Mindestabstands gilt nicht für Ehe- oder Lebensgemeinschaften, Angehörige des eigenen Haushalts und für Personen, für die ein Sorge- oder Umgangsrecht besteht. Unmittelbar nach Betreten des Veranstaltungsgebäudes sollten Besuchende dazu angehalten werden, die Hände vorschriftsmäßig zu desinfizieren. Besuchenden wird empfohlen, sich bei Auftreten von typischen SARS-CoV-2-Krankheitssymptomen wie Fieber, Husten, Schnupfen, Halsschmerzen verantwortlich zu verhalten und der Veranstaltung fernzubleiben. Treten diese Symptome während der Veranstaltung auf, sollte die Veranstaltung unverzüglich verlassen und ggf. ärztliche Versorgung in Anspruch genommen werden. Die Hust- und Niesetiquette muss von allen Besuchenden beachtet werden.

6.2 Room-Indoor-Standing (R_{IST})

Bei R_{IST} handelt es sich um Veranstaltungen, die in Gebäuden mit stehenden Besuchenden stattfinden. Bei diesem Setting kommen vornehmlich Veranstaltungsstätten wie Mehrzweckhallen, Musikclubs und Konzerthäuser ohne Tanzlustbarkeiten infrage. Nachfolgend werden die Maßnahmenempfehlungen getrennt nach Beschäftigten, Beteiligten und Besuchenden in diesem Setting skizziert. Zudem sind die Maßnahmen nach dem TOP-Prinzip strukturiert, d.h. in technische, organisatorische und personenbezogene Maßnahmen gegliedert.

6.2.1 R_{IST} – Beschäftigte

6.2.1.1 Technische Maßnahmen mit dem Fokus auf R_{IST} – Beschäftigte

Einlass

Ein erhöhtes Kontaktaufkommen zwischen Beschäftigten und Besuchenden findet im Einlassbereich statt. Erste Maßnahme hierbei ist die Installation von Acrylglas bzw. Spuckschutz, um bei direktem Austausch zwischen Besuchenden und Beschäftigten eine Tröpfcheninfektion zu vermeiden. Mit dem Einsatz von Absperrgittern, Tensatoren oder Absperrbändern kann eine Trennung geschaffen und können direkte Kontakte vermieden werden. Im Kassen- und Einlassbereich sollten für Beschäftigte möglichst kontaktlose Desinfektionsmittelspender bereitgestellt werden. Sollte im Kassenbereich kein permanenter Luftaustausch möglich sein, so sind organisatorische Maßnahmen einzuplanen (siehe Kapitel 6.1.1.2).

Foyer

Im Foyer kann es während der Ein- und Auslassphase und in den Pausen zu einer hohen Personendichte kommen. Um den nötigen Sicherheitsabstand zwischen Personen zu gewährleisten, muss ein Wegeleitsystem, bei Bedarf unterstützt von Absperrgittern und Tensatoren, geschaffen werden. Je nach Anzahl der in den Räumen befindlichen Personen kann die Raumluftqualität erheblich und rapide abnehmen. Um die Aerosoldichte gering zu halten, muss ein Luftaustausch erfolgen. Hierbei kommen je nach Gebäudeinfrastruktur der Einsatz von Belüftungsanlagen oder das dauerhafte Öffnen von Fenstern und Türen infrage.

Verkauf/Garderobe

Beschäftigte, die im Verkauf von Speisen und Getränken sowie an der Garderobe eingesetzt werden, haben aufgrund des häufigen und direkten Kontakts zu Besuchenden ein höheres Infektionsrisiko. Zum Schutz vor Tröpfcheninfektion sollte am Verkaufstresen ein Spuckschutz aus transparenten Materialien wie Acrylglas installiert werden. Durch die Annahme und Ausgabe von Wechselgeld, Waren oder Pfand besteht eine weitere Übertragungsmöglichkeit. Es muss je Stand mindestens ein möglichst kontaktloser Desinfektionsmittelspender zur Verfügung stehen. Ein- und Ausgänge von Verkaufsständen sollten für Besuchende und nicht berechtigte Dritte erkennbar gesperrt sein.

Versammlungsraum/Publikumsbereich

Veranstaltungstechnische Einrichtungen im Versammlungsraum müssen mit Absperrgittern mit mindestens 1,5 m vom Aktionsradius der Beschäftigten zum Publikumsbereich abgetrennt sein.

Backstage/Gemeinschaftsräume

Bei Tätigkeiten im Backstagebereich und Aufenthalt der Beschäftigten in den Pausen- und Gemeinschaftsräumen sollte analog zu Besprechungsräumen gemäß Kapitel 5.4 der Arbeitsstättenrichtlinie ASR A3.6 in einem zeitlichen Abstand von mindestens 20 Min. mit einer Dauer von 3 bis 10 Min. stoßgelüftet werden. Während des Veranstaltungsbetriebs sollte die Belüftungsanlage eingeschaltet sein. Verkehrswege sollten möglichst kurz sein und die Bewegungsrichtung mit Bodenmarkierungen gekennzeichnet werden. In den Pausen- und Gemeinschaftsräumen sollten die Sitzmöglichkeiten so gestaltet sein, dass der Mindestabstand von 1,5 m eingehalten wird. An den Ein- und Ausgängen der Räumlichkeiten sollte jeweils ein möglichst kontaktloser Desinfektionsmittelspender bereitgestellt werden.

Produktionsräume/Werkstätten

In den Büro- und Produktionsräumen sowie Werkstatträumlichkeiten ist ein Mindestabstand von 1,5 m zu gewährleisten, Arbeitsplätze sind entsprechend anzuordnen. Sollte dies nicht möglich sein, müssen Kompensationsmaßnahmen getroffen werden wie z.B. das Aufstellen von Acrylglaswänden. Existieren keine raumlufttechnischen Anlagen, sind in einem zeitlichen Abstand von 60 Min. in Büroräumen und 20 Min. in Besprechungsräumen Stoßlüftungen mit einer Dauer von 3 bis 10 Min. vorzusehen. Belüftungsanlagen sollten während der Produktionszeiten eingeschaltet sein. In jeder Räumlichkeit sollte im Eingangsbereich mindestens ein möglichst kontaktloser Desinfektionsmittelspender installiert werden. Verkehrswege sollten kurz sein und sich möglichst nicht kreuzen. Hierzu sollten Verkehrswege mit Bodenmarkierungen gekennzeichnet werden.

Bühnenbereich

Im Bühnenbereich sollten sich die Verkehrswege während der Auf- und Abbauphase möglichst nicht kreuzen. Diese sind entsprechend mit Bodenmarkierungen zu kennzeichnen. Aufgrund der hohen Anzahl von Kontaktflächen während der Produktionen sollte mindestens ein möglichst kontaktloser Desinfektionsmittelspender im Bühnenbereich installiert werden. Die Belüftungsanlage muss über die gesamte Dauer der Produktion in Betrieb sein. Lüftungsanlagen sind, soweit technisch möglich, ausschließlich mit Frischluft und ihrer Betriebsleistung zu betreiben. Bei Veranstaltungsräumen ohne Belüftungsanlage sollten zumindest während der Auf- und Abbauzeiten Türen dauerhaft geöffnet sein. Der Einsatz von Ventilatoren ist nicht zu empfehlen, da die Aerosole durch die Luftzirkulation weitergetragen werden können.

Sanitäranlagen

Der Mindestabstand von 1,5 m muss in Sanitäranlagen gewährleistet sein. Zur Sicherstellung des Mindestabstands muss bei Bedarf jedes zweite Urinal und jeder zweite Waschtisch gesperrt werden. Das Anbringen von Bodenmarkierungen an den Eingängen unterstützt die Einhaltung der Abstandsregelungen. Sanitäranlagen müssen während der Produktions- und Veranstaltungszeiten dauerhaft belüftet werden. Dabei können Fenster je nach Witterungsbedingung dauerhaft oder stoßluftartig geöffnet werden. Belüftungsanlagen sind, soweit technisch möglich, ausschließlich mit Frischluft und ihrer Betriebsleistung zu betreiben. Mindestens im Eingangsbereich sollte ein möglichst kontaktloser Desinfektionsmittelspender installiert werden. Zusätzlich können Hinweisschilder die korrekte Händedesinfektion ausweisen.

6.2.1.2 Organisatorische Maßnahmen mit dem Fokus auf R_{IST} – Beschäftigte

Einlass

Beschäftigte, die für die Einlass- und Ticketkontrolle eingeteilt sind, müssen vor Veranstaltungsbeginn in die aktuell gültigen Verhaltens- und Hygieneregelungen eingewiesen werden. Für den Einlass muss ein Konzept erarbeitet werden. Das Konzept beinhaltet Maßnahmen wie die Kontrolle zur Einhaltung des Mindestabstands, der Maskenpflicht, Auflösung von Personenansammlungen und Kontrolle der Testnachweise, des Impfstatus oder der Bescheinigung über den Genesenen-Status. Das Vorgehen bei Unklarheiten und die Definition der Verantwortung zur Klärung bei uneindeutigem Status bzw. fehlenden Nachweisen ist vorab räumlich und organisatorisch festzulegen. Die Ticketkontrolle sowie die Kontrolle der Nachweise sollten möglichst kontaktlos mit Ticketscanner erfolgen. Bei Nutzung der Garderobe sind Einweg-Papiernummern zu verwenden oder wiederverwendbare Garderobenmarken nach Benutzung zu desinfizieren.

Verkauf/Garderobe

Alle Beschäftigten in den Bereichen Catering, Merchandise und Garderobe müssen vor Veranstaltungsbeginn in allen nötigen zusätzlichen Hygienemaßnahmen unterwiesen werden. Das regelmäßige Händewaschen und -desinfizieren muss eingeplant und koordiniert werden. Der Einsatz von Personal ist je nach vorhandenen Flächen gestaffelt zu planen. Spülvorgänge für benutzte Gläser und Geschirr sollten möglichst maschinell mit Temperaturen ab 60 Grad Celsius durchgeführt werden. Für die manuelle Reinigung sind entsprechende wirksame Spülmittel zu verwenden. Für den Transport und die Lagerung von Materialien muss eine geeignete Verpackung gewählt werden, um eine Kontamination zu vermeiden.

Produktionsräume/Werkstätten

Für die Produktion ist es zu empfehlen, Dienstpläne im Sinne des Infektionsschutzes zu erstellen. Dabei sollten Beschäftigte in feste Teams eingeteilt werden, die so klein wie möglich und so groß wie nötig sind und während der gesamten Produktionszeit zusammenbleiben. Die einzelnen Teams sollen möglichst keinen direkten Kontakt zueinander haben. Bei Auf- und Abbauten arbeiten die einzelnen Teams zeitversetzt. Die direkte Kontaktmöglichkeit zwischen den Teams in den Räumlichkeiten wie Pausenräume oder Sanitäreinrichtungen sollte eingeschränkt sein. Beschäftigte sollten während der gesamten Arbeitszeit ein Kontakttagebuch führen. Grundsätzlich sind die allgemeinen Standards zur Hygiene mit den Abstandsregelungen anzuwenden. Arbeitsmittel und Material muss einzelnen Personen zugeordnet sein. PC-Arbeitsplätze sind möglichst nur personengebunden zu benutzen. Ist dies nicht möglich, muss vor und nach Gebrauch eine regelmäßige Desinfektion der Handkontaktflächen an den Werkzeugen, Maschinen und verwendeten Materialien stattfinden. Dies gilt ebenfalls vor jeder Übergabe von Arbeitsmitteln an eine andere Person.

Backstage/Gemeinschaftsräume

Alle Beschäftigten müssen regelmäßig in den allgemeinen Hygienemaßnahmen unterwiesen werden. Zudem sollten Hinweise wie die maximal zulässige Personenzahl und Handlungsempfehlungen zum Selbstschutz im Backstage und den Gemeinschaftsräumen zur Verfügung gestellt werden. Die Nutzung der Gemeinschaftsräume sollte für die einzelnen Teams zeitlich gestaffelt erfolgen. Intensiv benutzte Oberflächen wie Türklinken, Tastaturflächen von Wasserspendern oder Ausgaben bei Selbstbedienungseinrichtungen sind in regelmäßigen Abständen zu reinigen. Bei sichtbaren Anhaftungen ist die sofortige Reinigung notwendig. Die Sprühdesinfektion ist untersagt.

Testung

Um eine Verbreitung des SARS-CoV-2-Erregers im Veranstaltungsbetrieb und daraus folgende Personalausfälle zu vermeiden, ist es zu empfehlen, dass alle Beschäftigten vor Dienstbeginn in regelmäßigen Abständen einen Point-of-Care (PoC) Antigen-Schnelltest durchführen. Eine Testung von geboosterten und genesenen Beschäftigten ist in der Regel nicht erforderlich, jedoch empfehlenswert. Ist eine Testung vorgeschrieben, muss vor Arbeitsbeginn ein negatives Testergebnis, welches maximal 24 Stunden alt sein darf, vorgewiesen werden. Bei regelmäßigen Testungen sollten zwischen den Testungen nicht mehr als 48 Stunden liegen. Antigen-Schnelltests sollten für Beschäftigte kostenlos zur Verfügung gestellt werden. Bei Selbsttestung sollte eine qualifizierte Person anwesend sein. Als qualifizierte Person gelten der bzw. die Hygienebeauftragte sowie hinreichend unterwiesene Personen.

Kommunikation

Einweisungen von Beschäftigten in den jeweiligen Bereichen sollten in Präsenz in kleinen Teams durchgeführt und dokumentiert werden. Bei Verdacht auf eine SARS-CoV-2-Infektion bzw. bei einem positiven Testergebnis muss sich der Beschäftigte unverzüglich bei seinem Vorgesetzten melden, damit ggf. erforderlich werdende betriebliche Maßnahmen zum Schutz der Beschäftigten ohne Verzögerungen eingeleitet werden können.

Sanitäranlagen

Wenn eine Maskenpflicht besteht, sind Abstandsregelungen irrelevant. In diesem Fall müssen Kabinen, Urinale sowie Waschbecken nicht gesperrt werden. Das ermöglicht einen schnelleren Ablauf im Sanitärbereich. Sind dagegen Abstandsregeln einzuhalten, müssen ggf. jede zweite Kabine, jedes zweite Urinal und jeder zweite Waschtisch gesperrt werden. Allgemeine Hygienehinweise zur Nutzung der Sanitäranlagen müssen angebracht werden. Die Behälter (Waschlotion, Papierhandtücher, Desinfektionsmittel etc.) müssen bei Bedarf nachgefüllt werden, um Ablaufverzögerungen, Wege oder Nichteinhalten von Hygieneregeln zu vermeiden.

Reinigungs- und Hygieneplan

Für alle genutzten Bereiche der Veranstaltungsstätte ist ein Reinigungs- und Hygieneplan zu erstellen, in dem die Häufigkeit der Reinigung und die Art der Reinigungsmittel aufgeführt werden. Reinigungspersonal ist bei allen Veranstaltungen anwesend und zeigt für alle Personengruppen erkennbare Präsenz. Bei Anschmutzungen wird unmittelbar reagiert. Von hoher Bedeutung ist eine einwandfreie Sauberkeit im gesamten Haus, insbesondere in den sanitären Anlagen. Der Einsatz von Flächendesinfektionsmittel ist anders als in medizinischen Einrichtungen nicht notwendig. Handelsübliche Reinigungsmittel, die Tenside enthalten, sind gemäß den Empfehlungen des Robert Koch-Instituts ausreichend. Ein starker Fokus der für die Reinigung Verantwortlichen (Beschäftigte oder Beteiligte) liegt auf dem Auffüllen der Behälter mit Papierhandtüchern, Seife und Desinfektionsmittel, um für alle Personengruppen direkten Zugang und damit kurze Wege zu gewährleisten.

Hygienebeauftragte

Für jede Veranstaltung ist ein:e Hygienebeauftragte:r zu benennen und den Beschäftigten bekannt zu machen. Gemäß den branchenspezifischen Handlungshilfen der VBG für Bühnen und Studios zur Umsetzung des SARS-CoV-2-Arbeitsschutzstandards (2021) muss auch bei jeder Probe ein:e Hygienebeauftragte:r anwesend sein und die Einhaltung der Hygienemaßnahmen kontrollieren. Die Hygienebeauftragten müssen entsprechend unterwiesen werden. Sie müssen für ihre Aufgabe mit Weisungsbefugnissen ausgestattet sein.

6.2.1.3 Personenbezogene Maßnahmen mit dem Fokus auf R_{IST} – Beschäftigte

Es ist zu empfehlen, dass alle Beschäftigten in geschlossenen Räumen je nach Inzidenz- sowie Rechtslage zum Tragen eines medizinischen Mund-Nase-Schutzes (MNS, OP-Maske) oder einer FFP-2-Atemschutzmaske (bzw. KN95 oder N95-Maske) angehalten werden. Während der Veranstaltungszeiten müssen Beschäftigte in den Zuschauerbereichen (Einlass, Foyer, Verkauf, Versammlungsraum etc.) eine Mund-Nase-Bedeckung tragen. Der Mindestabstand von 1,5 m ist von jedem Beschäftigten einzuhalten. Unmittelbar nach Betreten des Veranstaltungsgebäudes sollten Beschäftigte dazu angehalten werden, die Hände vorschriftsmäßig zu desinfizieren. Beschäftigte, die an der Kasse und im Verkauf eingeteilt sind und Kontakt mit Besuchenden haben, sollten Einweghandschuhe tragen. Handschuhsaft durch Ansammlung von Feuchtigkeit im Handschuh ist durch Handschuhwechsel und Trocknung der Hände zu vermeiden. Die Hust- und Niesetiquette muss von allen Beschäftigten beachtet werden. Beschäftigte sollten dazu verpflichtet werden, sich in regelmäßigen Abständen mit vom Veranstaltenden bzw. Veranstaltungsbetrieb zur Verfügung gestellten Point-of-Care (PoC) Antigen-Schnelltests zu testen. Bei Auftreten von typischen SARS-CoV-2-Krankheitssymptomen wie Fieber, Husten, Schnupfen, Halsschmerzen sind Beschäftigte dazu angehalten, ihre Vorgesetzten zu informieren und sich in ärztliche Versorgung zu begeben. In diesem Fall haben Beschäftigte umgehend das Veranstaltungsgebäude zu verlassen und sich gemäß der gültigen Quarantäneregeln zu isolieren.

6.2.2 R_{IST} – Beteiligte

6.2.2.1 Technische Maßnahmen mit dem Fokus auf R_{IST} – Beteiligte

Einlass

Für Beteiligte im Einlass ist eine klare Trennung zu Besuchenden empfohlen. Mit dem Einsatz von Absperrgittern, Tensatoren und gegebenenfalls Absperrbändern können direkte Kontakte vermieden werden. Der Ein- und Ausgang für Künstler:innen sollte von den Besuchenden und Beschäftigten getrennt sein. Bei der Zusammenarbeit mit unterschiedlichen Teams ist, soweit möglich, eine räumliche Trennung vorzusehen.

Backstage

Der Backstagebereich für Künstler:innen muss von dem für Beschäftigte getrennt sein. Dabei können Stellwände aufgestellt und Bodenmarkierungen sowie Beschilderungen angebracht werden. Während der Aufenthalts- und Veranstaltungszeiten muss ein dauerhafter Luftaustausch gewährleistet sein. Entsprechend den Empfehlungen der ASR A3.6 (2021) für Fensterlüftung sollte in einem zeitlichen Abstand von mindestens 20 Min. mit einer Dauer von 3 bis 10 Min. stoßgelüftet werden. Belüftungsanlagen müssen in Betrieb genommen werden. Im Backstagebereich sollte mindestens ein Desinfektionsmittelspender zur Verfügung stehen.

Probenbetrieb

Durch bewegungsaktive, singende, musikalische Darbietungen in den Proberäumen verändert sich die zulässige Zahl der anwesenden Personen in den Räumlichkeiten. Nach den Handlungshilfen zum SARS-CoV-2-Arbeitsschutzstandard für den Bereich Proben- und Vorstellungsbetrieb der VBG (2021) müssen mindestens 20 m^2 Grundfläche pro Person als Orientierungswert zur Verfügung stehen. Proberäumlichkeiten müssen während der gesamten Nutzungsdauer belüftet werden. Lüftungsanlagen sind, soweit technisch möglich, ausschließlich mit Frischluft zu betreiben (kein Umluftbetrieb!). Für musikalische Proben bietet sich für die Einhaltung der empfohlenen Abstände von mindestens 2 m das Anbringen von Bodenmarkierungen und eine feste Bestuhlung an. Für musikalischen Proben von Sänger:innen, Chor und Bläser:innen ist ein zusätzlicher Raumbedarf durch Abstände von bis zu 4 m einzuplanen. In den Proberäumlichkeiten sollte an prominenter Stelle mindestens ein möglichst kontaktloser Desinfektionsmittelspender zur Verfügung stehen.

Verkauf

Beteiligte im Verkauf von Merchandise haben ein erhöhtes Infektionsrisiko. Zum Schutz durch Tröpfcheninfektion können transparente Spuckschutze zum Einsatz kommen. Aufgrund der gemeinsam genutzten Kontaktflächen mit Besuchenden sollte mindestens ein möglichst kontaktloser Desinfektionsmittelspender an den Verkaufsständen bereitgestellt werden. Das Gleiche gilt auch für den Verkauf von Speisen und Getränken.

Bühnenbereich

Je nach künstlerischer Darbietung können die Abstände entsprechend den Empfehlungen der VBG (2021) am Boden markiert werden. Der Bühnenbereich muss während der Produktions- und Veranstaltungszeiten dauerhaft belüftet werden. Der Einsatz von Ventilatoren ist aufgrund der Luftzirkulation und Aerosolstreuung nicht zu empfehlen. An den Bühneneingängen ist das Installieren von möglichst kontaktlosen Desinfektionsmittelspendern empfohlen.

Sanitäranlagen

Sanitäranlagen, die ausschließlich für Künstler:innen gedacht sind, müssen entsprechend eindeutig mit Markierungen und Beschilderungen gekennzeichnet werden. Der Mindestabstand von 1,5 m muss in Sanitäranlagen gewährleistet sein. Zur Sicherstellung des Mindestabstands muss bei Bedarf jedes zweite Urinal und jeder zweite Waschtisch gesperrt werden. Das Anbringen von Bodenmarkierungen an den Eingängen unterstützt die Einhaltung der Abstandsregelungen. Sanitäranlagen müssen während der Produktions- und Veranstaltungszeiten dauerhaft belüftet werden. Dabei können Fenster je nach Witterungsbedingung dauerhaft oder stoßluftartig geöffnet werden. Belüftungsanlagen sind, soweit technisch möglich, ausschließlich mit Frischluft und ihrer Betriebsleistung zu betreiben. Mindestens im Eingangsbereich sind ein möglichst kontaktloser Desinfektionsmittelspender sowie ein Aushang zur korrekten Händehygiene empfohlen.

6.2.2.2 Organisatorische Maßnahmen mit dem Fokus auf R_{IST} – Beteiligte

Einlass

Sicherheitspersonal muss vor Veranstaltungsbeginn in die aktuell gültigen Verhaltens- und Hygieneregelungen eingewiesen werden. Falls eine Gepäck- und Taschenkontrolle erforderlich ist, sind ausreichend große Flächen mit gesonderten Vereinzelungsanlagen vorzusehen, um den Mindestabstand einzuhalten.

Verkauf

Beteiligte der Cateringdienstleister müssen regelmäßig in allen nötigen zusätzlichen Hygienemaßnahmen unterwiesen werden. Das regelmäßige Händedesinfizieren muss eingeplant und kann kontrolliert werden. Der Einsatz von Personal ist je nach vorhandenen Flächen gestaffelt zu planen. Die Spülvorgänge für benutzte Gläser und Geschirr sollten maschinell mit Temperaturen ab 60 Grad Celsius erfolgen. Für die manuelle Reinigung sind entsprechend wirksame Spülmittel zu verwenden. Für Transport und Lagerung von Materialien muss eine geeignete Verpackung gewählt werden, um eine Kontamination zu vermeiden.

Probebetrieb/Bühnenbetrieb

Künstler:innen mit Verdachtssymptomen dürfen nicht an den Proben teilnehmen und betreten die Räume nicht. Das Betreten der Räumlichkeiten ist nur für Personen erlaubt, die vollständig geimpft, genesen oder getestet sind. Beim Betreten und Verlassen der Probenräume sollten sich alle Beteiligten in eine Liste eintragen. In jeder Proberäumlichkeit sollten Hinweise zu Abstandsregelungen für Probebetrieb nach VBG SARS-CoV-2 Arbeitsschutzstandard (2021) angebracht werden.

Backstage/Gemeinschaftsräume

Beteiligte müssen in den allgemeinen Hygienemaßnahmen unterwiesen werden. Zudem sollten Hinweise wie die maximal zulässige Personenzahl und Handlungsempfehlungen zum Selbstschutz im Backstage und den Gemeinschaftsräumen aushängen. Die Nutzung der Gemeinschaftsräume sollte für die einzelnen Teams gestaffelt werden. Intensiv benutzte Oberflächen wie Türklinken, Tastaturflächen von Wasserspendern oder Ausgaben bei Selbstbedienungseinrichtungen sind in regelmäßigen Abständen und bei sichtbarer Verschmutzung zu reinigen. Die Sprühdesinfektion ist untersagt.

Testung

Um eine Verbreitung des SARS-CoV-2-Erregers im Veranstaltungsbetrieb und daraus folgende Personalausfälle zu vermeiden, sollten alle Beteiligten frühzeitig einen Point-of-Care (PoC) Antigen-Schnelltest durchführen. Eine Testung von geboosterten und genesenen Beteiligten ist in der Regel nicht erforderlich, jedoch empfohlen. Ist eine Testung vorgeschrieben, muss vor Betreten der Veranstaltungsstätte ein negatives Testergebnis, welches maximal 24 Stunden alt sein darf, vorgewiesen werden. Bei regelmäßigen Testungen sollten zwischen den Testungen nicht mehr als 48 Stunden liegen. Der Zeitraum kann in Abhängigkeit von den Inzidenzen auf 24 Stunden verkürzt werden. Point-of-Care (PoC) Antigen-Schnelltests sollten für die Beteiligten kostenlos zur Verfügung gestellt werden. Eine Selbsttestung sollte in Anwesenheit einer qualifizierten Person durchgeführt werden. Eine zuverlässige Teststelle in unmittelbarer Nähe sollte benannt oder durch den Veranstalter selbst organisiert werden.

Sanitäranlagen

Wenn eine Maskenpflicht besteht, sind Abstandsregelungen irrelevant. In diesem Fall müssen Kabinen, Urinale sowie Waschbecken nicht gesperrt werden. Das ermöglicht einen schnelleren Ablauf im Sanitärbereich. Sind dagegen Abstandsregeln einzuhalten, müssen ggf. jede zweite Kabine, jedes zweite Urinal und jeder zweite Waschtisch gesperrt werden. Allgemeine Hygienehinweise zur Nutzung der Sanitäranlagen müssen angebracht werden. Die Behälter (Waschlotion, Papierhandtücher, Desinfektionsmittel etc.) müssen bei Bedarf nachgefüllt werden, um Ablaufverzögerungen, Wege oder Nichteinhalten von Hygieneregeln zu vermeiden.

Kommunikation

Einweisungen von Beteiligten in den jeweiligen Bereichen sollten in Präsenz und in kleinen Teams durchgeführt werden. Das Künstler:innenmanagement verpflichtet sich im Namen aller Künstler:innen und Crewmitglieder zur Kenntnisnahme und Einhaltung der Hygiene- und Präventionsmaßnahmen zur Infektionsverhütung. Bei Verdacht auf eine Coronavirus-SARS-CoV-2-Infektion bzw. einem positiven Testergebnis muss der Beteiligte dies unverzüglich der Teamleitung bzw. dem Tourmanagement bzw. der Produktionsleitung mitteilen, damit ggf. erforderliche betriebliche Maßnahmen ohne Verzögerungen eingeleitet werden können. Ist aufgrund der Testergebnisse die Durchführung der Veranstaltung gefährdet, ist die Veranstaltungsleitung unmittelbar einzubeziehen, die gegebenenfalls den Koordinierungskreis einberufen muss.

6.2.2.3 Personenbezogene Maßnahmen mit dem Fokus auf R_{IST} – Beteiligte

Es ist zu empfehlen, dass alle Beschäftigten in geschlossenen Räumen je nach Inzidenz- sowie Rechtslage zum Tragen eines medizinischen Mund-Nase-Schutzes (MNS, OP-Maske) oder einer FFP-2-Atemschutzmaske (bzw. KN95 oder N95-Maske) angehalten werden. Der Mindestabstand von 1,5 m ist von allen Beteiligten einzuhalten. Ausgenommen sind hiervon Künstler:innen bei den künstlerischen Darbietungen. Unmittelbar nach Betreten des Veranstaltungsgebäudes sollten Beteiligte dazu angehalten werden, die Hände vorschriftsmäßig zu desinfizieren. Beteiligte, die Kontakt mit Besuchenden haben, sollten Einweghandschuhe tragen. Handschuhsaft durch Ansammlung von Feuchtigkeit im Handschuh ist durch Handschuhwechsel und Trocknung der Hände zu vermeiden. Die Hust- und Niesetiquette muss von allen Beteiligten beachtet werden. Beteiligte sollten dazu verpflichtet werden, vor Betreten der Veranstaltungsstätte einen negativen Antigen-Schnelltest vorzuweisen. Bei Auftreten von typischen SARS-CoV-2-Krankheitssymptomen wie Fieber, Husten, Schnupfen, Halsschmerzen sind Beteiligte dazu angehalten, ihre Auftraggeber zu informieren und sich in ärztliche Versorgung zu begeben. In diesem Fall haben Beteiligte umgehend das Veranstaltungsgebäude zu verlassen und sich gemäß der gültigen Quarantäneregeln zu isolieren.

6.2.3 R_{IST} – Besuchende

6.2.3.1 Technische Maßnahmen mit dem Fokus auf R_{IST} – Besuchende

Einlass

Während der Einlassphase kann es zu einer hohen Personendichte kommen. Um dabei Infektionsrisiken zu verringern, erfolgt der Einlass mit Abstandsregelung durch Markierungen am Boden oder per Beschilderung. Ein- und Ausgänge müssen getrennt werden. Dabei können Absperrgitter, Tensatoren und Absperrband eingesetzt werden. Weiterhin kann die Personendichte durch Vereinzelungsanlagen und kontaktlose Registrierung sowie kontaktlose Ticketkontrolle reduziert werden. Am Eingang sollte mindestens ein möglichst kontaktloser Desinfektionsmittelspender und Hinweisschilder mit Informationen zu Hygienemaßnahmen aufgestellt werden. Im Einlassbereich ist ein Luftaustausch zu gewährleisten, um die Infektionsrisiken durch Aerosole zu minimieren. Dabei können die Türen und Fenster je nach Witterungsbedingung dauerhaft oder stoßluftartig geöffnet werden. Eine vorhandene Belüftungsanlage sollte während der Einlassphase dauerhaft betrieben werden.

Foyer

Um ein hohes Besuchendenaufkommen in den Aufenthaltsräumlichkeiten zu vermeiden, muss eine Einbahnwegeleitung erfolgen. Hierbei werden die Ein- und Ausgänge sowie der Aufenthaltsbereich mit Tensatoren, Absperrgittern etc. getrennt. Durch Bodenmarkierungen kann die Wegeleitung gekennzeichnet werden. Um die Aerosoldichte gering zu halten, muss ein Luftaustausch erfolgen. Hierbei kann je nach Gebäudeinfrastruktur der Einsatz von Belüftungsanlagen oder das dauerhafte Öffnen von Fenstern und Türen behilflich sein. An den Ein- und Ausgängen sollte jeweils mindestens ein Desinfektionsmittelspender zur vorschriftsmäßigen Händehygiene bereitgestellt werden.

Verkauf

Zum Einhalten des Mindestabstands bei Verkaufsständen sind Bodenmarkierungen erforderlich. Die Gastronomieflächen und die Fläche für Warteschlangen sind bei Bedarf im Einbahnverkehr mit Tensatoren, Absperrgittern etc. großzügig abzusperren. An den Verkaufsständen sollte für die Handhygiene mindestens ein möglichst kontaktloser Desinfektionsmittelspender und Beschilderung mit Hygienehinweisen angebracht werden. Je nach Grundfläche wird empfohlen, Sitzplätze oder Stehtische mit entsprechendem Abstand anzubieten.

Versammlungsraum

Während des Veranstaltungszeitraums sollte im Versammlungsraum ein ständiger Luftaustausch durch eine Klimaanlage oder Belüftungsanlage gewährleistet werden. Lüftungsanlagen sind, soweit technisch möglich, ausschließlich mit Frischluft und ihrer Betriebsleistung zu betreiben. Ein- und Ausgänge sollten separat mit Bodenmarkierungen und Beschilderung gekennzeichnet werden. Der Abstand von Bühne und Publikum sollte mindestens 4 m betragen. Durch geeignet aufgebrachte oder projizierte Bodenmarkierungen ist im Versammlungsraum auch während der Veranstaltung der Mindestabstand zu sichern.

Sanitäranlagen

Der Mindestabstand von 1,5 m muss in Sanitäranlagen gewährleistet sein. Falls notwendig, sind jedes zweite Urinal und jeder zweite Waschtisch zu sperren. Das Anbringen von Bodenmarkierungen an den Eingängen unterstützt die Einhaltung der Abstandsregelungen. Sanitäranlagen müssen während der Veranstaltung dauerhaft belüftet werden. Dabei können Fenster je nach Witterungsbedingung dauerhaft oder stoßluftartig geöffnet werden. Belüftungsanlagen sind, soweit technisch möglich, ausschließlich mit Frischluft und ihrer Betriebsleistung zu betreiben. Mindestens im Eingangsbereich sind ein möglichst kontaktloser Desinfektionsmittelspender sowie ein Aushang zur korrekten Händehygiene empfohlen.

6.2.3.2 Organisatorische Maßnahmen mit dem Fokus auf R_{IST} – Besuchende

Einlass

Der Ticketverkauf für die Veranstaltung sollte möglichst digital erfolgen. Anreize für die Nutzung des Onlinevorverkaufs können Vergünstigungen der Onlinetickets sein. Zur Gewährleistung kreuzungsfreier Bewegung der Besuchenden sowie zur Vermeidung von Ansammlungen können die Einlasszeiten für Besuchende gestaffelt werden. Dafür können Veranstaltungstickets mit unterschiedlichen Einlasszeiten ausgegeben werden. Je nach Zugangsregelung müssen Daten der Besuchenden zur Kontaktnachverfolgung registriert werden. Die Abfrage der persönlichen Daten der Besuchenden zur Kontaktnachverfolgung kann beim Ticketkauf, durch die Nutzung digitaler Anwendungen oder den Eintrag in Listen erfolgen. Bei der Datenerhebung während des Ticketkaufs müssen Besuchende gemäß der DSGVO in die Datenerhebung und Datenübermittlung einwilligen. Die Anwesenheitsdokumentation ist nach Ende der Veranstaltung geschützt vor Einsichtnahme durch Dritte vier Wochen aufzubewahren; dies gilt nicht, wenn digitale Anwendungen genutzt werden, die eine solche Aufbewahrung durch den Veranstaltenden nicht zulassen. Nach Ablauf von vier Wochen sind die Daten unwiderruflich zu löschen. Anwesenheitslisten müssen mindestens folgende Angaben beinhalten:

Vor- und Familiennamen, vollständige Anschrift, E-Mail-Adresse und Telefonnummer. Die Nutzung einer digitalen Anwendung zur Anwesenheitsdokumentation z.B. mit Corona-Warn-App oder anderen Anwendungen wird empfohlen. Die Verantwortlichen haben sicherzustellen, dass die digitalen Anwendungen ordnungsgemäß genutzt werden.

Testung

Je nach aktuell gültiger Infektionsschutzverordnung sind als Zugangsvoraussetzung entsprechende Nachweise vorzulegen. Für den sicheren Veranstaltungsbetrieb ist eine Testung der Besuchenden empfehlenswert. Dabei kann das 3G-, 2G- bzw. 2G+-Modell angewendet werden. Das 3G-Modell ermöglicht Ungeimpften, an der Veranstaltung mit einem tagesaktuellen Point-of-Care (PoC) Antigen-Schnelltest oder einem PCR-Test teilzunehmen. Der Antigen-Schnelltest sollte nicht älter als 24 Stunden sein, der PCR-Test nicht älter als 48 Stunden. Geimpfte und Genesene sind mit den entsprechenden Nachweisen von der Testpflicht befreit. Aufgrund der steigenden Impfquote und der Änderungen in den Infektionsschutzverordnungen wird das 2G- bzw. 2G+-Modell überwiegend angewendet. Bei einem 2G-Modell haben nur Geimpfte und Genesene mit entsprechenden Nachweisen Zutritt. Da eine Impfung oder Genesung nicht vollständig vor einer Infektion mit dem SARS-CoV-2-Virus schützt, kann eine Zugangsregelung mit dem 2G+-Modell in Abhängigkeit von den Inzidenzzahlen empfehlenswert sein. Zugang haben nur Geimpfte und Genesene, die zusätzlich einen Antigen-Schnelltest vorlegen, welcher nicht älter als 24 Stunden sein darf. Die Testung sollte durch eine anerkannte Teststelle erfolgen. Die Bescheinigung über ein negatives Testergebnis eines aktuellen Antigen-Schnelltests oder eines PCR-Tests auf eine Infektion mit dem Coronavirus SARS-CoV-2 muss mindestens das Datum und die Uhrzeit der Durchführung des Tests, den Namen des Tests sowie Herstellers, den Namen der getesteten Person und die Stelle enthalten, welche den Test durchgeführt bzw. beaufsichtigt hat. Impf- und Genesenennachweise müssen digital mindestens mit einem QR-Code oder über die Corona-Warn-App oder die CovPass-App verifizierbar sein. Alle Nachweise müssen mit einem QR-Code-Scanner auf ihre Echtheit überprüft werden.

Kommunikation

Besuchende sind vor der Veranstaltung über alle verfügbaren Kommunikationswege zu den aktuell geltenden Rahmenbedingungen und den daraus resultierenden Maßnahmen zu informieren. Dies betrifft insbesondere Zugangsregelungen, um einen reibungslosen Einlass zu gewährleisten. Vor Ort erhalten Besuchende über Aushänge aktuell gültige Informationen zu allen notwendigen Schutzmaßnahmen. Diese beinhalten die Abstandsregelungen, eine eventuelle Maskenpflicht und weitere Hygieneregeln in den öffentlich zugänglichen Bereichen. Weiterhin können wichtige Informationen mit Durchsagen über die Beschallungsanlage kommuniziert werden.

Verkauf

Um den Verkauf von Speisen und Getränken sowie von Merchandise zu beschleunigen respektive Personenansammlungen zu vermeiden, ist das Angebot mit gut lesbaren Schildern zu versehen. Soweit möglich, sollte eine bargeldlose Bezahlung eingerichtet werden. Ausgelegte Speise- und Getränkekarten sollten so gestaltet werden, dass diese nach Benutzung abwaschbar sind. Speisen sollten vorportioniert und verschlossen angeboten werden.

Versammlungsraum

Die höchstzulässige Personenanzahl kann durch die aktuell gültige Infektionsschutzverordnung unterschiedlich begrenzt sein. Während der Veranstaltung sind das Einhalten des Mindestabstands und gegebenenfalls das Tragen einer Mund-Nase-Bedeckung durch den Veranstaltungsordnungsdienst zu kontrollieren.

Sanitäranlagen

Wenn eine Maskenpflicht besteht, können Kabinen, Urinale sowie Waschbecken vollumfänglich genutzt werden. Das ermöglicht einen schnelleren Ablauf im Sanitärbereich. Allgemeine Hygienehinweise zur Nutzung und zum Selbstschutz der Sanitäranlagen müssen angebracht werden.

6.2.3.3 Personenbezogene Maßnahmen mit dem Fokus auf R_{IST} – Besuchende

Während der Veranstaltungszeiten wird empfohlen, dass alle Besuchenden durchgängig eine Mund-Nase-Bedeckung tragen. Auch bei Veranstaltungen unter den Bedingungen des 2G+-Modells kann nicht grundsätzlich auf das Tragen von Mund-Nase-Bedeckungen verzichtet werden. Lediglich Kinder bis zum vollendeten sechsten Lebensjahr sind von der Maskenpflicht ausgenommen. Besuchende, die ärztlich attestiert oder aufgrund ihres Alters keine medizinische oder FFP2-Maske tragen können oder müssen, setzen andere einem erhöhten Infektionsrisiko aus, insbesondere wenn sie nicht getestet und nicht vollständig geimpft sind. Vom Besuch einer Veranstaltung wird deshalb abgeraten. Der Mindestabstand von 1,5 m sollte eingehalten werden. Die Pflicht zur Einhaltung des Mindestabstands gilt nicht für Ehe- oder Lebensgemeinschaften, Angehörige des eigenen Haushalts und für Personen, für die ein Sorge- oder Umgangsrecht besteht. Unmittelbar nach Betreten des Veranstaltungsgebäudes sollten Besuchende dazu angehalten werden, die Hände vorschriftsmäßig zu desinfizieren. Besuchenden wird empfohlen, sich beim Auftreten von typischen SARS-CoV-2-Krankheitssymptomen wie Fieber, Husten, Schnupfen, Halsschmerzen verantwortlich zu verhalten und der Veranstaltung fernzubleiben. Treten diese Symptome während der Veranstaltung auf, sollte die Veranstaltung unverzüglich verlassen und ggf. ärztliche Versorgung in Anspruch genommen werden. Die Hust- und Niesetiquette muss von allen Besuchenden beachtet werden.

6.3 Room-Indoor-Moving (R_{IM})

Unter R_{IM} werden alle Veranstaltungen mit sich bewegendem Publikum in einem Gebäude, wie zum Beispiel Tanzlustbarkeiten in Clubs und Diskotheken verstanden. Neben Tanzveranstaltungen sind auch Messeveranstaltungen oder Praxisseminare (z. B. im medizinischen Bereich) im R_{IM}-Setting einzuordnen.

Nachfolgend werden die Maßnahmenempfehlungen getrennt nach Beschäftigten, Beteiligten und Besuchenden in diesem Setting skizziert. Zudem sind die Maßnahmen nach dem TOP-

Prinzip strukturiert, d.h. in technische, organisatorische und personenbezogene Maßnahmen gegliedert.

6.3.1 R_{IM} – Beschäftigte

6.3.1.1 Technische Maßnahmen mit dem Fokus auf R_{IM} – Beschäftigte

Einlass

Ein erhöhtes Kontaktaufkommen zwischen Besuchenden und Beschäftigten findet im Einlassbereich statt. Im Kassen- und Garderobenbereich gilt die Installation eines Spuckschutzes aus Plexiglas bzw. transparentem Material als Maßnahmen, um bei direktem Austausch zwischen Besuchenden und Beschäftigten eine Tröpfcheninfektion zu vermeiden. Erfolgt der Einlass innerhalb des Gebäudes, sollten für Beschäftigte und Besuchende möglichst kontaktlose Desinfektionsmittelspender bereitgestellt werden. Ein permanenter Luftaustausch sollte dann auch im Einlassbereich sichergestellt werden, um die Infektionsrisiken durch Aerosole zu minimieren.

Eingangsbereich

Um den nötigen Sicherheitsabstand zwischen Personen zu gewährleisten, muss ein Einbahnwegeleitsystem geschaffen werden. Wegekreuzungen sollten vermieden werden. An den Ein- und Ausgängen sollten eine Beschilderung und Hinweise über Hygienemaßnahmen sowie möglichst kontaktlose Desinfektionsmittelspender installiert werden.

Verkauf/Garderobe

Beschäftigte, die für den Verkauf von Speisen und Getränken und an der Garderobe eingesetzt werden, haben aufgrund direkten Kontakts zu Besuchenden ein höheres Infektionsrisiko. Zum Schutz vor Tröpfcheninfektion sollte ein Spuckschutz aus Acrylglas installiert werden. Durch die Annahme und Ausgabe von Wechselgeld, Waren oder Pfand besteht eine weitere Übertragungsmöglichkeit.

Backstage/Gemeinschaftsräume

Im Backstagebereich und in den Gemeinschaftsräumen sollte analog zu Besprechungsräumen gemäß Kapitel 5.4 der ASR A3.6 in einem zeitlichen Abstand von mindestens 20 Min. mit einer Dauer von 3 bis 10 Min. stoßgelüftet werden. Vorhandene Belüftungsanlagen müssen während der Veranstaltung in Betrieb genommen werden. Beschäftigten und Beteiligten sollten getrennte Aufenthaltsräume zur Verfügung stehen. In den Pausen- und Gemeinschaftsräumen empfiehlt sich eine entsprechende Möblierung, damit der Mindestabstand von 1,5 m eingehalten werden kann. An den Ein- und Ausgängen der Räumlichkeiten sollte jeweils ein möglichst kontaktloser Desinfektionsmittelspender bereitstehen.

Büroräume

In den Büroräumen ist ein Mindestabstand von 1,5 m zu gewährleisten. Sollte dies nicht möglich sein, müssen Schutzmaßnahmen getroffen werden, z. B. indem Plexiglaswände installiert werden. Entsprechend den Empfehlungen der ASR A3.6 sollte in einem zeitlichen Abstand von mindestens 60 Min. in Büroräumen und 20 Min. in Besprechungsräumen mit einer Dauer von 3 bis 10 Min. stoßgelüftet werden. Der Betrieb von vorhandenen Belüftungsanlagen muss während der Betriebszeiten gewährleistet sein. In jeder Räumlichkeit sollte mindestens ein Desinfektionsmittelspender installiert werden. Verkehrswege sollten kurz gehalten werden und sich möglichst nicht kreuzen. Hierzu ist das Kennzeichnen mit Bodenmarkierungen möglich.

Sanitäranlagen

Der Mindestabstand von 1,5 m muss in Sanitäranlagen gewährleistet sein. Zur Sicherstellung des Mindestabstands muss bei Bedarf jedes zweite Urinal und jeder zweite Waschtisch gesperrt werden. Das Anbringen von Bodenmarkierungen an den Eingängen unterstützt die Einhaltung der Abstandsregelungen. Sanitäranlagen müssen während der Produktions- und Veranstaltungszeiten dauerhaft belüftet werden. Dabei können Fenster je nach Witterungsbedingung dauerhaft oder stoßluftartig geöffnet werden. Lüftungsanlagen sind, soweit technisch möglich, ausschließlich mit Frischluft und ihrer Betriebsleistung zu betreiben. Mindestens im Eingangsbereich sind ein möglichst kontaktloser Desinfektionsmittelspender sowie ein Aushang zur korrekten Händehygiene empfohlen.

6.3.1.2 Organisatorische Maßnahmen mit dem Fokus auf R_{IM} – Beschäftigte

Einlass

Beschäftigte, die für die Einlass- und Ticketkontrollen eingeteilt werden, müssen vor Veranstaltungsbeginn in den aktuell gültigen Verhaltens- und Hygieneregelungen unterwiesen werden. Für den Einlass muss ein Konzept erarbeitet werden. Das Konzept beinhaltet Maßnahmen wie Kontrolle über Einhaltung des Mindestabstands, der Maskenpflicht, Auflösung von Personenansammlungen und Kontrolle des Testnachweises, Impfstatus oder Bescheinigung über Genesenen-Status. Die Ticketkontrolle sowie Nachweise sollten möglichst kontaktlos mit Ticketscanner gestaltet werden. Bei Nutzung der Garderobe sind Einweg-Papiernummern zu verwenden oder die wiederverwendbaren Garderobennummern im Anschluss zu desinfizieren.

Verkauf

Alle Beschäftigten im Bereich Verkauf von Speisen und Getränken müssen regelmäßig in allen nötigen zusätzlichen Hygienemaßnahmen unterwiesen werden. Das regelmäßige Händedesinfizieren muss eingeplant und koordiniert werden. Der Einsatz von Personal ist je nach vorhandenen Flächen gestaffelt zu planen. Im Bereich Catering sollten Spülvorgänge für benutzte Gläser und Geschirr möglichst maschinell mit Temperaturen ab 60 Grad Celsius durchgeführt werden. Für die manuelle Reinigung sind entsprechende Spülmittel zu verwenden. Für den Transport und die Lagerung von Materialien muss eine geeignete Verpackung gewählt sein, um eine Kontamination zu vermeiden.

Backstage/Gemeinschaftsräume

Alle Beschäftigten müssen regelmäßig in den allgemeinen Hygienemaßnahmen unterwiesen werden. Zudem sollten Hinweise zur maximal zulässigen Personenzahl und Handlungsempfehlungen zum Selbstschutz im Backstage und den Sozialräumen aushängen. Die Nutzung der Gemeinschaftsräume sollte für die einzelnen Teams gestaffelt werden. Oberflächen sind in regelmäßigen Abständen, mindestens einmal am Tag und bei sichtbarer Verschmutzung zu reinigen. Die Sprühdesinfektion ist untersagt.

Testung

Um eine Verbreitung des Coronavirus-SARS-CoV-2-Erregers im Veranstaltungsbetrieb und daraus folgende Personalausfälle zu vermeiden, sollten alle Beschäftigten vor Dienstantritt in regelmäßigen Abständen einen Point-of-Care (PoC) Antigen-Schnelltest durchführen. Eine Testung von geboosterten und genesenen Beschäftigten ist in der Regel nicht erforderlich, jedoch empfohlen. Ist ein Point-of-Care (PoC) Antigen-Schnelltest vorgeschrieben, muss vor Arbeitsbeginn ein negatives Testergebnis vorliegen, welches maximal 24 Stunden alt sein darf. Bei regelmäßigen Testungen sollten zwischen den Tests nicht mehr als 48 Stunden liegen. Point-of-Care (PoC) Antigen Schnelltests sollten für Beschäftigte kostenlos zur Verfügung stehen und bei Selbsttestung durch eine qualifizierte Person beaufsichtigt werden. Als qualifizierte Person gelten der bzw. die Hygienebeauftragte sowie hinreichend unterwiesene Personen.

Kommunikation

Einweisungen von Beschäftigten in den jeweiligen Bereichen sollten in Präsenz in kleinen Teams durchgeführt werden. Bei Verdacht auf eine SARS-CoV-2-Infektion bzw. bei einem positiven Testergebnis muss sich der Beschäftigte unverzüglich bei seinem Vorgesetzten melden, damit ggf. erforderlich werdende betriebliche Maßnahmen zum Schutz aller Personengruppen ohne Verzögerungen eingeleitet werden können.

Reinigungs- und Hygieneplan

In einem Reinigungs- und Hygieneplan sind die Häufigkeit der Reinigung und die Art der Reinigungsmittel aufzuführen. Reinigungspersonal ist bei allen Veranstaltungen anwesend und zeigt auch für alle Personengruppen erkennbare Präsenz. Bei sichtbaren Anschmutzungen wird unmittelbar reagiert. Von hoher Bedeutung ist eine einwandfreie Sauberkeit im gesamten Haus, insbesondere in den sanitären Anlagen. Der Einsatz von Flächendesinfektionsmitteln ist nicht notwendig. Normale Reinigungsmittel, die Tenside enthalten, sind gemäß den Empfehlungen des Robert Koch-Instituts in nicht medizinischen Einrichtungen ausreichend. Ein starker Fokus der Reinigungskräfte liegt auf dem Auffüllen von Papierhandtüchern, Seife und Desinfektionsmittel, damit alle Personengruppen direkten Zugang dazu haben, ohne unnötige Wege zu gehen.

Hygienebeauftragte

Für jede Veranstaltung ist es zu empfehlen, eine:n Hygienebeauftragte:n zu bestimmen. Die Hygienebeauftragten müssen entsprechend unterwiesen werden. Sie müssen für ihre Aufgabe mit Weisungsbefugnis ausgestattet sein. Die Aufgaben eines Hygienebeauftragten sind u.a. die Einweisung der Beschäftigten und Beteiligten in den relevanten Hygienemaßnahmen sowie Kontrolle der Ausführung von Maßnahmen.

6.3.1.3 Personenbezogene Maßnahmen mit dem Fokus auf R_{IM} – Beschäftigte

Es ist zu empfehlen, dass alle Beschäftigten in geschlossenen Räumen je nach Inzidenz- sowie Rechtslage zum Tragen einer medizinischen Mund-Nase-Bedeckung (OP-Maske) oder einer FFP-2-Atemschutzmaske (bzw. KN95 oder N95-Maske) angehalten werden. Während der Veranstaltungszeiten müssen Beschäftigte in den Zuschauerbereichen (Einlass, Foyer, Verkauf, Versammlungsraum etc.) eine Mund-Nase-Bedeckung tragen. Der Mindestabstand von 1,5 m ist von allen Beschäftigten einzuhalten. Unmittelbar nach Betreten des Veranstaltungsgebäudes sollten Beschäftigte dazu angehalten werden, die Hände vorschriftsmäßig zu desinfizieren. Beschäftigte an der Kasse und im Verkauf sowie mit Kontakt zu Besuchenden sollten Einweghandschuhe tragen. Handschuhsaft durch Ansammlung von Feuchtigkeit im Handschuh ist durch Handschuhwechsel und Trocknung der Hände zu vermeiden. Die Hust- und Niesetiquette muss von allen Beschäftigten beachtet werden. Beschäftigte sollten dazu verpflichtet werden, sich in regelmäßigen Abständen mit vom Veranstaltenden bzw. Veranstaltungsbetrieb zur Verfügung gestellten Point-of-Care (PoC) Antigen-Schnelltests zu testen. Bei Auftreten von typischen SARS-CoV-2-Krankheitssymptomen wie Fieber, Husten, Schnupfen, Halsschmerzen sind Beschäftigte dazu angehalten, ihre Vorgesetzten zu informieren und sich in ärztliche Versorgung zu begeben. In diesem Fall haben Beschäftigte umgehend das Veranstaltungsgebäude zu verlassen und sich entsprechend den gültigen Quarantäneregelung zu isolieren.

6.3.2 R_{IM} – Beteiligte

6.3.2.1 Technische Maßnahmen mit dem Fokus auf R_{IM} – Beteiligte

Einlass

Für Beteiligte von beauftragten Unternehmen, die für den Einlass zuständig sind, ist eine klare Trennung zu Besuchenden empfohlen. Mit dem Einsatz von Absperrgittern, Tensatoren und gegebenenfalls Absperrbändern können direkte Kontakte vermieden werden. Der Ein- und Ausgang für Künstler:innen muss eindeutig von dem für Besuchende getrennt sein.

Backstage/Gemeinschaftsräume

Der Backstagebereich für Künstler:innen muss von den Gemeinschaftsräumlichkeiten der Beschäftigten getrennt sein. Dabei können zudem Stellwände aufgestellt und Bodenmarkierungen sowie Beschilderungen angebracht werden. Vorhandene Belüftungsanlagen müssen entsprechend in Betrieb genommen werden. Im Backstagebereich sollte mindestens ein möglichst kontaktloser Desinfektionsmittelspender zur Verfügung stehen.

Verkauf

Beteiligte, die für den Verkauf im Catering oder von Merchandise zuständig sind, haben ein erhöhtes Infektionsrisiko. Zum Schutz vor Tröpfcheninfektion können transparente Spuckschutze angebracht werden. Aufgrund von gemeinsamem Materialkontakt mit Besuchenden sollte mindestens ein möglichst kontaktloser Desinfektionsmittelspender an den Verkaufsständen bereitgestellt werden.

Sanitär

Der Mindestabstand von 1,5 m muss in Sanitäranlagen gewährleistet sein. Abhängig von der aktuellen Inzidenz sind jedes zweite Urinal und jeder zweite Waschtisch zu sperren. Das Anbringen von Bodenmarkierungen an den Eingängen unterstützt die Einhaltung der Abstandsregelungen. Sanitäranlagen müssen während der Produktions- und Veranstaltungszeiten dauerhaft belüftet werden. Dabei können Fenster je nach Witterungsbedingung dauerhaft oder stoßluftartig geöffnet werden. Lüftungsanlagen sind, soweit technisch möglich, ausschließlich mit Frischluft und ihrer Betriebsleistung zu betreiben. Mindestens im Eingangsbereich sind ein möglichst kontaktloser Desinfektionsmittelspender sowie ein Aushang zur korrekten Händehygiene empfohlen.

6.3.2.2 Organisatorische Maßnahmen mit dem Fokus auf R_{IM} – Beteiligte

Einlass

Sicherheitspersonal muss vor Veranstaltungsbeginn in den aktuell gültigen Verhaltens- und Hygieneregelungen unterwiesen werden. Falls eine Gepäck- und Taschenkontrolle erforderlich ist, sind ausreichend große Flächen mit gesonderten Vereinzelungsanlagen vorzusehen.

Verkauf

Beteiligte von Cateringdienstleistern müssen regelmäßig in allen nötigen zusätzlichen Hygienemaßnahmen unterwiesen werden. Das regelmäßige Händedesinfizieren muss eingeplant und koordiniert werden. Der Einsatz von Personal ist je nach vorhandenen Flächen gestaffelt zu planen. Im Bereich Catering sind Spülvorgänge für benutzte Gläser und Geschirr möglichst maschinell mit Temperaturen ab 60 Grad Celsius durchzuführen. Für die manuelle Reinigung sind entsprechende Spülmittel zu verwenden. Für den Transport und die Lagerung von Materialien muss eine geeignete Verpackung gewählt sein, um eine Kontamination zu vermeiden.

Backstage/Gemeinschaftsräume

Alle Beteiligte müssen in den allgemeinen Hygienemaßnahmen unterwiesen werden. Zudem sollten Hinweise (maximale zulässige Personenzahl etc.) und Handlungsempfehlungen zum Selbstschutz im Backstage und den Gemeinschaftsräumen zur Verfügung gestellt werden. Die Nutzung der Gemeinschaftsräume sollte für die einzelnen Teams gestaffelt werden. Oberflächen sind in regelmäßigen Abständen mindestens einmal täglich zu reinigen.

Testung

Um eine Verbreitung des Coronavirus-SARS-CoV-2-Erregers im Veranstaltungsbetrieb und daraus folgende Personalausfälle zu vermeiden, ist es zu empfehlen, dass alle Beteiligten frühzeitig einen Point-of-Care (PoC) Antigen-Schnelltest durchführen. Eine Testung von geboosterten und genesenen Beteiligten ist in der Regel nicht erforderlich, jedoch empfohlen. Beteiligte, insbesondere Künstler:innen, müssen einen Nachweis einer Impfung bzw. Genesung vorweisen. Ist eine Testung vorgeschrieben, muss vor Betreten der Veranstaltungsstätte ein negatives Testergebnis vorliegen, welches maximal 24 Stunden alt sein darf. Bei regelmäßigen Testungen sollten zwischen den Testungen nicht mehr als 48 Stunden liegen.

Kommunikation

Einweisungen von Beschäftigten in den jeweiligen Bereichen sollten in Präsenz in kleinen Teams durchgeführt und dokumentiert werden. Bei Verdacht auf eine Coronavirus-SARS-CoV-2-Infektion bzw. bei positivem Testergebnis muss sich der Beteiligte unverzüglich bei seinem Auftraggeber melden, damit ggf. erforderlich werdende betriebliche Maßnahmen zum Schutz aller Personengruppen ohne Verzögerungen eingeleitet werden können.

6.3.2.3 Personenbezogene Maßnahmen mit dem Fokus auf R_{IM} – Beteiligte

Es ist zu empfehlen, dass alle Beteiligten in geschlossenen Räumen je nach Inzidenz- sowie Rechtslage zum Tragen eines medizinischen Mund-Nase-Schutzes (MNS, OP-Maske) oder einer FFP-2-Atemschutzmaske (bzw. KN95 oder N95-Maske) angehalten werden. Während der Veranstaltungszeiten müssen Beteiligte in den Zuschauerbereichen (Einlass, Foyer, Verkauf, Versammlungsraum etc.) eine Mund-Nase-Bedeckung tragen. Ausgenommen sind Künstler:innen bei den künstlerischen Darbietungen. Der Mindestabstand von 1,5 m ist von jedem Beteiligten einzuhalten. Unmittelbar nach Betreten des Veranstaltungsgebäudes sollten Beteiligte dazu angehalten werden, die Hände vorschriftsmäßig zu desinfizieren. Beteiligten, die an der Kasse und im Verkauf eingeteilt sind und Kontakt mit Besuchenden haben, wird das Tragen von Einweghandschuhen empfohlen. Die Hust- und Niesetiquette muss von allen Beteiligten beachtet werden. Beteiligte sollten dazu verpflichtet werden, sich in regelmäßigen Abständen mit vom Veranstaltenden bzw. Veranstaltungsbetrieb zur Verfügung gestellten Point-of-Care (PoC) Antigen-Schnelltests zu testen. Bei Auftreten von typischen SARS-CoV-2-Krankheitssymptomen wie Fieber, Husten, Schnupfen, Halsschmerzen sind Beteiligte dazu angehalten, ihre Vorgesetzten zu informieren und sich bei Bedarf in ärztliche Versorgung zu begeben. In diesem Fall haben Beteiligte umgehend das Veranstaltungsgebäude zu verlassen und sich gemäß gültiger Quarantäneregelung zu isolieren.

6.3.3 R_{IM} – Besuchende

6.3.3.1 Technische Maßnahmen mit dem Fokus auf R_{IM} – Besuchende

Einlass

Der Einlass erfolgt mit Abstandsregelung durch Markierungen am Boden oder per Beschilderung. Die Registrierung und Ticketkontrolle erfolgen möglichst kontaktlos. Am Eingang sollten mindestens ein möglichst kontaktloser Desinfektionsmittelspender und Hinweisschilder mit Informationen zu Hygienemaßnahmen aufgestellt werden. Liegt der Einlassbereich im Gebäude, ist ein Luftaustausch zu gewährleisten, um die Infektionsrisiken durch Aerosole zu minimieren. Eine vorhandene Belüftungsanlage sollte während der Einlassphase dauerhaft betrieben werden.

Verkauf

Für die Einhaltung des Mindestabstands an Verkaufsständen müssen Bodenmarkierungen angebracht werden. Die Gastronomieflächen und die Fläche für Warteschlangen sind im Einbahnverkehr großzügig anzulegen. An den Verkaufsständen sollten für die Handhygiene mindestens ein möglichst kontaktloser Desinfektionsmittelspender und die Beschilderung mit Hygienehinweisen angebracht werden. Je nach Grundfläche sollten Sitzplätze oder Stehtische mit entsprechendem Abstand aufgestellt werden.

Versammlungsraum/Ausstellungsflächen

Während des Veranstaltungszeitraums muss im Versammlungsraum bzw. den Ausstellungsflächen ein ständiger Luftaustausch durch eine Belüftungsanlage gewährleistet werden. Lüftungsanlagen sind, soweit technisch möglich, ausschließlich mit Frischluft und ihrer Betriebsleistung zu betreiben.

Sanitäranlagen

Der Mindestabstand von 1,5 m muss in Sanitäranlagen gewährleistet sein. Zur Sicherstellung des Mindestabstands muss bei Bedarf jedes zweite Urinal und jeder zweite Waschtisch gesperrt werden. Das Anbringen von Bodenmarkierungen an den Eingängen unterstützt die Einhaltung der Abstandsregelungen. Sanitäranlagen müssen während der Produktions- und Veranstaltungszeiten dauerhaft belüftet werden. Lüftungsanlagen sind, soweit technisch möglich, ausschließlich mit Frischluft und ihrer Betriebsleistung zu betreiben. Mindestens im Eingangsbereich sind ein möglichst kontaktloser Desinfektionsmittelspender sowie ein Aushang zur korrekten Händehygiene empfohlen.

6.3.3.2 Organisatorische Maßnahmen mit dem Fokus auf R_{IM} – Besuchende

Einlass

Der Ticketverkauf für die jeweilige Veranstaltung sollte möglichst digital erfolgen. Anreize für die Nutzung des Onlinevorverkaufs können Vergünstigungen der Onlinetickets sein. Zur Vermeidung von Ansammlungen können die Einlasszeiten für Besuchende bei Messen gestaffelt durchgeführt werden. Dabei können Veranstaltungstickets mit unterschiedlichen Einlasszeiten ausgegeben werden. Bei Tanzveranstaltungen erfolgt die Steuerung der Besucherströme durch die Einlassschlange. Hier ist durch Personal der Mindestabstand im Einlassbereich sicherzustellen. Je nach Zugangsregelung müssen Daten der Besuchenden zur Kontaktnachverfolgung registriert werden. Die Abfrage der persönlichen Daten der Besuchenden zur Kontaktnachverfolgung kann beim Ticketkauf, durch die Nutzung digitaler Anwendungen oder den Eintrag in Listen erfolgen. Bei der Erhebung während des Ticketkaufs müssen Besuchende gemäß der DSGVO in die Datenerhebung und Datenübermittlung einwilligen. Die Anwesenheitsdokumentation ist nach Ende der Veranstaltung geschützt vor Einsichtnahme durch Dritte aufzubewahren; dies gilt nicht, wenn digitale Anwendungen genutzt werden, die eine solche Aufbewahrung durch den Veranstaltenden nicht zulassen. Nach Ablauf von vier Wochen sind die Daten unwiderruflich zu löschen. Anwesenheitslisten müssen mindestens folgende Angaben beinhalten: Vor- und Familiennamen, vollständige Anschrift, E-Mail-Adresse und Telefonnummer. Die Nutzung einer digitalen Anwendung zur Anwesenheitsdokumentation wie Corona-Warn-App oder andere Anwendungen ist zu empfehlen. Die Verantwortlichen haben sicherzustellen, dass die digitalen Anwendungen ordnungsgemäß genutzt werden.

Testung

Die Zugangsvoraussetzungen können sich entsprechend der aktuellen Inzidenz und der jeweils gültigen Infektionsschutzverordnung ändern. Entsprechende Nachweise sind gegebenenfalls vorzulegen. Für einen sicheren Veranstaltungsbetrieb ist eine Testung der Besuchenden empfehlenswert. Aufgrund der hohen Impfquote in der Bevölkerung wird das 2G- bzw. 2G+-Modell überwiegend angewendet. Zutritt haben hierbei nur Geimpfte und Genesene mit entsprechenden Nachweisen. Da eine Impfung und Genesung nicht vollständig vor einer Infektion mit dem SARS-CoV-2-Virus schützt, ist die Zugangsregelung mit dem 2G+-Modell empfohlen. Zugang haben hier nur Geimpfte und Genesene, die zusätzlich einen Point-of-Care (PoC) Antigen-Schnelltest vorlegen, welcher nicht älter als 24 Stunden ist. Die Testung sollte durch eine anerkannte Teststelle erfolgen. Die Bescheinigung über ein negatives Testergebnis eines aktuellen Point-of-Care (PoC) Antigen-Schnelltests oder eines PCR-Tests auf eine Infektion mit dem Coronavirus-SARS-CoV-2 muss mindestens das Datum und die Uhrzeit der Durchführung des Tests, den Namen des Tests sowie Herstellers, den Namen der getesteten Person und die Stelle enthalten, welche den Test durchgeführt bzw. beaufsichtigt hat. Impf- und Genesenennachweise müssen digital mindestens mit einem QR-Code oder über die Corona-Warn-App oder die CovPass-App verifizierbar sein. Alle Nachweise müssen mit einem QR-Code-Scanner auf ihre Echtheit kontrolliert werden.

Kommunikation

Besuchende sind vor der Veranstaltung über alle verfügbaren Kommunikationswege, insbesondere über die sozialen Medien und Webseiten des Veranstalters, über die aktuell geltenden Rahmenbedingungen und die daraus resultierenden Maßnahmen zu informieren. Dies betrifft insbesondere Zugangsregelungen, um einen reibungslosen Einlass zu gewährleisten. Vor Ort sind alle Personengruppen mit Aushängen über die notwendigen Maßnahmen zu informieren. Diese beinhalten die Abstandsregelungen, eine eventuelle Maskenpflicht und weitere Hygieneregeln in den öffentlich zugänglichen Bereichen. Weiterhin können wichtige Informationen mit Durchsagen über die Beschallungsanlage kommuniziert werden.

Verkauf

Um den Verkauf von Speisen und Getränken zu beschleunigen, ist das Angebot mit gut lesbaren Schildern zu versehen. Nach Möglichkeit ist bargeldlose Bezahlung einzurichten. Ausgelegte Speise- und Getränkekarten sollten so gestaltet werden, dass diese nach Benutzung abwaschbar sind. Speisen sollten vorportioniert und verschlossen angeboten werden.

Sanitäranlagen

Wenn eine Maskenpflicht besteht, können Kabinen, Urinale sowie Waschbecken vollumfänglich genutzt werden. Das ermöglicht einen schnelleren Ablauf in den Sanitärbereichen. Allgemeine Hygienehinweise zur Nutzung und zum Selbstschutz müssen in den Sanitäranlagen angebracht werden. Die Behälter (Waschlotion, Papierhandtücher, Desinfektionsmittel etc.) müssen bei Bedarf nachgefüllt werden, um Ablaufverzögerungen, Wege oder Nichteinhalten von Hygieneregeln zu vermeiden.

6.3.3.3 Personenbezogene Maßnahmen mit dem Fokus auf R_{IM} – Besuchende

Während der Veranstaltung wird empfohlen, dass alle Besuchenden durchgehend eine Mund-Nase-Bedeckung tragen. Bei Tanzveranstaltungen sollte durch Erhöhung des Mindestabstands auf der Tanzfläche das Tragen einer Mund-Nase-Bedeckung kompensiert werden. Der Mindestabstand von 1,5 m sollte eingehalten werden. Unmittelbar nach Betreten des Veranstaltungsgebäudes sollten Besuchende dazu angehalten werden, die Hände vorschriftsmäßig zu desinfizieren. Besuchenden wird empfohlen, sich bei typischen SARS-CoV-2-Krankheitssymptomen wie Fieber, Husten, Schnupfen, Halsschmerzen verantwortlich zu verhalten und der Veranstaltung fernzubleiben. Die Hust- und Niesetiquette muss von allen Besuchenden beachtet werden.

6.4 Room-Outdoor-Sitting (R_{OSI})

Bei Veranstaltungen aus dem Setting Room-Outdoor-Sitting (R_{OSI}) handelt es sich um Veranstaltungen im Freien, bei denen die Besuchenden auf fest zugewiesenen Plätzen sitzen.

6.4.1 R_{OSI} – Beschäftigte

6.4.1.1 Technische Maßnahmen mit dem Fokus auf R_{OSI} – Beschäftigte

Einlass

Ein erhöhtes Kontaktaufkommen zwischen Beschäftigten und Besuchenden findet im Einlassbereich statt. Mit dem Einsatz von Absperrgittern, Tensatoren oder Absperrbändern können eine Trennung geschaffen und direkte Kontakte vermieden werden. Um bei direktem Kontakt zwischen Beschäftigten und Besuchenden im Kassenbereich einer Tröpfcheninfektion vorzubeugen, ist die Installation eines Spuckschutzes aus Acrylglas bzw. transparentem Material empfohlen. Im Einlassbereich sollten für Beschäftigte und Besuchende Desinfektionsmittelspender, wenn möglich als kontaktlose Ausführung, bereitgestellt werden.

Verkauf

Beschäftigte, die für den Verkauf von Speisen und Getränken zuständig sind, haben aufgrund direkten Kontakts zu Besuchenden ein erhöhtes Infektionsrisiko. Zum Schutz vor Tröpfcheninfektion sollte ein Spuckschutz aus Acrylglas bzw. transparentem Material installiert werden. Durch die Annahme und Ausgabe von Wechselgeld, Waren oder Pfand besteht eine weitere Übertragungsmöglichkeit. Es muss je Stand mindestens ein möglichst kontaktloser Desinfektionsmittelspender zur Verfügung gestellt werden. Ein- und Ausgänge von Verkaufsständen sollten für Besuchende erkennbar gesperrt sein.

Backstage/Gemeinschaftsräume

In den Räumlichkeiten des Backstagebereichs sollte entsprechend den Empfehlungen der ASR A3.6 (2021) für Fensterlüftung in einem zeitlichen Abstand von mindestens 20 Min. mit einer Dauer von 3 bis 10 Min. stoßgelüftet werden. Der Aufenthalt von Beschäftigten sollte von den Beteiligten, wenn möglich, zeitlich gestaffelt gestaltet werden. Verkehrswege sollten kurz gehalten und mit Bodenmarkierungen gekennzeichnet werden. In den Pausen- und Gemeinschaftsräumlichkeiten empfiehlt es sich, durch das Anbringen von Markierungen oder Absperrungen die Sitzplätze so einzurichten, dass der Mindestabstand von 1,5 m nicht unterschritten wird. An den Ein- und Ausgängen der Räumlichkeiten sollte jeweils ein Desinfektionsmittelspender, möglichst in kontaktloser Ausführung, bereitgestellt werden.

Büro- und Produktionsräume

In den Büro- und Produktionsräumen sowie Werkstatträumlichkeiten ist ein Mindestabstand von 1,5 m zu gewährleisten, Arbeitsplätze sind entsprechend anzuordnen. Sollte dies nicht möglich sein, müssen Kompensationsmaßnahmen getroffen werden wie z. B. die Aufstellung von Acrylglaswänden. Existieren keine raumlufttechnischen Anlagen, sind in einem zeitlichen Abstand von 60 Min. in Büroräumen und 20 Min. in Besprechungsräumen Stoßlüftungen mit einer Dauer von 3 bis 10 Min. vorzusehen. Belüftungsanlagen sollten während der Produktionszeiten eingeschaltet sein. In jeder Räumlichkeit sollte mindestens ein Desinfektionsmittelspender an prominenter Stelle installiert werden. Verkehrswege sollten kurz sein und sich möglichst nicht kreuzen. Hierzu sollten Verkehrswege mit Bodenmarkierungen gekennzeichnet werden.

Bühnenbereich

Im Bühnenbereich sollten sich die Verkehrswege während der Auf- und Abbauphase möglichst nicht kreuzen und sind entsprechend mit Bodenmarkierungen zu kennzeichnen. Aufgrund der hohen Anzahl von Kontaktflächen während der Produktion muss mindestens ein Desinfektionsmittelspender im Bühnenbereich installiert werden.

Sanitär

Der Mindestabstand von 1,5 m muss in Sanitäranlagen gewährleistet sein. Das Anbringen von Bodenmarkierungen an den Eingängen unterstützt die Einhaltung der Abstandsregelungen.

6.4.1.2 Organisatorische Maßnahmen mit dem Fokus auf R_{OSI} – Beschäftigte

Einlass

Beschäftigte zur Einlass- und Ticketkontrolle müssen vor Veranstaltungsbeginn in den aktuell gültigen Verhaltens- und Hygieneregelungen unterwiesen werden. Für den Einlass muss ein Konzept erarbeitet werden. Das Konzept beinhaltet Maßnahmen wie Kontrolle über Einhaltung des Mindestabstands, der Maskenpflicht, Auflösung von Personenansammlungen und Kontrolle des Testnachweises, Impfstatus oder Bescheinigung über Genesenen-Status. Die Ticketkontrolle sowie die Kontrolle der Nachweise sollten möglichst kontaktlos mit Ticketscanner erfolgen. Beschäftigte sind möglichst in geschlossenen Teams einzuteilen, deren Zusammensetzung während der gesamten Produktionszeiten bestehen bleibt.

Verkauf

Alle Beschäftigten in den Bereichen Catering und Merchandise müssen regelmäßig in allen nötigen zusätzlichen Hygienemaßnahmen unterwiesen werden. Das regelmäßige Händedesinfizieren muss eingeplant und koordiniert werden. Der Einsatz von Personal ist je nach vorhandenen Flächen gestaffelt zu planen. Für die manuelle Reinigung sind entsprechend wirksame Spülmittel zu verwenden. Für den Transport und die Lagerung von Materialien muss eine geeignete Verpackung gewählt werden, um eine Kontamination zu vermeiden.

Produktionsbereich

Der Zugang zum Produktionsbereich wird ausschließlich Personen gewährt, deren Arbeitsplatz dort unmittelbar verortet ist und die sich im Vorfeld registriert haben. Die Ausgabe für entsprechende Arbeitsausweise ist in einem räumlich abgetrennten Bereich durchzuführen. Für die Produktion ist empfohlen, Dienstpläne im Sinne des Infektionsschutzes zu erstellen. Dabei sollten Beschäftigte in feste Teams eingeteilt werden, die so klein wie möglich und so groß wie nötig sind und während der gesamten Produktionszeit zusammenbleiben. Die einzelnen Teams sollen möglichst keinen direkten Kontakt zueinander haben. Bei Auf- und Abbauten arbeiten die einzelnen Teams zeitversetzt. Der Kontakt zwischen den Teams in den allgemeinen

Sozialräumen wie Pausenräumen oder Sanitäreinrichtungen sollte durch zeitversetzte Nutzung vermieden werden. Grundsätzlich sind die allgemeinen Standards zur Hygiene mit den Abstandsregelungen anzuwenden. Arbeitsmittel und Material müssen einzelnen Personen zugeordnet sein. PC-Arbeitsplätze sind möglichst nur personengebunden zu benutzen. Ist dies nicht möglich, muss eine regelmäßige Desinfektion der Handkontaktflächen an den Werkzeugen, Maschinen und verwendeten Materialien stattfinden. Dies gilt ebenfalls vor jeder Übergabe von Arbeitsmitteln an eine andere Person. Sprühdesinfektion ist untersagt.

Backstage/Gemeinschaftsräume

Alle Beschäftigten müssen regelmäßig (halbjährlich) sowie anlassbezogen bei Änderung oder Anpassung von Maßnahmen in den allgemeinen Hygienemaßnahmen unterwiesen werden. Zudem sollten Hinweise und Handlungsempfehlungen zum Selbstschutz im Backstage und den Gemeinschaftsräumen ausgehängt werden. Die Nutzung der Gemeinschaftsräume sollte für die einzelnen Teams zeitlich eingeteilt werden. Das Crew-Catering aller Gewerke ist je nach vorhandenen bzw. vorgesehenen Flächen bedarfsweise gestaffelt zu planen. Stark frequentierte Oberflächen wie Türknäufe oder Ausgaben sind mindestens täglich zu reinigen.

Testung

Es ist empfohlen, dass alle Beschäftigten in regelmäßigen Abständen einen Point-of-Care (PoC) Antigen-Schnelltest durchführen. Eine Testung von geboosterten und genesenen Beschäftigten ist in der Regel nicht erforderlich, jedoch empfohlen. Vor Arbeitsbeginn muss ein negatives Testergebnis, welches maximal 24 Stunden alt sein darf, vorgelegt werden. Bei regelmäßigen Testungen sollten zwischen den Testungen nicht mehr als 48 Stunden liegen. Der Zeitraum kann in Abhängigkeit von den Inzidenzen auf 24 Stunden verkürzt werden. Point-of-Care (PoC) Antigen-Schnelltests sollten für Beschäftigte kostenlos zur Verfügung gestellt werden. Eine Selbsttestung sollte in Anwesenheit einer qualifizierten Person durchgeführt werden. Als qualifizierte Person gelten der bzw. die Hygienebeauftragte sowie hinreichend unterwiesene Personen.

Kommunikation

Unterweisungen von Beschäftigten in den jeweiligen Bereichen sollten in Präsenz in kleinen Teams durchgeführt werden. Bei Verdacht auf eine Coronavirus-SARS-CoV-2-Infektion bzw. einem positiven Testergebnis muss der Beschäftigte dies unverzüglich seinem Vorgesetzten melden, damit ggf. erforderliche betriebliche Maßnahmen zum Schutz der Beschäftigten ohne Verzögerungen eingeleitet werden können.

Reinigungs- und Hygieneplan

Für jeden Bereich in der Veranstaltungsstätte ist ein Reinigungs- und Hygieneplan zu erstellen, in dem die Häufigkeit der Reinigung und die Art der Reinigungsmittel aufgeführt werden. Reinigungspersonal ist bei allen Veranstaltungen anwesend und zeigt auch für die Besuchenden erkennbare Präsenz. Bei Verunreinigungen wird unmittelbar reagiert. Sämtliche Handkontaktflächen werden vor Beginn der Veranstaltung gereinigt (insbesondere Türklinken, Handläufe, Tischoberflächen etc.). Häufig frequentierte Flächen werden mehrmals täglich gereinigt. Von hoher Bedeutung ist eine einwandfreie Sauberkeit im gesamten Veranstaltungsbereich, insbesondere in den sanitären Anlagen. Der Einsatz von Flächendesinfektionsmitteln ist nicht notwendig. Normale Reinigungsmittel, die Tenside enthalten, sind gemäß den Empfehlungen des Robert Koch-Instituts in nicht-medizinischen Einrichtungen ausreichend. Ein starker Fokus der Reinigungskräfte liegt auf dem Auffüllen von Papierhandtüchern, Seife und Desinfektionsmittel, damit die Besuchenden unverzüglich und ohne unnötige Wege direkten Zugang dazu haben.

Hygienebeauftragte

Für die Veranstaltung ist ein:e Hygienebeauftragte:r zu benennen und den Beschäftigten bekannt zu geben. Gemäß den branchenspezifischen Handlungshilfen der VBG für Bühnen und Studios zur Umsetzung des SARS-CoV-2-Arbeitsschutzstandards (2021) muss auch bei jeder Probe ein:e Hygienebeauftragte:r anwesend sein und die Einhaltung der Hygienemaßnahmen kontrollieren. Die Hygienebeauftragten müssen entsprechend unterwiesen werden. Sie müssen für ihre Aufgabe mit Weisungsbefugnis ausgestattet sein.

6.4.1.3 Personenbezogene Maßnahmen mit dem Fokus auf R_{OSI} – Beschäftigte

Es ist empfohlen, dass die Beschäftigten auf allen Verkehrsflächen zum Tragen einer Mund-Nase Bedeckung (OP-Maske, FFP-2 Maske) verpflichtet werden. Während der Veranstaltungszeiten müssen Beschäftigte in den Zuschauerbereichen (Einlass, Foyer, Verkauf, Versammlungsraum etc.) eine Mund-Nase-Bedeckung tragen. Der Mindestabstand von 1,5 m ist von jedem Beschäftigten einzuhalten. Unmittelbar nach Betreten des Veranstaltungsgeländes sollten Beschäftigte dazu angehalten werden, die Hände zu desinfizieren. Beschäftigten, die bei der Taschenkontrolle eingeteilt sind und die Kontakt mit Besuchenden haben, wird empfohlen, Einweghandschuhe zu tragen. Die Hust- und Niesetiquette muss von allen Beschäftigten beachtet werden. Beschäftigte sollten dazu verpflichtet werden, in regelmäßigen Abständen vom Veranstaltenden bzw. Veranstaltungsbetrieb zur Verfügung gestellte Point-of-Care (PoC) Antigen-Schnelltests durchzuführen. Bei Auftreten von typischen SARS-CoV-2-Krankheitssymptomen wie Fieber, Husten, Schnupfen, Halsschmerzen sind Beschäftigte dazu angehalten, ihre Vorgesetzten zu informieren und bei Bedarf ärztliche Versorgung in Anspruch zu nehmen. In diesem Fall haben Beschäftigte umgehend das Veranstaltungsgelände zu verlassen und sich in die Häuslichkeit zu begeben.

6.4.2 R_{OSI} – Beteiligte

6.4.2.1 Technische Maßnahmen mit dem Fokus auf R_{OSI} – Beteiligte

Einlass

Für Beteiligte von beauftragten Unternehmen, die für den Einlass zuständig sind, empfiehlt sich eine klare Trennung zu Besuchenden. Mit dem Einsatz von Absperrgittern, Tensatoren und gegebenenfalls Absperrbändern können direkte Kontakte vermieden werden. Der Ein- und Ausgang für Künstler:innen muss klar von dem der Besuchenden getrennt sein.

Backstage

Der Backstagebereich für Künstler:innen muss klar vom Bereich für die Beschäftigten getrennt sein. Dabei können zudem Stellwände installiert und Bodenmarkierungen sowie Beschilderungen angebracht werden. Während der Aufenthalts- und Veranstaltungszeiten muss ein dauerhafter Luftaustausch gewährleistet sein. Entsprechend den Empfehlungen der ASR A3.6 (2021) für Fensterlüftung sollte in einem zeitlichen Abstand mit einer Dauer von 3 bis 10 Min. stoßgelüftet werden. Im Backstagebereich sollte in Türnähe mindestens ein Desinfektionsmittelspender, möglichst in kontaktloser Ausführung, pro Raum zur Verfügung stehen.

Verkauf

Beteiligte, die für den Verkauf von Merchandise-Artikeln zuständig sind, haben ein erhöhtes Infektionsrisiko. Zum Schutz vor Tröpfcheninfektion können transparente Spuckschutze zum Einsatz kommen. Aufgrund der Materialkontakte mit Besuchenden sollte mindestens ein Desinfektionsmittelspender, möglichst in kontaktloser Ausführung, an den Verkaufsständen bereitgestellt werden. Das gilt auch für den Verkauf von Speisen und Getränken.

Bühnenbereich

Je nach künstlerischer Darbietung können die Abstände entsprechend den Empfehlungen der VBG (2021) am Boden markiert werden. An den Bühneneingängen ist das Installieren von Desinfektionsmittelspendern möglichst in kontaktloser Ausführung empfohlen.

Sanitär

Sanitäranlagen, die ausschließlich für Künstler:innen gedacht sind, müssen entsprechend eindeutig mit Markierungen und Beschilderungen gekennzeichnet werden. Der Mindestabstand von 1,5 m muss in Sanitäranlagen gewährleistet sein.

6.4.2.2 Organisatorische Maßnahmen mit dem Fokus auf R_{OSI} – Beteiligte

Einlass

Das Sicherheitspersonal muss vor Veranstaltungsbeginn in den aktuell gültigen Verhaltens- und Hygieneregelungen unterwiesen werden. Für den Einlass muss ein Konzept erarbeitet werden, welches die Maßnahmen wie Kontrolle der Einhaltung des Mindestabstands, der Maskenpflicht, Auflösung von Personenansammlungen und Kontrolle des Testnachweises, Impfstatus oder Bescheinigung über Genesenen-Status beinhaltet. Die Ticketkontrolle sowie die Kontrolle der Nachweise sollten möglichst kontaktlos mit Ticketscanner erfolgen. Beschäftigte sollten in Teams eingeteilt werden, die während der Einsatzzeiten in unveränderter Besetzung bestehen. Falls eine Gepäck- und Taschenkontrolle erforderlich ist, sind ausreichend große Flächen mit Vereinzelungsanlagen vorzusehen.

Verkauf

Beteiligte der Cateringdienstleister müssen regelmäßig in allen nötigen zusätzlichen Hygienemaßnahmen unterwiesen werden. Das regelmäßige Händedesinfizieren muss eingeplant und koordiniert werden. Der Einsatz von Personal ist je nach vorhandenen Flächen gestaffelt zu planen. Für die manuelle Reinigung sind entsprechend wirksame Spülmittel zu verwenden. Für Transport und Lagerung von Materialien muss eine geeignete Verpackung gewählt werden, um eine Kontamination zu vermeiden.

Produktionsbereich

Der Zugang zum Produktionsbereich wird ausschließlich Personen gewährt, deren Arbeitsplatz dort unmittelbar verortet ist und die sich im Vorfeld registriert haben. Die Ausgabe für entsprechende Arbeitsausweise ist in einem räumlich abgetrennten Bereich durchzuführen. Für die Produktion ist empfohlen, Dienstpläne im Sinne des Infektionsschutzes zu erstellen. Dabei sollten Beteiligte in feste Teams eingeteilt werden, die so klein wie möglich und so groß wie nötig sind und in dieser Besetzung während der gesamten Produktionszeiten bestehen. Die einzelnen Teams sollen möglichst keinen direkten Kontakt zueinander haben. Bei Auf- und Abbauten arbeiten die einzelnen Teams zeitversetzt. Der Kontakt zwischen den Teams in den allgemeinen Räumlichkeiten (Pausenräume, Sanitäreinrichtungen etc.) sollte vermieden werden. Verkehrswege zur Bühne sollten getrennt von Künstler:innen und Bühnenteams gestaltet werden.

Backstagebereich

Alle Beteiligten müssen in den allgemeinen Hygienemaßnahmen unterwiesen werden. Zudem sollten Hinweise und Handlungsempfehlungen zum Selbstschutz im Backstage und den Gemeinschaftsräumen zur Verfügung gestellt werden. Die Nutzung der Gemeinschaftsräume sollte für die einzelnen Teams gestaffelt werden. Oberflächen sind in regelmäßigen Abständen zu reinigen. Sprühdesinfektion ist untersagt. Das Crew-Catering aller Gewerke ist je nach vorhandenen/vorgesehenen Flächen bedarfsweise gestaffelt zu planen.

Testung

Es ist empfohlen, dass alle Beteiligten frühzeitig einen Point-of-Care (PoC) Antigen-Schnelltest durchführen. Eine Testung von geboosterten und genesenen Beteiligten ist in der Regel nicht erforderlich, jedoch empfohlen. Beteiligte, insbesondere Künstler:innen, müssen einen Nachweis einer Impfung bzw. Genesung vorweisen. Vor Betreten der Veranstaltungsstätte muss ein negatives Testergebnis, welches maximal 24 Stunden alt sein darf, vorgelegt werden. Bei regelmäßiger Testung sollten zwischen den Testungen nicht mehr als 48 Stunden liegen. Um eine Rückverfolgung möglicher Infektionsketten zu ermöglichen, wird eine umfassende Registrierung aller beteiligten Gewerke und Dienstleister bzw. von deren Beschäftigten durchgeführt. Alle relevanten Kontaktdaten werden erfasst/dokumentiert und sind im Nachgang bei begründetem Bedarf (unter Einhaltung des Datenschutzes) ausschließlich den Gesundheitsbehörden zur Verfügung zu stellen. Eine Einwilligung zur Datenspeicherung gemäß Vorgaben der DSGVO ist auch hier jeweils einzuholen.

Kommunikation

Einweisungen von Beteiligten in den jeweiligen Bereichen sollten in Präsenz und in kleinen Teams durchgeführt werden. Bei Verdacht auf eine Coronavirus-SARS-CoV-2-Infektion bzw. einem positiven Testergebnis muss der Beteiligte dies unverzüglich der Teamleitung bzw. dem Tourmanagement bzw. der Produktionsleitung mitteilen, damit ggf. erforderliche betriebliche Maßnahmen ohne Verzögerungen eingeleitet werden können. Ist aufgrund der Testergebnisse die Durchführung der Veranstaltung gefährdet, ist die Veranstaltungsleitung unmittelbar einzubeziehen, die ggf. den Koordinierungskreis einberufen muss.

6.4.2.3 Personenbezogene Maßnahmen mit dem Fokus auf R_{OSI} – Beteiligte

Es ist empfohlen, dass alle Beteiligten auf allen Verkehrsflächen zum Tragen einer Mund-Nase-Bedeckung (OP-Maske, FFP-2 Maske) verpflichtet werden. Während der Veranstaltungszeiten müssen Beteiligte in den Zuschauerbereichen (Einlass, Verkauf etc.) eine Mund-Nase-Bedeckung tragen. Ausgenommen sind hiervon Künstler:innen bei den künstlerischen Darbietungen. Der Mindestabstand von 1,5 m ist von jedem Beteiligten einzuhalten. Zum Schutz vor Tröpfcheninfektionen ist zwischen den Sänger:innen ein Mindestabstand von 2 m in alle Richtungen einzuhalten. Unmittelbar nach Betreten des Veranstaltungsgeländes sollten Beteiligte dazu angehalten werden, die Hände zu desinfizieren. Beteiligten, die Kontakt mit Besuchenden haben, ist das Tragen von Einweghandschuhen empfohlen. Die Hust- und Niesetiquette muss von allen Beteiligten beachtet werden. Beteiligte sollten dazu verpflichtet werden, vor Betreten des Veranstaltungsgeländes einen negativen Point-of-Care (PoC) Antigen-Schnelltest vorzuweisen. Bei Auftreten von typischen SARS-CoV-2-Krankheitssymptomen wie Fieber, Husten, Schnupfen, Halsschmerzen sind Beteiligte dazu angehalten, ihre Auftraggeber bzw. Ansprechpartner zu informieren und ggf. den ambulanten ärztlichen Dienst zu konsultieren. In diesem Fall haben Beteiligte umgehend das Veranstaltungsgelände zu verlassen und sich unverzüglich in die Häuslichkeit zu begeben.

6.4.3 R_{OSI} – Besuchende

6.4.3.1 Technische Maßnahmen mit dem Fokus auf R_{OSI} – Besuchende

Einlass

Während der Einlassphase kann es zu einer hohen Personendichte kommen. Um dabei Infektionsrisiken zu verringern, erfolgt der Einlass mit Abstandsregelung durch Markierungen am Boden oder per Beschilderung. Ein- und Ausgänge müssen mit zumeist mehreren Eingangsschleusen getrennt gestaltet werden. Dabei können zusätzlich Absperrgitter, Tensatoren und Absperrband eingesetzt werden. Weiterhin kann die Personendichte durch Vereinzelungsanlagen und kontaktlose Registrierung sowie kontaktlose Ticketkontrolle reduziert werden. An jedem Eingang sollten mindestens ein Desinfektionsmittelspender, möglichst in kontaktloser Ausführung, und Hinweisschilder mit wichtigen Informationen zu Hygienemaßnahmen aufgestellt werden.

Verkauf

Für die Einhaltung des Mindestabstands bei Verkaufsständen sind Hinweise anzubringen. Die Gastronomieflächen und die Flächen für Warteschlangen sind im Einbahnstraßenverkehr mit Tensatoren, Absperrgittern etc. großzügig anzulegen. An den Verkaufsständen sollte für die Händehygiene mindestens ein Desinfektionsmittelspender und Beschilderung mit Hygienehinweisen angebracht werden. Je nach Grundfläche ist empfohlen, Sitzplätze oder Stehtische auf Abstand anzubieten.

Veranstaltungsbereich

Die Bestuhlung muss so befestigt sein, dass kein Verschieben und Entnehmen der Stühle durch Besuchende möglich ist. Die fest untereinander verbundenen Stuhlreihen müssen mit Mittel- und Seitengängen gemäß den Vorgaben nach § 10 MVStättVO aufgebaut sein. Gesperrte Plätze werden mit einem gut sichtbaren Klettband arretiert, damit sie für die Nutzung blockiert sind. Ein- und Ausgänge sollten separat mit gut sichtbaren Hinweisen und Beschilderung gekennzeichnet werden.

Sanitäranlagen

Ein Mindestabstand von 1,5 m sollte in Sanitäranlagen gewährleistet sein. Das Anbringen von Bodenmarkierungen an den Eingängen unterstützt die Einhaltung der Abstandsregelungen. Der Wartebereich vor den Sanitäranlagen sollte so eingerichtet sein, dass Wartende nicht auf den Verkehrswegen stehen.

6.4.3.2 Organisatorische Maßnahmen mit dem Fokus auf R_{OSI} – Besuchende

Einlass

Der Ticketverkauf für die Veranstaltung sollte möglichst digital erfolgen. Anreize für die Nutzung des Onlinevorverkaufs können Vergünstigungen der Onlinetickets sein. Zur Gewährleistung kreuzungsfreier Besuchendenströme sowie zur Vermeidung von Besuchendenansammlungen können die Einlasszeiten gestaffelt werden. Dafür können Veranstaltungstickets mit unterschiedlichen Einlasszeiten ausgegeben werden. Je nach Zugangsregelung müssen Daten der Besuchenden zur Kontaktnachverfolgung registriert werden. Die Abfrage der persönlichen Daten der Besuchenden zur Kontaktnachverfolgung kann beim Ticketkauf durch die Nutzung digitaler Anwendungen oder den Eintrag in Listen erfolgen. Bei der Datenerhebung während des Ticketkaufs müssen Besuchende gemäß der DSGVO in die Datenerhebung und Datenübermittlung einwilligen. Die Anwesenheitsdokumentation ist nach Ende der Veranstaltung geschützt vor Einsichtnahme durch Dritte vier Wochen aufzubewahren; dies gilt nicht, wenn digitale Anwendungen genutzt werden, die eine solche Aufbewahrung durch den Veranstaltenden nicht zulassen. Nach Ablauf von vier Wochen sind die Daten unwiderruflich zu löschen. Anwesenheitslisten müssen mindestens folgende Angaben beinhalten: Vor- und Familiennamen, vollständige Anschrift, E-Mail-Adresse und Telefonnummer. Die Nutzung einer digitalen Anwendung zur Anwesenheitsdokumentation z.B. Corona-Warn-App oder Luca-App, ist empfohlen. Die Verantwortlichen haben sicherzustellen, dass die digitalen Anwendungen ordnungsgemäß genutzt werden.

Testung

Je nach aktuell gültiger Infektionsschutzverordnung sind als Zugangsvoraussetzung entsprechende Nachweise vorzulegen. Für den sicheren Veranstaltungsbetrieb ist eine Testung der Besuchenden empfohlen. Dabei wird zumeist das 3G-Modell angewendet. Das 3G-Modell ermöglicht Ungeimpften, an der Veranstaltung mit einem tagesaktuellen Point-of-Care (PoC) Antigen-Schnelltest oder einem PCR-Test teilzunehmen. Geimpfte und Genesene sind mit den entsprechenden Nachweisen von der Testpflicht befreit. Die Testung sollte durch eine anerkannte Teststelle erfolgen. Die Bescheinigung über ein negatives Testergebnis eines aktuellen Point-of-Care (PoC) Antigen-Schnelltests oder eines PCR-Tests auf eine Infektion mit dem Coronavirus SARS-CoV-2 muss mindestens das Datum und die Uhrzeit der Durchführung des Tests, den Namen des Tests sowie Herstellers, den Namen der getesteten Person und die Stelle enthalten, welche den Test durchgeführt bzw. beaufsichtigt hat. Impf- und Genesenennachweise müssen digital mindestens mit einem QR-Code oder über die Corona-Warn-App oder die CovPass-App verifizierbar sein.

Kommunikation

Besuchende sind vor der Veranstaltung über alle verfügbaren Kommunikationsmittel über die aktuell geltenden Rahmenbedingungen und die daraus resultierenden Maßnahmen zu informieren. Dies betrifft insbesondere Zugangsregelungen, um einen reibungslosen Einlass zu gewährleisten. Vor Ort sind Besuchende mit Aushängen auf die Hygienemaßnahmen hinzuweisen. Diese beinhalten die allgemeine Mindestabstandsregelung, Maskenpflicht in Teilbereichen, wenn ein Mindestabstand nicht einzuhalten ist, und Informationen über die Hygieneregelungen in den einzelnen, öffentlich zugänglichen Bereichen.

Verkauf

Um den Verkauf von Speisen und Getränken sowie von Merchandise zu beschleunigen, ist das Angebot mit gut lesbaren Schildern zu versehen. Nach Möglichkeit sollte eine bargeldlose Bezahlung eingerichtet werden. Ausgelegte Speise- und Getränkekarten sollten so gestaltet werden, dass diese nach

Benutzung abwaschbar sind. Speisen sollten vorportioniert und verschlossen angeboten werden.

Veranstaltungsbereich

Als Veranstaltungsbereich ist der gesamte für die Veranstaltung abgetrennte Bereich zu betrachten. Die Abtrennung kann mithilfe von Bauzäunen o.Ä. erfolgen. Der Zugang zum Veranstaltungsbereich wird durch Personal geregelt. Der Zuschauerbereich ist der Bereich, in dem sich die Besuchenden aufhalten. Die zulässige Anzahl an Besuchenden wird durch die Anordnung der Bestuhlung im Zuschauerbereich festgelegt. Den Besuchenden werden feste Sitzplätze mit Nummern zugewiesen. Das Personal des Besuchendendienstes unterstützt bei der Platzierung der Gäste und weist auf das Einhalten der Abstandsregel bis zum Sitzplatz hin. Familien, Lebensgemeinschaften oder Personen, die gemeinsam in einem Haushalt leben, können ohne Einhaltung von Abstandsregeln nebeneinandersitzen.

Sanitäranlagen

Da in den Vorräumen von Sanitäranlagen und im Wartebereich der Mindestabstand in der Regel nicht eingehalten werden kann, ist die Verpflichtung zum Tragen einer Mund-Nase-Bedeckung in den Sanitäranlagen empfohlen. So können Kabinen, Urinale sowie Waschbecken vollumfänglich genutzt werden. Das ermöglicht einen schnelleren Ablauf im Sanitärbereich. Allgemeine Hygienehinweise zur Nutzung der Sanitäranlagen müssen angebracht werden.

6.4.3.3 Personenbezogene Maßnahmen mit dem Fokus auf R_{OSI} – Besuchende

Der Mindestabstand von 1,5 m ist möglichst einzuhalten. Wo dieser Abstand nicht eingehalten werden kann, empfiehlt sich das Tragen einer Mund-Nase-Bedeckung. Unmittelbar nach Betreten des Veranstaltungsgeländes sollten Besuchende dazu angehalten werden, die Hände zu desinfizieren. Besuchenden wird empfohlen, sich bei Auftreten von typischen SARS-CoV-2-Krankheitssymptomen wie Fieber, Husten, Schnupfen, Halsschmerzen verantwortlich zu verhalten und der Veranstaltung fernzubleiben. Die Hust- und Niesetiquette muss von allen Besuchenden beachtet werden.

6.5 Room-Outdoor-Standing (R_{OST})

Bei Veranstaltungen, die dem Setting Room-Outdoor-Standing zugeordnet werden, handelt es sich um Veranstaltungen im Freien mit stehendem, sitzendem oder liegendem Publikum. Das Publikum hat keine fest zugewiesenen Plätze.

6.5.1 R_{OST} – Beschäftigte

6.5.1.1 Technische Maßnahmen mit dem Fokus auf R_{OST} – Beschäftigte

Einlass

Ein erhöhtes Kontaktaufkommen zwischen Beschäftigten und Besuchenden findet im Einlassbereich statt. Mit dem Einsatz von Absperrgittern, Tensatoren oder Absperrbändern können eine Trennung geschaffen und direkte Kontakte vermieden werden. Um bei direktem Kontakt zwischen Beschäftigten und Besuchenden im Kassenbereich eine Tröpfcheninfektion zu vermeiden, ist die Installation eines Spuckschutzes aus Acrylglas bzw. transparentem Material empfohlen. Im Einlassbereich sollten Desinfektionsmittelspender, möglichst in kontaktloser Ausführung, bereitgestellt werden.

Verkauf

Beschäftigte, die für den Verkauf von Speisen und Getränken zuständig sind, haben aufgrund direkten Kontakts zu Besuchenden ein erhöhtes Infektionsrisiko. Zum Schutz vor Tröpfcheninfektion sollte ein Spuckschutz aus Acrylglas bzw. transparentem Material installiert werden. Durch die Annahme und Ausgabe von Wechselgeld, Waren oder Pfand bestehen weitere Übertragungsmöglichkeiten. Es muss je Stand mindestens ein Desinfektionsmittelspender, möglichst in kontaktloser Ausführung, zur Verfügung stehen. Ein- und Ausgänge von Verkaufsständen sollten für Besuchende erkennbar gesperrt sein.

Backstage/Gemeinschaftsräume

In den Räumlichkeiten des Backstagebereichs sollte entsprechend den Empfehlungen der ASR A3.6 (2021) für Fensterlüftung in einem zeitlichen Abstand von mindestens 20 Min. mit einer Dauer von 3 bis 10 Min. stoßgelüftet werden. Der Aufenthalt von Beschäftigten sollte nach Möglichkeit von den Beteiligten abgegrenzt und zeitlich gestaffelt gestaltet werden. Verkehrswege sollten kurz gehalten und mit Bodenmarkierungen gekennzeichnet werden. In den Pausen- und Gemeinschaftsräumlichkeiten ist das Anbringen von Markierungen oder Absperrungen der Sitzplätze empfohlen, sodass der Mindestabstand von 1,5 m nicht unterschritten wird. An den Ein- und Ausgängen der Räumlichkeiten sollte jeweils ein Desinfektionsmittelspender, möglichst in kontaktloser Ausführung, bereitstehen.

Büro- und Produktionsräume

In den Büro- und Produktionsräumen sowie Werkstatträumlichkeiten ist ein Mindestabstand von 1,5 m zu gewährleisten, Arbeitsplätze sind entsprechend anzuordnen. Sollte dies nicht möglich sein, müssen Kompensationsmaßnahmen getroffen werden wie z. B. die Aufstellung von Acrylglaswänden. Existieren keine raumlufttechnischen Anlagen, sind in einem zeitlichen Abstand von 60 Min. in Büroräumen und 20 Min. in Besprechungsräumen Stoßlüftungen mit einer Dauer von 3 bis 10 Min. vorzusehen. Belüftungsanlagen sollten während den Produktionszeiten eingeschaltet sein. In jeder Räumlichkeit sollte mindestens ein Desinfektionsmittelspender, möglichst in kontaktloser Ausführung, in Eingangsnähe installiert werden. Verkehrswege sollten kurz sein und sich möglichst nicht kreuzen. Hierzu sollten Verkehrswege mit Bodenmarkierungen gekennzeichnet werden.

Bühnenbereich

Im Bühnenbereich sollten sich die Verkehrswege während der Auf- und Abbauphase möglichst nicht kreuzen und sind entsprechend mit Bodenmarkierungen zu kennzeichnen. Aufgrund der hohen Anzahl von Kontaktflächen während der Produktion muss mindestens ein Desinfektionsmittelspender, möglichst in kontaktloser Ausführung, im Bühnenbereich installiert werden.

Sanitäranlage

Der Mindestabstand von 1,5 m muss in Sanitäranlagen gewährleistet sein. Abhängig von der aktuellen Inzidenzzahl muss in nicht getrennten Anlagen mit Einzel-WCs jedes zweite Urinal gesperrt werden. Gleiches gilt für das Einhalten der Abstandsregelung bei den Waschtischen. Das Anbringen von Bodenmarkierungen an den Eingängen unterstützt das Einhalten der Abstandsregelung.

6.5.1.2 Organisatorische Maßnahmen mit dem Fokus auf R_{OST} – Beschäftigte

Einlass

Beschäftigte, die für die Einlass- und Ticketkontrolle eingeteilt sind, müssen vor Veranstaltungsbeginn in den aktuell gültigen Verhaltens- und Hygieneregelungen unterwiesen werden. Für den Einlass muss ein Konzept erarbeitet werden. Das Konzept beinhaltet Maßnahmen wie Kontrolle über Einhaltung des Mindestabstands, der Maskenpflicht, Auflösung von Personenansammlungen und Kontrolle des Testnachweises, Impfstatus oder Bescheinigung über Genesenen-Status. Die Ticketkontrolle sowie die Kontrolle der Nachweise sollten möglichst kontaktlos mit Ticketscanner erfolgen. Beschäftigte sind möglichst in gleichbleibenden Teams einzuteilen, die während der ganzen Produktionszeiten zusammenbleiben.

Verkauf

Alle Beschäftigten in den Bereichen Catering und Merchandise müssen regelmäßig in allen nötigen zusätzlichen Hygienemaßnahmen unterwiesen werden. Das regelmäßige Händedesinfizieren muss eingeplant und koordiniert werden. Der Einsatz von Personal ist je nach vorhandenen Flächen gestaffelt zu planen. Für die manuelle Reinigung sind entsprechend wirksame Spülmittel zu verwenden. Für den Transport und die Lagerung von Materialien muss eine geeignete Verpackung gewählt werden, um eine Kontamination zu vermeiden.

Produktionsbereich

Der Zugang zum Produktionsbereich wird ausschließlich Personen gewährt, deren Arbeitsplatz dort unmittelbar verortet ist und die sich im Vorfeld registriert haben. Die Ausgabe für entsprechende Arbeitsausweise ist in einem räumlich abgetrennten Bereich durchzuführen. Für die Produktion wird empfohlen, Dienstpläne im Sinne des Infektionsschutzes zu erstellen. Dabei sollten Beschäftigte in feste Teams eingeteilt werden, die so klein wie möglich und so groß wie nötig sind und deren Besetzung während der gesamten Produktionszeit unverändert ist. Die einzelnen Teams sollen möglichst keinen direkten Kontakt zueinander haben. Bei Auf- und Abbauten arbeiten die einzelnen Teams zeitversetzt. Der Kontakt zwischen den Teams in den allgemeinen Sozialräumen wie Pausenräumen oder Sanitäreinrichtungen sollte durch zeitversetzte Nutzung vermieden werden. Grundsätzlich sind die allgemeinen Standards zur Hygiene mit den Abstandsregelungen anzuwenden. Arbeitsmittel und Material muss einzelnen Personen zugeordnet sein. PC-Arbeitsplätze sind möglichst nur personengebunden zu benutzen. Ist dies nicht möglich, muss eine Desinfektion der Handkontaktflächen an den Werkzeugen, Maschinen und verwendeten Materialien zumindest bei jeder Weitergabe stattfinden. Dies gilt ebenfalls vor jeder Übergabe von Arbeitsmitteln an eine andere Person. Sprühdesinfektion ist untersagt.

Backstage/Gemeinschaftsräume

Alle Beschäftigten müssen regelmäßig in den allgemeinen Hygienemaßnahmen unterwiesen werden. Zudem sollten Hinweise und Handlungsempfehlungen zum Selbstschutz im Backstage und den Gemeinschaftsräumen ausgehängt werden. Die Nutzung der Gemeinschaftsräume sollte für die einzelnen Teams zeitlich eingeteilt werden. Das Crew-Catering aller Gewerke ist je nach vorhandenen bzw. vorgesehenen Flächen bedarfsweise gestaffelt zu planen. Stark frequentierte Oberflächen wie Türknäufe oder Ausgaben sind in regelmäßigen Abständen zu reinigen. Sprühdesinfektion ist untersagt.

Testung

Es ist empfohlen, dass alle Beschäftigten frühzeitig und in regelmäßigen Abständen einen Point-of-Care (PoC) Antigen-Schnelltest durchführen. Eine Testung von geboosterten und genesenen Beschäftigten ist in der Regel nicht erforderlich, jedoch empfohlen. Vor Arbeitsbeginn muss ein negatives Testergebnis, welches maximal 24 Stunden alt sein darf, vorgelegt werden. Bei regelmäßigen Testungen sollten zwischen den Testungen nicht mehr als 48 Stunden liegen. Der Zeitraum kann in Abhängigkeit von den Inzidenzen auf 24 Stunden verkürzt werden. Point-of-Care (PoC) Antigen-Schnelltests sollten für Beschäftigte kostenlos zur Verfügung gestellt werden. Eine Selbsttestung sollte in Anwesenheit einer qualifizierten Person durchgeführt werden. Als qualifizierte Person gelten der bzw. die Hygienebeauftragte sowie hinreichend unterwiesene Personen.

Kommunikation

Unterweisungen von Beschäftigten in den jeweiligen Bereichen sollten in Präsenz in kleinen Teams durchgeführt werden. Bei Verdacht auf eine Coronavirus-SARS-CoV-2-Infektion bzw. einem positiven Testergebnis muss der Beschäftigte dies unverzüglich seinem Vorgesetzten melden, damit ggf. erforderliche betriebliche Maßnahmen zum Schutz der Beschäftigten ohne Verzögerungen eingeleitet werden können.

Reinigungs- und Hygieneplan

Für jeden Bereich in der Veranstaltungsstätte ist ein Reinigungs- und Hygieneplan zu erstellen, in dem die Häufigkeit der Reinigung und die Art der Reinigungsmittel aufgeführt werden. Reinigungspersonal ist bei allen Veranstaltungen anwesend und zeigt auch für die Besuchenden erkennbare Präsenz. Bei Verunreinigungen wird unmittelbar reagiert. Sämtliche Handkontaktflächen werden vor Beginn der Veranstaltung gereinigt (insbesondere Türklinken, Handläufe, Tischoberflächen etc.). Häufig frequentierte Flächen werden mehrmals täglich gereinigt. Von hoher Bedeutung ist eine einwandfreie Sauberkeit im gesamten Veranstaltungsbereich, insbesondere in den sanitären Anlagen. Der Einsatz von Flächendesinfektionsmitteln ist nicht notwendig. Normale Reinigungsmittel, die Tenside enthalten, sind gemäß den Empfehlungen des Robert Koch-Instituts in nicht medizinischen Einrichtungen ausreichend. Ein starker Fokus der Reinigungskräfte liegt auf dem Auffüllen von Papierhandtüchern, Seife und Desinfektionsmittel, damit die Besucher:innen ohne unnötige Wege direkten Zugang dazu haben.

Hygienebeauftragte

Für die Veranstaltung ist ein:e Hygienebeauftragte:r zu benennen und den Beschäftigten bekannt zu machen. Gemäß den branchenspezifischen Handlungshilfen der VBG für Bühnen und Studios zur Umsetzung des SARS-CoV-2-Arbeitsschutzstandards (2021) muss auch bei jeder Probe ein:e Hygienebeauftragte:r anwesend sein und die Einhaltung der Hygienemaßnahmen kontrollieren. Die Hygienebeauftragten müssen entsprechend unterwiesen werden. Sie müssen für ihre Aufgabe mit Weisungsbefugnis ausgestattet sein.

6.5.1.3 Personenbezogene Maßnahmen mit dem Fokus auf R_{OST} – Beschäftigte

Es ist empfohlen, dass die Beschäftigten auf allen Verkehrsflächen zum Tragen einer Mund-Nase-Bedeckung (OP-Maske, FFP-2 Maske) verpflichtet werden. Während der Veranstaltungszeiten müssen Beschäftigte in den Zuschauerbereichen (Einlass, Foyer, Verkauf, Versammlungsraum etc.) eine Mund-Nase-Bedeckung tragen. Der Mindestabstand von 1,5 m ist von jedem Beschäftigten einzuhalten. Unmittelbar nach Betreten des Veranstaltungsgeländes sollten Beschäftigte dazu angehalten werden, die Hände zu desinfizieren. Beschäftigten, die bei der Taschenkontrolle eingeteilt sind und Kontakt mit Besuchenden haben, ist empfohlen, Einweghandschuhe zu tragen. Die Hust- und Niesetiquette muss von allen Beschäftigten beachtet werden. Beschäftigte sollten dazu verpflichtet werden, in regelmäßigen Abständen vom Veranstaltenden bzw. Veranstaltungsbetrieb zur Verfügung gestellte Point-of-Care (PoC) Antigen-Schnelltests durchzuführen. Bei Auftreten von typischen SARS-CoV-2-Krankheitssymptomen wie Fieber, Husten, Schnupfen, Halsschmerzen sind Beschäftigte dazu angehalten, ihre Vorgesetzten zu informieren und ggf. den ambulanten ärztlichen Dienst zu konsultieren. In diesem Fall haben Beschäftigte umgehend das Veranstaltungsgelände zu verlassen und sich unverzüglich und auf direktem Weg nach Hause zu begeben.

6.5.2 R_{OST} – Beteiligte

6.5.2.1 Technische Maßnahmen mit dem Fokus auf R_{OST} – Beteiligte

Einlass

Für Beteiligte von beauftragten Unternehmen, die für den Einlass zuständig sind, empfiehlt sich wie bei den Beschäftigten eine klare Trennung zu Besuchenden. Mit dem Einsatz von Absperrgittern, Tensatoren und gegebenenfalls Absperrbändern können direkte Kontakte vermieden werden. Der Ein- und Ausgang für Künstler:innen muss klar von dem von Besuchenden getrennt sein.

Backstage

Der Backstagebereich für Künstler:innen muss klar von dem Bereich für die Beschäftigten getrennt sein. Dabei können zudem Stellwände aufgestellt und Bodenmarkierungen sowie Beschilderungen angebracht werden. Während der Aufenthalts- und Veranstaltungszeiten muss ein dauerhafter Luftaustausch gewährleistet sein. Entsprechend den Empfehlungen der ASR A3.6 (2021) für Fensterlüftung sollte in einem zeitlichen Abstand mit einer Dauer von 3 bis 10 Min. stoßgelüftet werden. Im Backstagebereich sollte in Türnähe mindestens ein Desinfektionsmittelspender pro Raum und möglichst in kontaktloser Ausführung zur Verfügung stehen.

Verkauf

Beteiligte, die für den Verkauf von Merchandiseartikeln zuständig sind, haben ein erhöhtes Infektionsrisiko. Zum Schutz vor Tröpfcheninfektion können transparente Spuckschutze zum Einsatz kommen. Aufgrund der Materialkontakte mit Besuchenden sollte mindestens ein Desinfektionsmittelspender, möglichst in kontaktloser Ausführung, an den Verkaufsständen bereitgestellt werden. Das Gleiche gilt auch für den Verkauf von Speisen und Getränken.

Bühnenbereich

Je nach künstlerischer Darbietung können die Abstände entsprechend den Empfehlungen der VBG (2021) am Boden markiert werden. An den Bühneneingängen ist das Installieren von Desinfektionsmittelspendern, möglichst in kontaktloser Ausführung, empfohlen.

Sanitäranlagen

Sanitäranlagen, die ausschließlich für Künstler:innen gedacht sind, müssen entsprechend eindeutig mit Markierungen und Beschilderungen gekennzeichnet werden. Der Mindestabstand von 1,5 m muss in Sanitäranlagen gewährleistet sein. Das Anbringen von Bodenmarkierungen an den Eingängen unterstützt die Einhaltung der Abstandsregelungen, ggf. sind Waschtische zu sperren.

6.5.2.2 Organisatorische Maßnahmen mit dem Fokus auf R_{OST} – Beteiligte

Einlass

Das Sicherheitspersonal muss vor Veranstaltungsbeginn in den aktuell gültigen Verhaltens- und Hygieneregelungen unterwiesen werden. Für den Einlass muss ein Konzept erarbeitet werden, welches die Maßnahmen wie Kontrolle über Einhaltung des Mindestabstands, der Maskenpflicht, Auflösung von Personenansammlungen und Kontrolle des Testnachweises, Impfstatus oder Bescheinigung über Genesenen-Status beinhaltet. Die Ticketkontrolle sowie die Kontrolle der Nachweise sollten möglichst kontaktlos mit Ticketscanner erfolgen. Beschäftigte sollten in Teams eingeteilt werden, die während der Einsatzzeiten zusammenbleiben. Falls eine Gepäck- und Taschenkontrolle erforderlich ist, sind ausreichend große Flächen mit Vereinzelungsanlagen vorzusehen.

Verkauf

Beteiligte der Cateringdienstleister müssen regelmäßig in allen nötigen zusätzlichen Hygienemaßnahmen unterwiesen werden. Das regelmäßige Händedesinfizieren muss eingeplant und koordiniert werden. Der Einsatz von Personal ist je nach vorhandenen Flächen gestaffelt zu planen. Für die manuelle Reinigung sind entsprechend wirksame Spülmittel zu verwenden. Für Transport und Lagerung von Materialien muss eine geeignete Verpackung gewählt werden, um eine Kontamination zu vermeiden.

Produktionsbereich

Der Zugang zum Produktionsbereich wird ausschließlich Personen gewährt, deren Arbeitsplatz dort unmittelbar verortet ist und die sich im Vorfeld registriert haben. Die Ausgabe für entsprechende Arbeitsausweise ist in einem räumlich abgetrennten Bereich durchzuführen. Für die Produktion wird empfohlen, Dienstpläne im Sinne des Infektionsschutzes zu erstellen. Dabei sollten Beteiligte in feste Teams eingeteilt werden, die so klein wie möglich und so groß wie nötig sind und während der gesamten Produktionszeit in der Besetzung bleiben. Die einzelnen Teams sollen möglichst keinen direkten Kontakt zueinander haben. Bei Auf- und Abbauten arbeiten die einzelnen Teams zeitversetzt. Der Kontakt zwischen den Teams in den allgemeinen Räumlichkeiten (Pausenräume, Sanitäreinrichtungen etc.) sollte vermieden werden. Verkehrswege zur Bühne sollten getrennt von Künstler:innen und Bühnenteams gestaltet werden.

Backstagebereich

Alle Beteiligten müssen in den allgemeinen Hygienemaßnahmen unterwiesen werden. Zudem sollten Hinweise und Handlungsempfehlungen zum Selbstschutz im Backstage und in den Gemeinschaftsräumen zur Verfügung gestellt werden. Die Nutzung der Gemeinschaftsräume sollte für die einzelnen Teams gestaffelt werden. Oberflächen sind in regelmäßigen Abständen zu reinigen. Das Crew-Catering aller Gewerke ist je nach vorhandenen/vorgesehenen Flächen bedarfsweise gestaffelt zu planen.

Testung

Es wird empfohlen, dass alle Beteiligten frühzeitig einen Point-of-Care (PoC) Antigen-Schnelltest durchführen. Eine Testung von geboosterten und genesenen Beteiligten ist in der Regel nicht erforderlich, jedoch empfohlen. Beteiligte, insbesondere Künstler:innen, müssen einen Nachweis einer Impfung bzw. Genesung vorweisen. Vor Betreten der Veranstaltungsstätte muss ein negatives Testergebnis, welches maximal 24 Stunden alt sein darf, vorgelegt werden. Bei regelmäßiger Testung sollten zwischen den Testungen nicht mehr als 48 Stunden liegen. Um eine Rückverfolgung möglicher Infektionsketten zu ermöglichen, wird eine umfassende Registrierung aller beteiligten Gewerke und Dienstleister bzw. von deren Beschäftigten durchgeführt. Alle relevanten Kontaktdaten werden erfasst/dokumentiert und sind im Nachgang bei begründetem Bedarf (unter Einhaltung des Datenschutzes) ausschließlich den Gesundheitsbehörden zur Verfügung zu stellen. Eine Einwilligung zur Datenspeicherung gemäß Vorgaben der DSGVO ist auch hier jeweils einzuholen.

Kommunikation

Einweisungen von Beteiligten in den jeweiligen Bereichen sollten in Präsenz und in kleinen Teams durchgeführt werden. Bei Verdacht auf eine Coronavirus-SARS-CoV-2-Infektion bzw. einem positiven Testergebnis muss der Beteiligte dies unverzüglich der Teamleitung bzw. dem Tourmanagement bzw. der Produktionsleitung mitteilen, damit ggf. erforderliche betriebliche Maßnahmen ohne Verzögerungen eingeleitet werden können. Ist aufgrund der Testergebnisse die Durchführung der Veranstaltung gefährdet, ist die Veranstaltungsleitung unmittelbar einzubeziehen, die gegebenenfalls den Koordinierungskreis einberufen muss.

6.5.2.3 Personenbezogene Maßnahmen mit dem Fokus auf R_{OST} – Beteiligte

Es ist empfohlen, dass alle Beteiligten auf allen Verkehrsflächen zum Tragen einer Mund-Nase-Bedeckung (OP-Maske, FFP-2 Maske) verpflichtet werden. Während der Veranstaltungszeiten müssen Beteiligte in den Zuschauerbereichen (Einlass, Verkauf etc.) eine Mund-Nase-Bedeckung tragen. Ausgenommen sind hiervon Künstler:innen bei den künstlerischen Darbietungen. Der Mindestabstand von 1,5 m ist von jedem Beteiligten einzuhalten. Zum Schutz vor Tröpfcheninfektionen ist zwischen den Sänger:innen ein Mindestabstand von 2 m in alle Richtungen einzuhalten. Unmittelbar nach Betreten des Veranstaltungsgeländes sollten Beteiligte dazu angehalten werden, die Hände zu desinfizieren. Beteiligten, die Kontakt mit Besuchenden haben, wird das Tragen von Einweghandschuhen empfohlen. Die Hust- und Niesetiquette muss von allen Beteiligten beachtet werden. Beteiligte sollten dazu verpflichtet werden, vor Betreten des Veranstaltungsgeländes einen negativen Point-of-Care (PoC) Antigen-Schnelltest vorzuweisen. Bei Auftreten von typischen SARS-CoV-2-Krankheitssymptomen wie Fieber, Husten, Schnupfen, Halsschmerzen sind Beteiligte dazu angehalten, ihre Auftraggeber bzw. Ansprechpartner zu informieren und ggf. den ambulanten ärztlichen Dienst zu konsultieren. In diesem Fall haben Beteiligte umgehend das Veranstaltungsgelände zu verlassen und sich unverzüglich und auf direktem Weg nach Hause zu begeben.

6.5.3 R_{OST} – Besuchende

6.5.3.1 Technische Maßnahmen mit dem Fokus auf R_{OST} – Besuchende

Einlass

Um die Infektionsrisiken im Einlassbereich zu verringern, erfolgt der Einlass mit Abstandsregelung durch Markierungen am Boden oder per Beschilderung. Ein- und Ausgänge sind getrennt einzurichten, um Gegenstromverkehr zu vermeiden. Dabei können Absperrgitter, Tensatoren und Absperrband u. Ä. eingesetzt werden. Bei hohem Besuchendenaufkommen empfiehlt sich die Einrichtung mehrerer Eingangsschleusen. Weiterhin kann die Personendichte durch Vereinzelungsanlagen und kontaktlose Registrierung sowie kontaktlose Ticketkontrolle reduziert werden. An jedem Eingang sollten mindestens ein Desinfektionsmittelspender, möglichst in kontaktloser Ausführung, und Hinweisschilder mit wichtigen Informationen zu Hygienemaßnahmen aufgestellt werden.

Verkauf

Für die Einhaltung des Mindestabstands bei Verkaufsständen können Bodenmarkierungen angebracht oder Aufsteller genutzt werden. Die Gastronomieflächen und die Flächen für Warteschlangen sind im Einbahnverkehr mit Tensatoren, Absperrgittern etc. großzügig anzulegen. An den Verkaufsständen sollte für die Händehygiene mindestens ein Desinfektionsmittelspender und Beschilderung mit Hygienehinweisen angebracht werden. Je nach Grundfläche wird empfohlen, Sitzplätze oder Stehtische anzubieten, um den Mindestabstand von 1,5 m bei Verzehr von Speisen und Getränken einzuhalten.

Veranstaltungsbereich

Besuchendenströme müssen so geplant sein, dass Kreuzungen der Wege vermieden werden. Können gegenläufige Besuchendenströme nicht ausgeschlossen werden, muss es an diesen Stellen eine Einbahnstraßenregelung durch getrennte Wege in beide Richtungen geben. Alle Besuchenden müssen Zugang zu Desinfektionsstationen, möglichst in kontaktloser Ausführung, haben. Das Aufstellen von Schildern mit Hygieneschutzmaßnahmen ist empfohlen.

Sanitäranlagen

Ein Mindestabstand von 1,5 m sollte in Sanitäranlagen gewährleistet sein, ggf. sind Urinale und Waschtische zu sperren. Das Anbringen von Bodenmarkierungen an den Eingängen unterstützt die Einhaltung der Abstandsregelungen. Der Wartebereich vor den Sanitäranlagen sollte so eingerichtet sein, dass Wartende nicht auf den Verkehrswegen stehen.

6.5.3.2 Organisatorische Maßnahmen mit dem Fokus auf R_{OST} – Besuchende

Einlass

Der Ticketverkauf für die Veranstaltung sollte möglichst digital erfolgen. Anreize für die Nutzung des Onlinevorverkaufs können Vergünstigungen der Onlinetickets sein. Zur Gewährleistung kreuzungsfreier Besuchendenströme sowie zur Vermeidung von Besuchendenansammlungen können die Einlasszeiten gestaffelt werden. Dafür können Veranstaltungstickets mit unterschiedlichen Einlasszeiten ausgegeben werden. Je nach Zugangsregelung müssen Daten der Besuchenden zur Kontaktnachverfolgung registriert werden. Die Abfrage der persönlichen Daten der Besuchenden zur Kontaktnachverfolgung kann beim Ticketkauf, durch die Nutzung digitaler Anwendungen oder den Eintrag in Listen erfolgen. Bei der Datenerhebung während des Ticketkaufs müssen Besuchende gemäß der DSGVO in die Datenerhebung und Datenübermittlung einwilligen. Die Anwesenheitsdokumentation ist nach Ende der Veranstaltung geschützt vor Einsichtnahme durch Dritte vier Wochen aufzubewahren; dies gilt nicht, wenn digitale Anwendungen genutzt werden, die eine solche Aufbewahrung durch den Veranstaltenden nicht zulassen. Nach Ablauf von vier Wochen sind die Daten unwiderruflich zu löschen. Anwesenheitslisten müssen mindestens folgende Angaben beinhalten: Vor- und Familiennamen, vollständige Anschrift, E-Mail-Adresse und Telefonnummer. Die Nutzung einer digitalen Anwendung zur Anwesenheitsdokumentation, z. B. Corona-Warn-App oder Luca-App, wird empfohlen. Die Verantwortlichen haben sicherzustellen, dass die digitalen Anwendungen ordnungsgemäß genutzt werden.

Testung

Je nach aktuell gültiger Infektionsschutzverordnung sind als Zugangsvoraussetzung entsprechende Nachweise vorzulegen. Für den sicheren Veranstaltungsbetrieb ist eine Testung der Besuchenden empfohlen. Dabei wird zumeist das 3G-Modell angewendet. Das 3G-Modell ermöglicht Ungeimpften, an der Veranstaltung mit einem tagesaktuellen Point-of-Care (PoC) Antigen-Schnelltest oder einem PCR-Test teilzunehmen. Geimpfte und Genesene sind mit den entsprechenden Nachweisen von der Testpflicht befreit. Die Testung sollte durch eine anerkannte Teststelle erfolgen. Die Bescheinigung über ein negatives Testergebnis eines aktuellen Point-of-Care (PoC) Antigen-Schnelltests oder eines PCR-Tests auf eine Infektion mit dem Coronavirus SARS-CoV-2 muss mindestens das Datum und die Uhrzeit der Durchführung des Tests, den Namen des Tests sowie Herstellers, den Namen der getesteten Person und die Stelle enthalten, welche den Test durchgeführt bzw. beaufsichtigt hat. Impf- und Genesenennachweise müssen digital mindestens mit einem QR-Code oder über die Corona-Warn-App oder die CovPass-App verifizierbar sein. Alle Nachweise müssen mit einem QR-Code-Scanner auf ihre Echtheit überprüft werden.

Kommunikation

Besuchende sind vor der Veranstaltung über alle verfügbaren Kommunikationsmittel über die aktuell geltenden Rahmenbedingungen und die daraus resultierenden Maßnahmen zu informieren. Dies betrifft insbesondere Zugangsregelungen, um einen reibungslosen Einlass zu gewährleisten. Vor Ort sind Besuchende mit Aushängen auf die Hygienemaßnahmen hinzuweisen. Diese beinhalten die allgemeinen Mindestabstandsregelungen, Maskenpflicht in Teilbereichen, wenn ein Mindestabstand nicht einzuhalten ist, und Informationen über die Hygieneregelungen der einzelnen öffentlich zugänglichen Bereiche.

Verkauf

Um den Verkauf von Speisen und Getränken sowie von Merchandise zu beschleunigen, ist das Angebot mit gut lesbaren Schildern zu versehen. Soweit möglich, sollte eine bargeldlose Bezahlung eingerichtet werden. Ausgelegte Speise- und

Getränkekarten sollten so gestaltet werden, dass diese nach Benutzung abwaschbar sind. Speisen sollten vorportioniert und verschlossen angeboten werden.

Veranstaltungsbereich

Die zulässige Anzahl an Personen wird individuell festgelegt. Um die geltenden Hygienemaßnahmen sicherzustellen, kann entsprechend Personal eingesetzt werden. Diese sogenannten Hygienecrews sollen präventiv mit Personen ins Gespräch kommen, eine Vorbildfunktion einnehmen und Personen an die geltenden Maßnahmen erinnern. Diese sind der erste Ansprechpartner, wenn Verstöße gegen die geltenden Maßnahmen wahrgenommen werden. Die Hygienecrew muss eindeutig erkennbar sein.

Sanitäranlagen

Da in den Vorräumen von Sanitäranlagen und im Wartebereich der Mindestabstand in der Regel nicht eingehalten werden kann, ist die Verpflichtung zum Tragen einer Mund-Nase-Bedeckung in den Sanitäranlagen empfohlen. Ausgenommen davon ist der Aufenthalt unter den Duschen. Aushänge mit Hygieneregeln zum Tragen der Mund-Nase-Bedeckung, Abstandsgebot und Handhygiene werden barrierefrei an diesen Flächen angebracht.

6.5.3.3 Personenbezogene Maßnahmen mit dem Fokus auf R_{OST} – Besuchende

Der Mindestabstand von 1,5 m ist möglichst einzuhalten. Wo dieser Abstand nicht eingehalten werden kann, empfiehlt sich das Tragen einer Mund-Nase-Bedeckung. Unmittelbar nach Betreten des Veranstaltungsgeländes sollten Besuchende dazu angehalten werden, die Hände zu desinfizieren. Besuchenden wird empfohlen, sich bei Auftreten von typischen SARS-CoV-2-Krankheitssymptomen wie Fieber, Husten, Schnupfen, Halsschmerzen verantwortlich zu verhalten und der Veranstaltung fernzubleiben. Die Hust- und Niesetiquette muss von allen Besuchenden beachtet werden.

6.6 Room-Outdoor-Moving (R_{OM})

Bei Veranstaltungen nach dem Room-Outdoor-Moving Setting handelt es sich um Veranstaltungen im Freien, bei denen sich das Publikum frei auf dem Veranstaltungsgelände bewegt und bei denen es mehrere Szenenflächen geben kann.

6.6.1 R_{OM} – Beschäftigte

6.6.1.1 Technische Maßnahmen mit dem Fokus auf R_{OM} – Beschäftigte

Einlass

Ein erhöhtes Kontaktaufkommen zwischen Besuchenden und Beschäftigten findet im Einlassbereich statt. Mit dem Einsatz von Absperrgittern, Tensatoren oder Absperrbändern können eine Trennung geschaffen und direkte Kontakte vermieden werden. Um bei direktem Kontakt zwischen Besuchenden und Beschäftigten im Kassenbereich eine Tröpfcheninfektion zu vermeiden, ist die Installation eines Spuckschutzes aus Acrylglas bzw. transparentem Material empfohlen. Im Einlassbereich sollten für Beschäftigte und Besuchende Desinfektionsmittelspender, möglichst in kontaktloser Ausführung, bereitgestellt werden.

Verkauf

Beschäftigte, die für den Verkauf von Speisen und Getränken zuständig sind, haben aufgrund direkten Kontakts zu Besuchenden ein erhöhtes Infektionsrisiko. Zum Schutz vor Tröpfcheninfektion sollte ein Spuckschutz aus Acrylglas bzw. transparentem Material installiert werden. Durch die Annahme und Ausgabe von Wechselgeld, Waren oder Pfand besteht eine weitere Übertragungsmöglichkeit. Es muss je Stand mindestens ein Desinfektionsmittelspender, möglichst in kontaktloser Ausführung, zur Verfügung stehen. Ein- und Ausgänge von Verkaufsständen sollten für Besuchende erkennbar gesperrt sein.

Backstage/Gemeinschaftsräume

In den Räumlichkeiten des Backstagebereichs sollte entsprechend den Empfehlungen der ASR A3.6 (2021) für Fensterlüftung in einem zeitlichen Abstand von mindestens 20 Min. mit einer Dauer von 3 bis 10 Min. stoßgelüftet werden. Der Aufenthalt von Beschäftigten sollte von den Beteiligten, wenn möglich, zeitlich gestaffelt gestaltet werden. Verkehrswege sollten kurz gehalten und mit Bodenmarkierungen gekennzeichnet werden. In den Pausen- und Gemeinschaftsräumlichkeiten empfiehlt sich eine entsprechende Bestuhlung, damit der Mindestabstand von 1,5 m nicht unterschritten werden kann. An den Ein- und Ausgängen der Räumlichkeiten sollte jeweils ein Desinfektionsmittelspender, möglichst in kontaktloser Ausführung, bereitgestellt werden.

Büro- und Produktionsräume

In den Büro- und Produktionsräumen ist ein Mindestabstand von 1,5 m zu gewährleisten. Arbeitsplätze sind entsprechend anzuordnen. Sollte dies nicht möglich sein, müssen Kompensationsmaßnahmen getroffen werden wie z.B. die Aufstellung von Acrylglaswänden. Existieren keine raumlufttechnischen Anlagen, sind in einem zeitlichen Abstand von 60 Min. in Büroräumen und 20 Min. in Besprechungsräumen Stoßlüftungen mit einer Dauer von 3 bis 10 Min. vorzusehen. Belüftungsanlagen sollten während den Produktionszeiten eingeschaltet sein. In jeder Räumlichkeit sollte mindestens ein Desinfektionsmittelspender, möglichst in kontaktloser Ausführung, installiert werden. Verkehrswege sollten kurz sein und sich möglichst nicht kreuzen. Hierzu sollten Verkehrswege mit Bodenmarkierungen gekennzeichnet werden.

Bühnenbereich

Im Bühnenbereich sollten sich die Verkehrswege während der Auf- und Abbauphase möglichst nicht kreuzen und sind entsprechend mit Bodenmarkierungen zu kennzeichnen. Aufgrund der hohen Anzahl von Kontaktflächen während der Produktion muss mindestens ein Desinfektionsmittelspender, möglichst in kontaktloser Ausführung, im Bühnenbereich installiert werden.

Sanitäranlagen

Der Mindestabstand von 1,5 m muss in Sanitäranlagen gewährleistet sein, ggf. müssen Waschtische und Urinale gesperrt werden. Das Anbringen von Bodenmarkierungen an den Eingängen unterstützt die Einhaltung der Abstandsregelungen.

6.6.1.2 Organisatorische Maßnahmen mit dem Fokus auf R_{OM} – Beschäftigte

Einlass

Beschäftigte, die für die Einlass- und Ticketkontrolle eingeteilt sind, müssen vor Veranstaltungsbeginn in den aktuell gültigen Verhaltens- und Hygieneregelungen unterwiesen werden. Für den Einlass muss ein Konzept erarbeitet werden. Das Konzept beinhaltet Maßnahmen wie Kontrolle über Einhaltung des Mindestabstands, Maskenpflicht, Auflösung von Personenansammlungen und Kontrolle des Testnachweises, Impfstatus oder Bescheinigung über Genesenen-Status. Die Ticketkontrolle sowie die Kontrolle der Nachweise sollten möglichst kontaktlos mit Ticketscanner erfolgen. Beschäftigte sind möglichst in gleichbleibenden Teams einzuteilen, die während der ganzen Produktionszeiten zusammenbleiben.

Verkauf

Alle Beschäftigten in den Bereichen Catering und Merchandise müssen regelmäßig in allen nötigen zusätzlichen Hygienemaßnahmen unterwiesen werden. Das regelmäßige Händedesinfizieren muss eingeplant und koordiniert werden. Der Einsatz von Personal ist je nach vorhandenen Flächen gestaffelt zu planen. Für die manuelle Reinigung sind entsprechend wirksame Spülmittel zu verwenden. Für den Transport und die Lagerung von Materialien muss eine geeignete Verpackung gewählt werden, um eine Kontamination zu vermeiden.

Produktionsbereich

Der Zugang zum Produktionsbereich wird ausschließlich Personen gewährt, deren Arbeitsplatz dort unmittelbar verortet ist und die sich im Vorfeld registriert haben. Die Ausgabe für entsprechende Arbeitsausweise ist in einem räumlich abgetrennten Bereich durchzuführen. Für die Produktion wird empfohlen, Dienstpläne im Sinne des Infektionsschutzes zu erstellen. Dabei sollten Beschäftigte in feste Teams eingeteilt werden, die so klein wie möglich und so groß wie nötig sind und während der gesamten Produktionszeit in unveränderter Besetzung bleiben. Die einzelnen Teams sollen möglichst keinen direkten Kontakt zueinander haben. Bei Auf- und Abbauten arbeiten die einzelnen Teams zeitversetzt. Der Kontakt zwischen den Teams in den allgemeinen Sozialräumen wie Pausenräumen oder Sanitäreinrichtungen sollte durch zeitversetzte Nutzung vermieden werden. Grundsätzlich sind die allgemeinen Standards zur Hygiene mit den Abstandsregelungen anzuwenden. Arbeitsmittel und Material muss einzelnen Personen zugeordnet sein. PC-Arbeitsplätze sind möglichst nur personengebunden zu benutzen. Ist dies nicht möglich, muss eine regelmäßige Desinfektion der Handkontaktflächen an den Werkzeugen, Maschinen und verwendeten Materialien stattfinden. Dies gilt ebenfalls vor jeder Übergabe von Arbeitsmitteln an eine andere Person. Der Einsatz von Sprühdesinfektion ist untersagt.

Backstage/Gemeinschaftsräume

Alle Beschäftigten müssen regelmäßig in den allgemeinen Hygienemaßnahmen unterwiesen werden. Zudem sollten Hinweise und Handlungsempfehlungen zum Selbstschutz im Backstage und in den Gemeinschaftsräumen ausgehängt werden. Die Nutzung der Gemeinschaftsräume sollte für die einzelnen Teams zeitlich eingeteilt werden. Das Crew-Catering aller Gewerke ist je nach vorhandenen bzw. vorgesehenen Flächen bedarfsweise gestaffelt zu planen. Stark frequentierte Oberflächen wie Türknäufe oder Ausgaben sind in regelmäßigen Abständen zu reinigen. Der Einsatz von Sprühdesinfektion ist untersagt.

Testung

Es wird empfohlen, dass alle Beschäftigten frühzeitig und in regelmäßigen Abständen einen Point-of-Care (PoC) Antigen-Schnelltest durchführen. Eine Testung von geboosterten und genesenen Beschäftigten ist in der Regel nicht erforderlich, jedoch empfohlen. Vor Arbeitsbeginn muss ein negatives Testergebnis, welches maximal 24 Stunden alt sein darf, vorgelegt werden. Bei regelmäßigen Testungen sollten zwischen den Testungen nicht mehr als 48 Stunden liegen. Der Zeitraum kann in Abhängigkeit von den Inzidenzen auf 24 Stunden verkürzt werden. Point-of-Care (PoC) Antigen-Schnelltests sollten für Beschäftigte kostenlos zur Verfügung gestellt werden. Eine Selbsttestung sollte in Anwesenheit einer qualifizierten Person durchgeführt werden. Als qualifizierte Person gelten der bzw. die Hygienebeauftragte sowie hinreichend unterwiesene Personen.

Kommunikation

Unterweisungen von Beschäftigten in den jeweiligen Bereichen sollten in Präsenz in kleinen Teams durchgeführt werden. Bei Verdacht auf eine Coronavirus-SARS-CoV-2-Infektion bzw. einem positiven Testergebnis muss der Beschäftigte dies unverzüglich seinem Vorgesetzten melden, damit ggf. erforderliche betriebliche Maßnahmen zum Schutz der Beschäftigten ohne Verzögerungen eingeleitet werden können.

Reinigungs- und Hygieneplan

Für jeden Bereich in der Veranstaltungsstätte ist ein Reinigungs- und Hygieneplan zu erstellen, in dem die Häufigkeit der Reinigung und die Art der Reinigungsmittel aufgeführt werden. Reinigungspersonal ist bei allen Veranstaltungen anwesend. Bei Verunreinigungen wird unmittelbar reagiert. Sämtliche Handkontaktflächen werden vor Beginn der Veranstaltung gereinigt (insbesondere Türklinken, Handläufe, Tischoberflächen etc.). Häufig frequentierte Flächen werden mehrmals täglich gereinigt. Von hoher Bedeutung ist eine einwandfreie Sauberkeit im gesamten Veranstaltungsbereich, insbesondere in den sanitären Anlagen. Der Einsatz von Flächendesinfektionsmitteln ist nicht notwendig. Normale Reinigungsmittel, die Tenside enthalten, sind gemäß den Empfehlungen des Robert Koch-Instituts in nicht medizinischen Einrichtungen ausreichend. Ein starker Fokus der Reinigungskräfte liegt auf dem Auffüllen von Papierhandtüchern, Seife und Desinfektionsmittel.

Hygienebeauftragte

Für die Veranstaltung ist ein:e Hygienebeauftragte:r zu benennen und den Beschäftigten bekannt zu machen. Gemäß den branchenspezifischen Handlungshilfen der VBG für Bühnen und Studios zur Umsetzung des SARS-CoV-2-Arbeitsschutzstandards (2021) muss auch bei jeder Probe ein:e Hygienebeauftragte:r anwesend sein und die Einhaltung der Hygienemaßnahmen kontrollieren. Die Hygienebeauftragten müssen entsprechend unterwiesen werden. Sie müssen für ihre Aufgabe mit Weisungsbefugnis ausgestattet sein.

6.6.1.3 Personenbezogene Maßnahmen mit dem Fokus auf R_{OM} – Beschäftigte

Es ist empfohlen, dass die Beschäftigten auf allen Verkehrsflächen zum Tragen einer Mund-Nase-Bedeckung (OP-Maske, FFP-2 Maske) verpflichtet werden. Während der Veranstaltungszeiten müssen Beschäftigte in den Zuschauerbereichen (Einlass, Verkauf etc.) eine Mund-Nase-Bedeckung tragen. Der Mindestabstand von 1,5 m ist von jedem Beschäftigten einzuhalten. Unmittelbar nach Betreten des Veranstaltungsgeländes sollten Beschäftigte dazu angehalten werden, die Hände zu desinfizieren. Beschäftigten, die bei der Taschenkontrolle eingeteilt sind und Kontakt mit Besuchenden haben, ist empfohlen, Einweghandschuhe zu tragen. Die Hust- und Niesetiquette muss von allen Beschäftigten beachtet werden. Beschäftigte sollten dazu verpflichtet werden, in regelmäßigen Abständen vom Veranstaltenden bzw. Veranstaltungsbetrieb zur Verfügung gestellte Point-of-Care (PoC) Antigen-Schnelltests durchzuführen. Bei Auftreten von typischen SARS-CoV-2-Krankheitssymptomen wie Fieber, Husten, Schnupfen, Halsschmerzen sind Beschäftigte dazu angehalten, ihre Vorgesetzten zu informieren und ggf. den ambulanten ärztlichen Dienst zu konsultieren. In diesem Fall haben Beschäftigte umgehend das Veranstaltungsgelände zu verlassen und sich nach Hause zu begeben.

6.6.2 R_{OM} – Beteiligte

6.6.2.1 Technische Maßnahmen mit dem Fokus auf R_{OM} – Beteiligte

Einlass

Für Beteiligte von beauftragten Unternehmen, die für den Einlass zuständig sind, empfiehlt sich wie bei den Beschäftigten eine klare Trennung zu Besuchenden. Mit dem Einsatz von Absperrgittern, Tensatoren und gegebenenfalls Absperrbändern können direkte Kontakte vermieden werden. Der Ein- und Ausgang für Künstler:innen muss klar von dem für Besuchende getrennt sein.

Backstage

Der Backstagebereich für Künstler:innen muss klar von dem Bereich für die Beschäftigten getrennt sein. Dabei können zudem Stellwände installiert und Bodenmarkierungen sowie Beschilderungen angebracht werden. Während der Aufenthalts- und Veranstaltungszeiten muss ein dauerhafter Luftaustausch gewährleistet sein. Entsprechend den Empfehlungen der ASR A3.6 (2021) für Fensterlüftung sollte in einem zeitlichen Abstand mit einer Dauer von 3 bis 10 Min. stoßgelüftet werden. Im Backstagebereich sollte mindestens ein Desinfektionsmittelspender pro Raum, möglichst in kontaktloser Ausführung, im Eingangsbereich zur Verfügung stehen.

Verkauf

Beteiligte, die für den Verkauf von Merchandiseartikeln zuständig sind, haben ein erhöhtes Infektionsrisiko. Zum Schutz vor Tröpfcheninfektion können transparente Spuckschutze zum Einsatz kommen. Aufgrund der Materialkontakte mit Besuchenden sollte mindestens ein Desinfektionsmittelspender, möglichst in kontaktloser Ausführung, an den Verkaufsständen bereitgestellt werden. Dies gilt auch für den Verkauf von Speisen und Getränken.

Bühnenbereich

Je nach künstlerischer Darbietung können die Abstände entsprechend den Empfehlungen der VBG (2021) am Boden markiert werden. An den Bühneneingängen empfiehlt sich das Installieren von Desinfektionsmittelspendern, möglichst in kontaktloser Ausführung.

Sanitäranlagen

Sanitäranlagen, die ausschließlich für Künstler:innen gedacht sind, müssen entsprechend eindeutig mit Markierungen und Beschilderungen gekennzeichnet werden. Der Mindestabstand von 1,5 m muss in Sanitäranlagen gewährleistet sein, ggf. sind Waschtische und Urinale zu sperren.

6.6.2.2 Organisatorische Maßnahmen mit dem Fokus auf R_{OM} – Beteiligte

Einlass

Das Sicherheitspersonal muss vor Veranstaltungsbeginn in den aktuell gültigen Verhaltens- und Hygieneregelungen unterwiesen werden. Für den Einlass muss ein Konzept erarbeitet werden, welches die Maßnahmen wie Kontrolle über Einhaltung des Mindestabstands, der Maskenpflicht, Auflösung von Personenansammlungen und Kontrolle des Testnachweises, Impfstatus oder Bescheinigung über Genesenen-Status beinhaltet. Die Ticketkontrolle sowie die Kontrolle der Nachweise sollten möglichst kontaktlos mit Ticketscanner erfolgen. Beteiligte sollten in Teams eingeteilt werden, die während der Einsatzzeiten zusammenbleiben. Falls eine Gepäck- und Taschenkontrolle erforderlich ist, sind ausreichend große Flächen mit Vereinzelungsanlagen vorzusehen.

Verkauf

Beteiligte der Cateringdienstleister müssen regelmäßig in allen nötigen zusätzlichen Hygienemaßnahmen unterwiesen werden. Das regelmäßige Händedesinfizieren muss eingeplant und koordiniert werden. Der Einsatz von Personal ist je nach vorhandenen Flächen gestaffelt zu planen. Für die manuelle Reinigung sind entsprechend wirksame Spülmittel zu verwenden. Für Transport und Lagerung von Materialien muss eine geeignete Verpackung gewählt werden, um eine Kontamination zu vermeiden.

Produktionsbereich

Der Zugang zum Produktionsbereich wird ausschließlich Personen gewährt, deren Arbeitsplatz dort unmittelbar verortet ist und die sich im Vorfeld registriert haben. Die Ausgabe für entsprechende Arbeitsausweise ist in einem räumlich abgetrennten Bereich durchzuführen. Für die Produktion wird empfohlen, Dienstpläne im Sinne des Infektionsschutzes zu erstellen. Dabei sollten Beteiligte in feste Teams eingeteilt werden, die so klein wie möglich und so groß wie nötig sind und während der gesamten Produktionszeit in unveränderter Besetzung bleiben. Die einzelnen Teams sollen möglichst keinen direkten Kontakt zueinander haben. Bei Auf- und Abbauten arbeiten die einzelnen

Teams zeitversetzt. Der Kontakt zwischen den Teams in den allgemeinen Räumlichkeiten (Pausenräume, Sanitäreinrichtungen etc.) sollte vermieden werden. Verkehrswege zur Bühne sollten getrennt von Künstler:innen und Bühnenteams gestaltet werden.

Backstagebereich

Alle Beteiligten müssen in den allgemeinen Hygienemaßnahmen unterwiesen werden. Zudem sollten Hinweise und Handlungsempfehlungen zum Selbstschutz im Backstage und den Gemeinschaftsräumen zur Verfügung gestellt werden. Die Nutzung der Gemeinschaftsräume sollte für die einzelnen Teams gestaffelt werden. Oberflächen sind in regelmäßigen Abständen zu reinigen. Das Crew-Catering aller Gewerke ist je nach vorhandenen/vorgesehenen Flächen bedarfsweise gestaffelt zu planen.

Testung

Es wird empfohlen, dass alle Beteiligten frühzeitig einen Point-of-Care (PoC) Antigen-Schnelltest durchführen. Eine Testung von geboosterten und genesenen Beteiligten ist in der Regel nicht erforderlich, jedoch empfohlen. Beteiligte, insbesondere Künstler:innen, müssen einen Nachweis einer Impfung bzw. Genesung vorweisen. Vor Betreten der Veranstaltungsstätte muss ein negatives Testergebnis, welches maximal 24 Stunden alt sein darf, vorgelegt werden. Bei regelmäßiger Testung sollten zwischen den Testungen nicht mehr als 48 Stunden liegen. Um eine Rückverfolgung möglicher Infektionsketten zu ermöglichen, wird eine umfassende Registrierung aller beteiligten Gewerke und Dienstleister bzw. von deren Beschäftigten durchgeführt. Alle relevanten Kontaktdaten werden erfasst/dokumentiert und sind im Nachgang bei begründetem Bedarf (unter Einhaltung des Datenschutzes) ausschließlich den Gesundheitsbehörden zur Verfügung zu stellen. Eine Einwilligung zur Datenspeicherung gemäß Vorgaben der DSGVO ist auch hier jeweils einzuholen.

Kommunikation

Einweisungen von Beteiligten in den jeweiligen Bereichen sollten in Präsenz und in kleinen Teams durchgeführt werden. Bei Verdacht auf eine Coronavirus-SARS-CoV-2-Infektion bzw. einem positiven Testergebnis muss der Beteiligte dies unverzüglich der Teamleitung bzw. dem Tourmanagement bzw. der Produktionsleitung mitteilen, damit ggf. erforderliche betriebliche Maßnahmen ohne Verzögerungen eingeleitet werden können. Ist aufgrund der Testergebnisse die Durchführung der Veranstaltung gefährdet, ist die Veranstaltungsleitung unmittelbar einzubeziehen, die gegebenenfalls den Koordinierungskreis einberufen muss.

6.6.2.3 Personenbezogene Maßnahmen mit dem Fokus auf R_{OM} – Beteiligte

Es wird empfohlen, dass alle Beteiligten auf allen Verkehrsflächen zum Tragen einer Mund-Nase-Bedeckung (OP-Maske, FFP-2 Maske) verpflichtet werden. Während der Veranstaltungszeiten müssen Beteiligte in den Zuschauerbereichen (Einlass, Verkauf etc.) eine Mund-Nase-Bedeckung tragen. Ausgenommen sind hiervon Künstler:innen bei den künstlerischen Darbietungen. Der Mindestabstand von 1,5 m ist von jedem Beteiligten einzuhalten. Zum Schutz vor Tröpfcheninfektionen ist zwischen den Sänger:innen ein Mindestabstand von 2 m in alle Richtungen einzuhalten. Unmittelbar nach Betreten des Veranstaltungsgeländes sollten Beteiligte dazu angehalten werden, die Hände zu desinfizieren. Beteiligten, die Kontakt mit Besuchenden haben, wird das Tragen von Einweghandschuhen empfohlen. Die Hust- und Niesetiquette muss von allen Beteiligten beachtet werden. Beteiligte sollten dazu verpflichtet werden, vor Betreten des Veranstaltungsgeländes einen negativen Point-of-Care (PoC) Antigen-Schnelltest vorzuweisen. Bei Auftreten von typischen SARS-CoV-2-Krankheitssymptomen wie Fieber, Husten, Schnupfen, Halsschmerzen sind Beteiligte dazu angehalten, ihre Auftraggeber bzw. Ansprechpartner zu informieren und ggf. den ambulanten ärztlichen Dienst zu konsultieren. In diesem Fall haben Beteiligte umgehend das Veranstaltungsgelände zu verlassen und sich nach Hause zu begeben.

6.6.3 R_{OM} – Besuchende

6.6.3.1 Technische Maßnahmen mit dem Fokus auf R_{OM} – Besuchende

Einlass

Um die Infektionsrisiken im Einlassbereich zu verringern, erfolgt der Einlass mit Abstandsregelung durch Markierungen am Boden oder per Beschilderung. Ein- und Ausgänge sind getrennt einzurichten, um Gegenstromverkehr zu vermeiden. Dabei können Absperrgitter, Tensatoren und Absperrband u.Ä. eingesetzt werden. Bei hohem Besuchendenaufkommen empfiehlt sich die Einrichtung mehrerer Eingangsschleusen. Weiterhin kann die Personendichte durch Vereinzelungsanlagen und kontaktlose Registrierung sowie kontaktlose Ticketkontrolle reduziert werden. An jedem Eingang sollten mindestens ein Desinfektionsmittelspender, möglichst in kontaktloser Ausführung, und Hinweisschilder mit wichtigen Informationen zu Hygienemaßnahmen aufgestellt werden.

Verkauf

Für die Einhaltung des Mindestabstands bei Verkaufsständen können Bodenmarkierungen angebracht oder Aufsteller genutzt werden. Die Gastronomieflächen und die Flächen für Warteschlangen sind im Einbahnstraßenverkehr großzügig mit Tensatoren, Absperrgittern etc. anzulegen. An den Verkaufsständen sollte für die Handhygiene mindestens ein Desinfektionsmittelspender, möglichst in kontaktloser Ausführung, und Beschilderung mit Hygienehinweisen angebracht werden. Je nach Grundfläche ist empfohlen, Sitzplätze oder Stehtische anzubieten, um den Mindestabstand von 1,5 m bei Verzehr von Speisen und Getränken einzuhalten.

Veranstaltungsbereich

Besuchendenströme müssen so geplant sein, dass Kreuzungen der Wege vermieden werden. Können gegenläufige Besuchendenströme nicht ausgeschlossen werden, muss es an diesen Stellen eine Einbahnstraßenregelung durch getrennte Wege in beide Richtungen geben. Alle Besuchenden müssen Zugang zu Desinfektionsstationen, möglichst in kontaktloser Ausführung, haben. Das Aufstellen von Schildern mit Hygieneschutzmaßnahmen ist empfohlen.

Sanitäranlagen

Ein Mindestabstand von 1,5 m sollte in Sanitäranlagen gewährleistet sein, ggf. müssen Urinale und Waschtische gesperrt werden. Das Anbringen von Bodenmarkierungen an den Eingängen unterstützt die Einhaltung der Abstandsregelungen. Der Wartebereich vor den Sanitäranlagen sollte so eingerichtet sein, dass Wartende nicht auf den Verkehrswegen stehen.

6.6.3.2 Organisatorische Maßnahmen mit dem Fokus auf R_{OM} – Besuchende

Einlass

Der Ticketverkauf für die Veranstaltung sollte möglichst digital erfolgen. Anreize für die Nutzung des Onlinevorverkaufs können Vergünstigungen der Onlinetickets sein. Zur Gewährleistung kreuzungsfreier Besuchendenströme sowie zur Vermeidung von Besuchendenansammlungen können die Einlasszeiten gestaffelt werden. Dafür können Veranstaltungstickets mit unterschiedlichen Einlasszeiten ausgegeben werden. Je nach Zugangsregelung müssen Daten der Besuchenden zur Kontaktnachverfolgung registriert werden. Die Abfrage der persönlichen Daten der Besuchenden zur Kontaktnachverfolgung kann beim Ticketkauf, durch die Nutzung digitaler Anwendungen oder den Eintrag in Listen erfolgen. Bei der Datenerhebung während des Ticketkaufs müssen Besuchende gemäß der DSGVO in die Datenerhebung und Datenübermittlung einwilligen. Die Anwesenheitsdokumentation ist nach Ende der Veranstaltung geschützt vor Einsichtnahme durch Dritte vier Wochen aufzubewahren; dies gilt nicht, wenn digitale Anwendungen genutzt werden, die eine solche Aufbewahrung durch den Veranstaltenden nicht zulassen. Nach Ablauf von vier Wochen sind die Daten unwiderruflich zu löschen. Anwesenheitslisten müssen mindestens folgende Angaben beinhalten: Vor- und Familiennamen, vollständige Anschrift, E-Mail-Adresse und Telefonnummer. Die Nutzung einer digitalen Anwendung zur Anwesenheitsdokumentation, z. B. Corona-Warn-App oder Luca-App, ist empfohlen. Die Verantwortlichen haben sicherzustellen, dass die digitalen Anwendungen ordnungsgemäß genutzt werden.

Testung

Je nach aktuell gültiger Infektionsschutzverordnung sind als Zugangsvoraussetzung entsprechende Nachweise vorzulegen. Für den sicheren Veranstaltungsbetrieb ist eine Testung der Besuchenden empfohlen. Dabei wird zumeist das 3G-Modell angewendet. Das 3G-Modell ermöglicht Ungeimpften, an der Veranstaltung mit einem tagesaktuellen Point-of-Care (PoC) Antigen-Schnelltest oder einem PCR-Test teilzunehmen. Geimpfte und Genesene sind mit den entsprechenden Nachweisen von der Testpflicht befreit. Die Testung sollte durch eine anerkannte Teststelle erfolgen. Die Bescheinigung über ein negatives Testergebnis eines aktuellen Point-of-Care (PoC) Antigen-Schnelltests oder eines PCR-Tests auf eine Infektion mit dem Coronavirus SARS-CoV-2 muss mindestens das Datum und die Uhrzeit der Durchführung des Tests, den Namen des Tests sowie Herstellers, den Namen der getesteten Person und die Stelle enthalten, welche den Test durchgeführt bzw. beaufsichtigt hat. Impf- und Genesenennachweise müssen digital mindestens mit einem QR-Code oder über die Corona-Warn-App oder die CovPass-App verifizierbar sein. Alle Nachweise müssen mit einem QR-Code-Scanner auf ihre Echtheit überprüft werden.

Kommunikation

Besuchende sind vor der Veranstaltung über alle verfügbaren Kommunikationsmittel und -kanäle zu den aktuell geltenden Rahmenbedingungen und daraus resultierenden Maßnahmen zu informieren. Dies betrifft insbesondere Zugangsregelungen für einen reibungslosen Einlass. Vor Ort sind Besuchende mit Aushängen auf die Hygienemaßnahmen hinzuweisen. Diese beinhalten die allgemeine Mindestabstandsregelung, Maskenpflicht in Teilbereichen, wenn ein Mindestabstand nicht einzuhalten ist, und Informationen über die Hygieneregelungen der einzelnen, öffentlich zugänglichen Bereiche.

Verkauf

Um den Verkauf von Speisen und Getränken sowie von Merchandise zu beschleunigen, ist das Angebot mit gut lesbaren Schildern zu versehen. Soweit möglich, sollte eine bargeldlose Bezahlung eingerichtet werden. Ausgelegte Speise- und Getränkekarten sollten nach Benutzung abwaschbar sein. Speisen sollten vorportioniert und verschlossen angeboten werden.

Veranstaltungsbereich

Die zulässige Anzahl an Personen wird individuell festgelegt. Um die geltenden Hygienemaßnahmen sicherzustellen, kann entsprechend Personal eingesetzt werden. Diese sogenannten Hygienecrews sollen präventiv mit Personen ins Gespräch kommen, eine Vorbildfunktion einnehmen und Personen an die geltenden Maßnahmen erinnern. Sie fungieren als erste Ansprechpartner:innen bei Verstößen gegen die geltenden Maßnahmen. Die Hygienecrew muss eindeutig erkennbar sein, z. B. durch Tragen von Westen.

Sanitäranlagen

Da in den Vorräumen von Sanitäranlagen und im Wartebereich der Mindestabstand in der Regel nicht eingehalten werden kann, gibt es die Pflicht zum Tragen einer Mund-Nase-Bedeckung in den Sanitäranlagen. Ausgenommen davon ist der Aufenthalt unter den Duschen. Aushänge mit Hygieneregeln zum Tragen der Mund-Nase-Bedeckung, zu Abstandsgebot und Händehygiene sind an gut sichtbaren Stellen anzubringen.

6.6.3.3 Personenbezogene Maßnahmen mit dem Fokus auf R_{OM} – Besuchende

Der Mindestabstand von 1,5 m ist möglichst einzuhalten. Wo dieser Abstand nicht eingehalten werden kann, empfiehlt sich das Tragen einer Mund-Nase-Bedeckung. Unmittelbar nach Betreten des Veranstaltungsgeländes sollten Besuchende dazu angehalten werden, die Hände zu desinfizieren. Besuchende sollten sich bei Auftreten von typischen SARS-CoV-2-Krankheitssymptomen wie Fieber, Husten, Schnupfen, Halsschmerzen verantwortlich verhalten und der Veranstaltung fernbleiben. Die Hust- und Niesetiquette muss von allen Besuchenden umgesetzt werden.

Verzeichnis der Exkurse

Stichwortverzeichnis